Georg Jochmann

Pocken und Vaccinationslehre

Verlag
der
Wissenschaften

Georg Jochmann

Pocken und Vaccinationslehre

ISBN/EAN: 9783957007063

Auflage: 1

Erscheinungsjahr: 2016

Erscheinungsort: Norderstedt, Deutschland

Hergestellt in Europa, USA, Kanada, Australien, Japan
Verlag der Wissenschaften in Hansebooks GmbH, Norderstedt

POCKEN

UND

VACCINATIONSLEHRE.

VON

DR. G. JOCHMANN,

PROFESSOR AN DER UNIVERSITÄT IN BERLIN, DIRIGIERENDEM ARZT
AM RUDOLF VIRCHOW-KRANKENHAUSE, MITGLIED DES KÖNIGL. INSTITUTES
FÜR INFEKTIONSKRANKHEITEN „ROBERT KOCH"

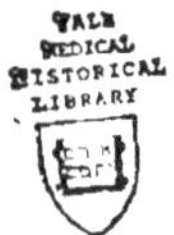

MIT 20 ABBILDUNGEN IM TEXT UND 6 TAFELN.

WIEN UND LEIPZIG.

ALFRED HÖLDER,

K. U. K. HOF- UND UNIVERSITÄTS-BUCHHÄNDLER,
BUCHHÄNDLER DER KAISERL. AKADEMIE DER WISSENSCHAFTEN.

1913.

Inhaltsverzeichnis.

A. VARIOLA.

Krankheitsbegriff.

Unter Variola (Blattern, Pocken) verstehen wir eine akute, kontagiöse, exanthematische Infektionskrankheit, die durch einen vesikulös-papulösen Ausschlag und durch einen ungemein typischen Fieberverlauf charakterisiert ist.

Der Name ist wahrscheinlich ein Diminutivum von Varus = der Knoten; andere leiten das Wort vom griechischen αἰόλος (lateinisch: variegatus = gescheckt) ab.

Das deutsche Wort „Pocke" stammt aus dem Niederdeutschen und bedeutet soviel wie Beutel, Tasche, Sack und deutet auf das augenfälligste Symptom der Krankheit, auf die spezifischen Effloreszenzen hin, ebenso wie die Bezeichnung Blattern, die soviel wie „Blasen" bedeutet und aus dem Hochdeutschen stammt. Im Französischen heißt die Variola petite vérole. Diese Benennung kam erst nach dem Auftreten der Syphilis in Europa um 1494 in Gebrauch und diente zur Unterscheidung des Variola-Exanthems von den papulösen und pustulösen Syphiliden, die als große Blattern, grosses véroles, bezeichnet wurden. Dementsprechend heißt die Variola im Englischen small-pox (small = klein).

Man bezeichnet die Variola als Menschenpocken im Gegensatz zu den Tierpocken verschiedener Ätiologie und spricht von Variola vera = echte Pocken im Gegensatz zu den unechten Pocken, den Varizellen oder Windpocken, die ätiologisch streng davon zu trennen sind.

Unter Variolois versteht man eine milde Form der Variola vera mit atypischer und überstürzter Entwicklung des Exanthems und abortivem Verlauf. Sie ist seit der Einführung der Schutzimpfung (Vaccination) in kultivierten Ländern häufiger zu beobachten als die Variola vera, weil sie hauptsächlich bei Menschen auftritt, die zwar längere Zeit vorher geimpft sind, bei denen aber der Impfschutz nachgelassen hat. Die noch vorhandenen Immunitätsreste lassen hier nur das ab-

geblaßte Krankheitsbild zum Ausbruch kommen. Die Ätiologie der
Variola vera und der Variolois ist dieselbe; denn bei Epidemien kommen
beide Typen nebeneinander vor, und die eine Form kann aus der
anderen durch Ansteckung hervorgehen.

Geschichte der Variola.

Die älteste Geschichte der Pocken ist in Dunkel gehüllt. Nur
soviel scheint sicher zu sein, daß sie ursprünglich in Europa nicht
heimisch waren, sondern erst im Beginn des Mittelalters auf unserem
Kontinent ihren Einzug gehalten haben. Weder im Alten und Neuen
Testament noch in der griechischen und römischen Literatur finden
sich Krankheitsbeschreibungen, die auf die Blattern passen könuten.
Nirgends z. B. werden von griechischen oder römischen Autoren pocken-
narbige Gesichter erwähnt; die satirischen Dichter der Kaiserzeit hätten
diese auffallende Veränderung bei der Beschreibung geschichtlicher
Persönlichkeiten sicherlich nicht vergessen. Selbst die Annahme, daß
Galen die Blattern bereits gekannt und richtig beschrieben hat, wie
das auch Haeser und Wernher vermuten, ist nicht mehr haltbar.
Die um das Jahr 166 n. Chr. aus Kleinasien nach Italien eingeschleppte
sogenannte Antoninische Pest, die ganze Städte entvölkerte und u. a.
auch den Kaiser Mark Aurel dahinraffte, erinnert zwar in der Beschreibung des Galen an das Bild der Pocken, läßt aber gerade die
wichtigsten Charakteristika der Krankheit vermissen. Dagegen ist die
Seuche schon über 1000 Jahre v. Chr. Geburt in China und Indien
heimisch gewesen. Nach Moore wird in einer vom Kaiserlichen
Kollegium der Medizin zum Gebrauche der chinesischen Ärzte ver-
faßten Denkschrift („aus dem Gedächtnis niedergeschriebene Abhandlung
über die Pocken") berichtet, daß die Seuche unter der Dynastie Tschi-
Hu (1122 v. Chr.) nach China gelangt und seit der Dynastie Ssong
(590 n. Chr.) mit der Inokulation bekämpft worden sei.

In Indien scheinen die Blattern schon in sehr alter Zeit geherrscht
zu haben. Von mehreren Autoren wird übereinstimmend berichtet, daß
die alten Inder eine Pockengottheit verehrt haben. Ihr Name ist Patra-
gali. Ein niederländischer Geistlicher Baldacus beschreibt sie in
seinem Werke „A true and exact description of the East India coast
by Philipp Baldacus, about the year 1664" wie folgt: „Sie hat acht
Gesichter und sechzehn Arme und zeigt sich sehr rachsüchtig. Ihren
Vater Ixora befreite sie von einem furchtbaren Ungeheuer; das ihr

dafür vom Vater dargebrachte Opfer eines seiner Finger und einer großen Schüssel seines Blutes genügte ihr nicht. Im Zorn warf sie ihm einige Perlen ihrer goldenen Halskette ins Gesicht, worauf dort zahlreiche Papeln (pimples) entstanden. Die Indier glauben, daß sie die Pocken sendet[1]." Ihr Name und die Formen ihrer Verehrung sind nach einer Mitteilung des englischen Arztes Holwell aus dem Jahre 1767 in dem uralten heiligen Buche Attharva Veda erwähnt.

Chinesen sowohl wie Inder hatten schon in uralten Zeiten erkannt, daß das Überstehen der Blattern vor einer Wiedererkrankung an den Pocken schützt und hatten daraus die Konsequenz gezogen, daß es vorteilhaft sei, zu Zeiten milder Pockenepidemien den Pustelinhalt auf gesunde Menschen zu verimpfen. Bei den Hindus wurde das Verfahren von den Priestern unter allerlei religiösen Zeremonien ausgeübt. Genaueres darüber soll noch bei der Besprechung der Geschichte der Variolation erörtert werden. Moore, der am häufigsten als Gewährsmann für die älteste Geschichte der Blattern zitiert wird, ist nicht der Ansicht, daß die Seuche von Asien nach Europa gewandert ist, und begründet diese Anschauung mit dem geringen Umfange des Verkehrs im Altertum, der langen Dauer der Reisen und den weiten Wüstenstrecken zwischen den alten Kulturländern Asiens und Europas.

Möglicherweise ist das Innere Afrikas der Ausgangspunkt gewesen, von dem aus die Blattern nach Europa gelangten. Eine allerdings nicht näher verbürgte Überlieferung berichtet, daß die Seuche bei den Negern Zentralafrikas schon seit Urzeiten geherrscht habe und von da aus nordwärts über das Rote Meer gedrungen sei. Von hier aus soll sie dann Arabien heimgesucht haben, wo sie während des sogenannten Elefantenkrieges im Jahre 572 n. Chr. erschien und das Heer der Abessinier dezimierte. Eine arabische Sage bringt die Entstehung der Seuche mit einem göttlichen Wunder in Verbindung und besingt sie als die Ursache der Errettung des Heiligtums Kaaba in Mekka vor einem mächtigen Feinde. Danach soll der abessinische Fürst Abrehah im Geburtsjahre Mohammeds (571 n. Chr.) einen Kriegszug unternommen haben, um zur Sühne für die Schändung christlicher Heiligtümer die Kaaba zu vernichten. Seinem Heere standen in Mekka wenige Verteidiger gegenüber. Aber als er in die Stadt einreiten wollte, kniete sein Elefant nieder und war auf keine Weise vorwärts zu bringen. Zugleich kamen vom Meere her wunderbare Vögel mit Namen Ababil (d. i. die persische Bezeichnung der Blattern). Sie hatten schwarze oder grüne Flügel und weiße oder gelbe Schnäbel. Aus ihren Klauen ließen sie auf die abessinischen Streiter erbsengroße Steine fallen; diese durch-

---

[1] Aus Kübler: „Geschichte der Pocken und der Impfung."

bohrten die Rüstungen und vernichteten das ganze Heer. Abrehah entkam, wurde jedoch auf der Flucht von einem der Vögel verfolgt und ebenfalls mit einem der Steine getroffen, als er dem Kaiser von Abessinien das Schicksal seiner Truppen berichtete. Er starb an einer furchtbaren pestartigen Krankheit, durch welche seine Glieder verfaulten [1].

Daß es sich tatsächlich dabei um die Pocken gehandelt hat, geht aus dem Berichte des Schriftstellers El Hami sy hervor, der bekundet, daß um diese Zeit Pocken und Masern in Arabien ausbrachen und fast das ganze Heer der Abessinier aufrieben.

Seitdem blieben die Pocken in Arabien heimisch und ergriffen die benachbarten Grenzländer Vorderasiens und Nordafrikas. Kunde davon erhalten wir durch die Schriften ägyptischer Ärzte. Die ersten wissenschaftlichen Abhandlungen über die Seuche stammten von dem alexandrinischen Arzt Aaron, der um 630 n. Chr. lebte. Seine Schriften sind leider verloren gegangen, werden aber durch Rhazes (um 900 n. Chr.) genau zitiert. Das wichtigste Zitat lautet: „Nach Aaron sind die Pocken günstiger zu beurteilen, wenn sie weiß und rot sind, bösartige Pocken sind grün und schwarz und später safranfarben. Wenn die Pocken und Masern deutlich erscheinen und das Fieber abnimmt, ist das ein gutes Zeichen; die aber, welche auf der Höhe des Fiebers (in furore febris) erscheinen, sind tödlich. Und wenn die Blattern zu erscheinen beginnen, muß man sich vor abkühlenden Mitteln hüten, weil sie sonst in den inneren Organen zurückgehalten werden, vielmehr ist der Saft von Fenchel und Sellerie zu geben, damit sie nach außen gezogen werden. Auch lasse man mit Abkochungen von Linsen und Sumach gurgeln, damit im Munde und in der Kehle nichts Schädliches entstehe. Und wenn die Blattern verzehrt sind (digestae), soll der Kranke auf Reismehl liegen und Bähungen von Myrten- und Olivenblättern erhalten, dann werden sie eintrocknen.“

Genauer beschrieb die Krankheit ein ägyptischer Arzt Isaac Judaeus, der im neunten Jahrhundert lebte. Er zählt die Blattern zu den Kinderkrankheiten und faßt sie als einen natürlichen Vorgang auf, durch den der kindliche Körper sich der im Fötalzustande aufgenommenen schädlichen Stoffe aus dem Menstrualblut, nach der damaligen Ansicht der Nahrung des Embryos, entledigt.

Eine andere Vorstellung vom Blatternprozeß hatte der bekannte arabische Schriftsteller Rhazes, geboren um 850; in seiner Schrift „De variolis et morbillis“ stellt er die These auf, daß Pocken und Masern der Ausdruck eines Gärungsprozesses im Blute seien. Das Blut muß ebenso wie der junge Wein eine Gärung durchmachen: in der

---

[1] Aus Kübler, l. c.

Jugend ist es heiß und in Wallung, im Mannesalter hat es sich gesetzt und Kraft gewonnen, im Greisenalter ist es abgekühlt. Der Ausschlag der Pocken ist eine natürliche Folge der Gasentwicklung im brausenden jugendlichen Blute. Diese Gärungstheorie kehrt in der Geschichte der Variola noch oftmals wieder bis in die neuere Zeit hinein. Aus der genannten Schrift des Rhazes sehen wir vor allem, daß Pocken und Masern damals bereits als Kinderkrankheiten galten, denen fast keiner entgehen konnte, und die nur selten denselben Menschen zweimal befallen. Die therapeutischen Vorschläge, die Rhazes machte, muten zum Teil ganz modern an. Im Beginn empfiehlt er kühle Bäder, eiskalte Getränke, flüssige Kost, vegetabilische Diät, Fruchtsäfte und daneben reichlich Blutentziehungen. Beim Ausbruch des Ausschlages soll man das Herauskommen desselben durch feuchtwarme Packungen unterstützen.

Ein etwas späterer arabischer Schriftsteller A v i c e n n a (980—1037) ist sich der Kontagiosität der Seuche bereits bewußt. Das Kontagium faßt er auf als ein Ferment, durch das die Gärung des schon mit dem Menstrualblut aufgenommenen Pockenmateriales ausgelöst wird. Er trennt bereits die Pocken scharf von den Masern.

Auch in E u r o p a hatten die Pocken bereits ihren Einzug gehalten. Im Jahre 541 hatte sich nach S i g b e r t von G e m b l o u r s im heutigen Frankreich „malae valetudines cum pustulis et vesicis" gezeigt, und über eine ähnliche Krankheit berichtet 570 der Bischof M a r i u s von A v e n c h e s[1], wobei er zum ersten Male die Bezeichnung Variola gebraucht, wie aus folgendem Satze hervorgeht: „Hoc anno morbus validus cum profluvio ventris et v a r i o l a Italiam Galliamque afflixit." Daß es sich bei der hier erwähnten Seuche wirklich um Pocken gehandelt hat, wird sehr wahrscheinlich gemacht durch die Tatsache, daß der Bischof G r e g o r von T o u r s bereits 10 Jahre später über eine Epidemie berichtet, die unzweifelhaft als Blattern anzusprechen war. Im Jahre 580 erhob in Gallien eine furchtbare Seuche das Haupt, die namentlich unter den Kindern große Verheerungen anrichtete und der u. a. Austrigild, die Königin von Burgund, zum Opfer fiel. Starkes Fieber mit Erbrechen und heftigen Kreuzschmerzen, Schwere im Kopf und Nacken standen im Vordergrunde der Krankheit. G r e g o r bezeichnet die Seuche als „lues cum vesicis" und trennte sie scharf von der Pest, die er „clades inguinaria" nennt. Eine im Jahre 582 auftretende Blatternepidemie beschrieb er wie folgt: „Die Krankheit war von der Art, daß der Kranke von heftigem Fieber ergriffen wurde und sein ganzer Körper von Bläschen und kleinen Pusteln starrte. Es waren dies weiße und harte Blasen

---

[1] Marii Aventicensis Episc. Chronic. in Bouquet Recueil. T. II, p. 18.

welche heftig schmerzten. Sobald sie nach vollendeter Reife geplatzt waren und der Eiter auszufließen begann, wurde der Schmerz durch das Ankleben der bedeckenden Kleidungsstücke noch heftiger, und die Kunst der Ärzte erwies sich fruchtlos ohne die Hilfe der Heiligen." So genaue Beschreibungen, wie sie Gregor von Tours von den Pocken gegeben hat, finden sich in den nächsten Jahrhunderten nicht wieder. Ärztliche Berichte aus dieser Zeit existieren so gut wie gar nicht, wir sind ausschließlich auf geistliche Chronisten angewiesen. Zwar wird in den folgenden Jahrhunderten über eine Reihe schwerer Epidemien berichtet, aber die Beschreibungen lassen nicht mit Deutlichkeit das Bild der Blattern erkennen. Aus dem zehnten Jahrhunderte wird die Geschichte einer glücklichen Pockenkur berichtet, die mit Sicherheit beweist, daß die Krankheit damals in der heutigen Schweiz verbreitet war. Sie wird, wie ich Kübler entnehme, dem aus Scheffels Eckehard bekannten Abt Notker von St. Gallen, einem Zeitgenossen Ottos des Großen, zugeschrieben. Notker sagte dem erkrankten Bischof Kaminaldus aus dem Geruch seines aus der Nase geflossenen Blutes den Ausbruch der Pocken auf den nächsten dritten Tag voraus. Der Bischof geriet darüber in große Erregung und wünschte ein vorbeugendes Mittel. Notker erwiderte, daß ein solches Mittel den Tod des Bischofs herbeiführen würde. Der Ausschlag trat dann auf, verheilte aber unter Notkers Behandlung so gut, daß keine Narben zurückblieben.

Vom 11. Jahrhundert ab existiert auch eine Reihe ärztlicher Schriften, die sich mit den Pocken beschäftigen. Meist lehnen sie sich in der Beschreibung und Auffassung des Krankheitsbildes an arabische Vorbilder an. Gruner, der im Jahre 1790 eine Sammlung von 16 solcher Pockenbeschreibungen aus dem 11. bis 16. Jahrhundert zusammenstellt, spricht deshalb von „Arabisten". Der bekannteste aus dieser Sammlung war Constantinus Africanus (11. Jahrhundert), der aus Karthago stammte und in Salerno die abendländischen Ärzte genauer mit den arabischen Lehren bekannt machte. Die Symptomatologie und Prognose der Pocken ist gut beobachtet und genau beschrieben. Die Anschauungen über die Pathogenese entsprachen jedoch ganz den Vorstellungen der arabischen Ärzte, wonach die Krankheit aus den Resten unreinen Menstrualblutes entsteht, seltener von schlechter Ernährung und bisweilen durch Ansteckung von außen.

Das Zeitalter der Kreuzzüge trug mit seiner mächtigen Völkerbewegung viel zur Verbreitung der Pocken bei. Gewaltige Epidemien entstanden und zeichneten sich durch große Bösartigkeit aus. Nach England wurde die Seuche um das Jahr 1241/42 durch die Normannen verschleppt; auch Dänemark und sogar Island, das ultima Thule, machte um diese Zeit die Bekanntschaft der Seuche.

In Deutschland traten die Pocken zum ersten Male um das Jahr 1493 auf, vermutlich importiert aus den Niederlanden; etwas später überzogen sie Schweden und Rußland. In der Zeit von 1546—1589 verbreiteten sich sechs schwere Epidemien über Italien, Frankreich und Holland. Wie bösartig damals der Charakter der Seuche war, ist bei Ballonius zu lesen, der über die Krankheit im Jahre 1577 schreibt: „Seit keines Menschen Gedenken ist eine solche Niederlage in Frankreich gesehen worden, welche der gleichgekommen wäre, welche die Pocken in diesem Jahre angerichtet haben. Alle die, welche erkrankten, starben auch, ohne daß die ärztliche Kunst etwas hätte ausrichten können."

So waren die Pocken im 16. Jahrhundert in ganz Europa bekannt und verbreitet.

Auch in Amerika hatte die verderbenbringende Seuche bald nach seiner Entdeckung ihren Einzug gehalten und griff in dem bisher von ihr unberührten Lande mit rasender Schnelligkeit um sich. Zuerst brach in Hispaniola, dem jetzigen San Domingo, im Jahre 1517 eine Blattern- und Masernepidemie aus. Von da sprang der Funke auf Kuba und die anderen Inseln der Antillengruppe über und im Jahre 1520 wurde der Brand nach Mexiko getragen, als Don Narvaez mit einer zur Gefangennahme des Fernando Cortez bestimmten Truppenabteilung einen mit Pocken behafteten Negersklaven aus Kuba dort ans Land setzte. Ungeheuere Verheerungen, die uns heute kaum glaublich erscheinen, waren die Folge. In kurzer Zeit raffte die Krankheit $3^{1}/_{2}$ Millionen Menschen dahin. Einmal in Mexiko heimisch, verursachte sie in den folgenden Jahrhunderten noch oftmals mörderische Epidemien. Von da aus verbreitete sich die Seuche langsam auch im übrigen Amerika. Neue Einschleppungen aus Europa, besonders aber aus Afrika durch den Negersklavenimport trugen dazu bei, ihre verderbliche Macht zu mehren. So wurde sie zu einer der am schwersten wiegenden Ursachen der fortschreitenden Vernichtung der roten Rasse. In Quito, der Hauptstadt Ecuadors, sollen schon 1710 allein 60.000 Menschen als Opfer der Krankheit gefallen sein.

Überall machte man bei dem Auftreten der Blattern in Amerika sowie überhaupt in Ländern, die bisher davon verschont geblieben waren, die Beobachtung, daß alle Lebensalter gleichmäßig davon ergriffen wurden, während sie in Europa in erster Linie eine Kinderkrankheit darstellte.

Die Schriftsteller des 16. Jahrhunderts, Johann Fernelius u. a., unterschieden noch nicht mit Sicherheit zwischen Pocken und Masern, dagegen bricht sich die Erkenntnis der Kontagiosität im Gegensatz zu den Gärungstheorien der Arabisten immer mehr Bahn. van Helmont (1578—1644) lehrt, daß die Pocken aus einem Gift entstehen und einen

Ansteckungsstoff mit sich führen, mit ihrem Ferment das Blut infizieren und Personen der Umgebung des Kranken, namentlich Kinder, anstecken. Sehr interessant und fast modern anmutend ist seine Vorstellung von dem durch das einmalige Überstehen der Pocken erlangten Schutz gegen Wiedererkrankung: „Wenn die Zubereitungsstellen des Giftes einmal seine Tyrannei gefühlt haben, so sind sie späterhin von feindlicher Abneigung dagegen und Schrecken erfüllt und hindern mit größter Vorsorge seine Erzeugung von Anfang an, damit sie nicht wie früher unvorsichtig davon betroffen werden."

Im 17. und 18. Jahrhundert gewinnen die Pocken als Völkergeißel eine immer furchtbarere Bedeutung; nur die wenigsten Menschen blieben von den Blattern frei. Die Ansteckung erfolgte meist im Kindesalter; Erwachsene erkrankten seltener, weil sie meist in der Jugend geblattert waren. Noch nicht geblatterte Kinder nannte man „pockenfähig". Hatte sich auf dem Lande oder in einer Kleinstadt mit wenig Verkehr eine große Zahl von pockenfähigen Kindern angesammelt, so verursachte ein eingeschleppter Fall schnell eine größere Epidemie. In den großen Städten Europas herrschte die Seuche dauernd, doch wechselten auch hier Epidemiejahre in 4 bis 6 jährigen Perioden mit Zeiten geringerer Pockenhäufigkeit.

Der Anteil, den die Pocken an der Gesamtsterblichkeit hatten, war ein enormer. In Deutschland schätzte Faust in Bückeburg den jährlichen Pockenverlust unter den damaligen 24 Millionen Einwohnern auf 67.000. In Preußen starben nach Junkers Berechnungen im Jahre 1796 nicht weniger als 65.220 Menschen an den Blattern. Auch in England, von dem wir durch Creighton genaue Pockenstatistiken besitzen, betrug die Blatternsterblichkeit zeitweise ein Zehntel der gesamten Mortalität. Aber die Pockennot äußerte sich nicht nur in der Höhe der Sterblichkeitsziffern. Auch die Zahl der Unglücklichen war groß, die bleibende Störungen des Gehörs oder andere Verstümmelungen und Entstellungen nach dem Überstehen der Krankheit für ihr Leben davontrugen.

Die wissenschaftlichen Anschauungen über die Natur der Pocken erfuhren im 17. und 18. Jahrhundert allmählich eine wesentliche Klärung. Der englische Arzt Sydenham (1624—1689) hat das Verdienst, die Trennung der Pocken von den Masern mit Sicherheit statuiert zu haben. Von der Kontagiosität der Seuche war er noch nicht durchdrungen, vielmehr faßt er die Krankheit als eine Art Heilprozeß auf, mittels dessen der Körper sich schädlicher Säfte auf natürlichem Wege entledigte. Mit seinen therapeutischen Vorschlägen stand er in bewußtem Gegensatz zu den bis dahin gebräuchlichen Verfahren. An Stelle der übertriebenen Schweißprozeduren und

anderen Mittel, die den Ausschlag hervortreiben sollten, setzte er eine
kühlende, antiphlogistische Behandlungsweise. Er ließ die
Kranken aufstehen und sich in frischer Luft aufhalten, bis der Ausschlag heraustrat. Wenn die Bettruhe nicht zu umgehen war, so empfahl
er ein kühles Krankenzimmer, dessen Fenster weit geöffnet waren.

Auch Boerhave (1668—1738) empfahl die Zuführung kühler
Luft bei guter, die Hautatmung nicht störender Bedeckung. Daneben
spielten bei schwereren Pockenformen Aderlässe, Brech- und Abführmittel
eine große Rolle. Aber wenn auch die Kranken nicht mehr so wie in
früherer Zeit durch übertriebene Warmhaltung gequält wurden, so
waren doch die Erfolge bei diesem neuen Heilverfahren keineswegs
größere als ehedem, trotz dem Optimismus aller begeisterten Anhänger,
wie Werlhof, de Haen, Hufeland u. a. Immer noch gab es
Epidemien, die jeden 12., 10., 7., 5., ja auch jeden 3. dahinrafften.

Der Gedanke, die Kranken zu isolieren und so die Seuche
von den Gesunden fernzuhalten, brach sich erst um die Mitte des
18. Jahrhunderts Bahn. Die Annahme der Übertragbarkeit der Blattern,
die schon von van Helmont als wahrscheinlich hingestellt worden
war, verschaffte sich allgemeinere Anerkennung erst durch Boerhave:
„Diese Krankheit ist freilich epidemisch, wird aber durch Mitteilung
des Kontagiums von einem früher betroffenen Menschen erworben. Das
Kontagium scheint zuerst in der Luft enthalten zu sein und dann der
Lunge, dem Munde, der Nase, der Speiseröhre, dem Magen und dem
Darme mitgeteilt zu werden.“ In Deutschland war es besonders Bernhard
Christoph Faust, der die Absonderung der Kranken befürwortete, um
die Ausrottung der Blatternpest zu bewirken. Das erstrebte Ziel wurde
freilich nur sehr unvollkommen erreicht. Über vereinzelte Erfolge auf
Inseln oder abgelegenen Orten wird jedoch berichtet. Bekannt ist das
Beispiel von Rhode-Island, wo alle Blatternkranken in ein Absonderungs-
hospital auf der Insel Coasters Harbour überführt wurden, so daß in
der Zeit von 1740—1765 keine Pockenepidemie zur Entwicklung kam.
Im allgemeinen aber hatten bei der enormen Verbreitung und der
großen Infektiosität der Krankheit Sperrmaßregeln wenig Aussicht auf
Erfolg.

So bemächtigte sich schließlich der Bevölkerung eine tiefe Resi-
gnation. Man wurde immer nachlässiger im Verkehr mit den Pockenkranken, da die Seuche ja doch nicht zu vermeiden war, und schließlich
tauchte der Gedanke auf, vorteilhafter, als die Krankheit zu vermeiden,
sei es vielleicht, sie aufzusuchen, um unter möglichst günstigen
Umständen eine milde Form der unvermeidbaren Krankheit zu akquirieren und dann vor einer Wiedererkrankung
gefeit zu sein. Soviel hatte nämlich tausendfältige Erfahrung gelehrt,

daß der Mensch nur einmal an den Pocken erkrankt, daß also das Überstehen der Seuche vor einer Wiedererkrankung schützt. Auch war
es bekannt, daß dieser dauernde Schutz, den man durch die einmalige
Blatternerkrankung erwarb, gar nichts mit der Schwere der Infektion
zu tun hatte, sondern daß derselbe sich auch nach den leichtesten
Blatternformen einstellte. Es galt also, bei der künstlichen Übertragung
der Blattern eine möglichst milde Form auszusuchen. Da die Pocken
nach Sydenham im Frühjahr milder als im Herbst zu sein pflegten
und das Lebensalter von 4 bis 7 Jahren noch am ehesten einen günstigen
Ausgang erhoffen ließ, so nahm man während einer milden Epidemie
bei Kindern des genannten Lebensalters zu passender Jahreszeit die
künstliche Ansteckung vor. Die Kinder wurden in ein Blatternhaus
geschickt, wo sie gegen Entgelt etwas Blatternschorf erhielten, den sie
dann in der Hand zusammendrücken mußten. Diese Sitte des „Pocken-
kaufens“, die schon im Jahre 1671 von Vollgnad aus Warschau
beschrieben wurde, führte keineswegs regelmäßig zu dem gewünschten
Ziel. In einzelnen Fällen verlief der Versuch, auf diese Weise die
Pocken künstlich zu erzeugen, resultatlos, in anderen Fällen aber
kauften sich die armen Kinder den Tod.

Sicherer im Erfolge, wenn auch noch keineswegs aller Fährlich-
keiten bar, war die Inokulation oder Variolation, die direkte
Einimpfung von Pockengift durch Schnitt oder Stich, wie sie in Indien
schon zu grauer Vorzeit in Gebrauch war. Die Methode kam aus
Vorderasien nach Konstantinopel und wurde von hier aus im Jahre 1717
nach Westeuropa gebracht, wo sie bald die größte Bedeutung gewann.
Der Vorzug des neuen Verfahrens vor dem Pockenkaufen war einmal
die Sicherheit, mit der die Impfung die spezifische Erkrankung hervor-
rief und vor allem die Tatsache, daß der Charakter dieser eingeimpften
Variola in der Regel ein milder war. Wie die Inokulation sich von
England aus über ganz Europa verbreitete und bald begeisterte Aufnahme, bald schroffe Ablehnung fand, ist in dem Kapitel „Die Geschichte
der Variolation“ nachzulesen. Ein ideales Prophylaktikum stellte dieses
Verfahren noch keineswegs dar, denn es barg sowohl für den Geimpften
als auch für dessen Umgebung Gefahren. Wollte es das Unglück, so
verlief auch die Impfung mit Variola einmal tödlich, ohne daß dem
Inokulator ein besonderer Vorwurf zu machen gewesen wäre. Vor
allem aber war es bedenklich, daß der Inokulierte für die Umgebung
ebenso ansteckend war, wie jeder Pockenkranke. Diese Unzulänglich-
keiten mußten die Methode in dem Momente zu Fall bringen, wo ein
Verfahren gefunden wurde, das frei war von diesen Fehlern und die
gleichen Vorzüge besaß. So wurde die Inokulation die Vorläuferin der
Vaccination, für die sie den Weg bereitete. Über die Beobachtungen,

die zur Entdeckung der Jennerschen Schutzimpfung, der Vaccination, führten, über ihre Ausbreitung, Technik und Erfolge, wird Genaueres in einem späteren Abschnitte dieses Buches berichtet. Von dem Momente der Einführung der Jennerschen Schutzpockenimpfung ist die Geschichte der Pocken untrennbar verknüpft mit der Geschichte der Vaccination, denn überall hat sich gezeigt, daß die Pocken an Häufigkeit und Bösartigkeit in demselben Maße abnehmen, in welchem die Ausbreitung der Vaccination Fortschritte machte. So ist denn die weitere Geschichte der Variola bei der Geschichte der Schutzpockenimpfung abzuhandeln.

Ätiologie.

Die Ursache der Pocken muß ein lebender Organismus
sein. Diese Annahme ergibt sich als ein Postulat aus der Beobachtung,
daß der winzigste Teil des Inhalts einer Pockenpustel genügt, durch
Inokulation auf einen gesunden Menschen einen neuen Pockenfall zu
erzeugen, und aus der Tatsache, daß ein einziger Blatternkranker zum
Ausgangspunkt einer großen Epidemie werden kann. Daraus erhellt
die Fähigkeit des Pockenvirus, sich auf Kosten fremder organischer Substanz zu vermehren, eine Eigenschaft, die nur lebenden Wesen zukommt.

Nachdem man erst zu dieser Erkenntnis gekommen war, daß ein
lebendiges Agens, ein Contagium vivum, wie man es nannte, Ursache
der Blatternkrankheit sei, und damit die alte Annahme gefallen war,
daß etwa chemische Stoffe, Enzyme oder dgl., eine Rolle dabei
spielen, war der Weg gewiesen, der Ätiologie der Krankheit auf die
Spur zu kommen. Daß der Erreger zu Beginn der bakteriologischen
Ära zunächst unter den Bakterien gesucht wurde, war um so natürlicher, als die Erfolge, die Robert Koch mit seinen neuen Unter-
suchungsmethoden beim Milzbrand, bei der Cholera usw. errungen
hatte, zur Anwendung derselben Methoden aufforderte. Es erübrigt
sich, hier auf die verschiedenen Bakterienformen näher einzugehen,
die nacheinander als Pockenerreger angesprochen worden sind. Weder
eine der beschriebenen Kokkenformen, noch die von Buttersack im
Inhalte der Pockenpustel gesehenen fadenförmigen Gebilde wurden in
der Folgezeit als spezifisch anerkannt. Nur soviel ging aus den auf
die Feststellung von Bakterien gerichteten Untersuchungen hervor, daß
der klare Inhalt der Variola-Effloreszenz im vesikulösen
Stadium in der Regel frei von Bakterien ist, während die
vereiterte Blatternpustel bisweilen (keineswegs immer!) die gewöhnlichen
Eitererreger, den Staphylococcus pyogenes aureus und albus
und den Streptococcus pyogenes, enthält. Dieser Befund besagt nichts
anderes als eine sekundäre Infektion; als Erreger der Variola kommen
sie jedoch nicht in Betracht. Namentlich die Häufigkeit des Befundes
von Streptokokken bei schweren Formen der Variola, wo sie nicht
nur im Pustelinhalt, sondern gelegentlich auch im Blute nachgewiesen

werden können, hat manchen Forscher zweifelhaft gemacht, ob nicht doch ein gewisser ätiologischer Zusammenhang zwischen den Ketten-kokken und der Variola bestehe; aber niemals gelang es, mit Rein-kulturen solcher Streptokokken beim Kalbe Variolablasen zu erzeugen. Die Streptokokken spielen bei der schweren Variola eben häufig dieselbe Rolle wie beim Scharlach, wo die Schwere des Krankheitsbildes so oft durch das verderbliche Zusammenwirken von Streptokokken und Scharlacherregern verursacht wird.

Fruchtbarer sind die Untersuchungen geworden, die von der Annahme ausgingen, daß für die Ätiologie der Variola und der Vaccine Protozoen in Frage kommen. Bevor wir auf diese Forschungen näher eingehen, muß zunächst hier hervorgehoben werden, daß die ätiologische Zusammengehörigkeit der Variola und der Vaccine heute mit unumstößlicher Sicherheit feststeht. Die große Schwierigkeit, durch Übertragung von Variola auf Kühe Vaccine zu erzeugen, schien lange dagegen zu sprechen. Jakko, Müller, Wiebach u. a. hatten negative Resultate. Auch die Mit-glieder der Lyoner Kommission, Chauvau, Viennois, Meynet, hatten keinen Erfolg[1]. Sie stellten deshalb die These auf, daß durch die Rinderimpfung die Variola niemals in Vaccine um-gebildet wird, sondern Variola bleibt. Dem gegenüber hatten positive Resultate: Macphail (Baltimore), Thiele in Kasan; vor allem die Arbeiten von Fischer, Freier, Haccius u. a. brachten die endgül-tige Aufklärung und ließen alle Einwände verstummen. Sie zeigten, daß die Schwierigkeiten der Umzüchtung überwunden werden könnten, wenn man das Variolamaterial schon in einem frühen Stadium der Pockenpustel entnimmt und nicht nur den flüssigen Inhalt, sondern die ganze Pocke mitsamt ihrem Mutterboden zur Impfung benutzt und auf die Bauchhaut eines Kalbes in großer Fläche verimpft. Auf diese Weise entstehen Pusteln, die sich von den originären Kuhpocken nicht unterscheiden, und die bei der Übertragung auf den Menschen Vaccine und nicht mehr Variola erzeugen. Die ätiologische Einheit der Variola und der Vaccine ist dadurch bewiesen. Wir können also im folgenden vom Variola-Vaccine-Erreger sprechen.

Der erste, der für die Protozoennatur dieses Erregers eintrat, war L. Pfeiffer. Die von ihm beschriebenen amöbenähnlichen Gebilde, die er als Erreger ansprach und die sich im Blute fiebernder Variolakranker vorfinden sollten, haben sich ebenso wie die von van der Löff beschriebenen Variolaamöben als Degenerations-

---

[1] Genaueres hierüber in dem Kapitel: Beziehungen der Variola zu den Tier-pocken.

produkte gewisser Zellen erwiesen. Von bleibendem Interesse aber
sind die von Pfeiffer zuerst genauer beschriebenen, vor ihm, wie es
scheint, schon von C. Weigert gesehenen eigenartigen Gebilde in den
Epithelzellen der Pockenpusteln, die später als Vaccinekörper
bezeichnet wurden. Sie werden jetzt allgemein als Guarnierische
Körperchen bezeichnet, weil Guarnieri zeigte, daß man die Entstehung und Entwicklung dieser Vaccinekörperchen besser noch als in

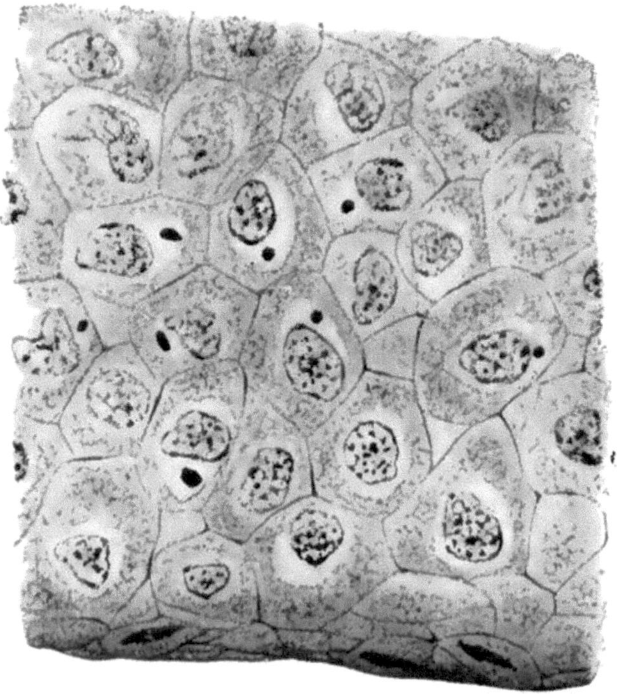

Guarnierische Körperchen in der Kaninchenkornea.
(Originalpräparat.)

der Pockenpustel der Haut in den Epithelzellen der Kaninchenkornea verfolgen könne. Verimpft man nämlich auf die lebende
Kornea eines Kaninchenauges durch Skarifikation ein Teilchen Variolalymphe oder Vaccinelymphe, so entsteht nach zirka 30 Stunden eine
Epithelverdickung, die sich nach drei Tagen in ein Geschwür verwandelt. Die mikroskopische Untersuchung dieser Stelle an Schnitt-
präparaten, die mit Heidenhains Hämatoxylin oder anderen Kern-
farbstoffen gefärbt sind, ergibt, daß die Epithelzellen in der Um-

gebung der Verletzung stark gefärbte Körperchen enthalten, die in der Nähe des Kernes liegen und von einem hellen Hof umgeben sind. Während die meisten dieser Körperchen sich nur mit Kernfarbe färben, haben andere noch eine Mantelschicht, die durch Protoplasmafarbe tingiert wird. Größe und Form sind wechselnd. Sie sind bald rund, bald oval und nehmen bisweilen durch Zerdehnung die Form von Halbmonden, Sicheln und Spindeln an. Ihre Größe schwankt bis zu dem halben Umfang eines Epithelkernes.

Was bedeuten diese Guarnierischen Körperchen? Eine große Reihe der Autoren spricht sie als die Erreger der Pocken und der Vaccine an und deutete sie als Protozoen (Guarnieri, Pfeiffer, van der Löff, Councilman, Siegel u. a.).

Guarnieri hatte von der Tätigkeit dieses Parasiten die Vorstellung, daß er in die Epithelzelle der Kornea eindringe und dort auf Kosten des Protoplasmas an Größe zunimmt. Dabei bildet er sich eine Art Hülle, von deren Wand er die zu seiner Ernährung nötigen Stoffe abnagt. Von dieser Vorstellung ausgehend, taufte Guarnieri den Parasiten Cytorrhyktes variolae (von Κύτος und ῥήγνυμι = Zellzernager).

Diese Auffasung, die das Guarnierikörperchen als Protozoon anspricht, kann nach den Untersuchungen der letzten Jahre (Prowazek, Foa u. a.) nicht mehr als richtig gelten. Folgende Gründe sprechen dagegen:

Von einer eigentlichen protoplasmatischen Struktur der Körperchen, die bei den Protozoen leicht nachweisbar ist, kann nichts wahrgenommen werden; auch eine Differenzierung in Protoplasma und Kern ist nicht möglich. Zwar findet man bei Doppelfärbung Körperchen, bei denen ein stark gefärbtes Zentrum und eine schwächer tingierte Mantelschicht nachgewiesen werden kann. Aber daneben sind stets massenhaft gleichmäßig gefärbte Gebilde vorhanden, die keinen Saum erkennen lassen, und die Hückel als „nackte Körperchen" bezeichnet.

Das Variola- und Vaccinevirus ist filtrierbar, während die Guarnierischen Körperchen auf dem Filter infolge ihrer Größe zurückgehalten werden (Negri, Casagrandi und Carini). Hiergegen kann man freilich einwenden, daß der Erreger auf einem bestimmten Entwicklungsstadium so klein ist, daß er die Poren des Filters passieren kann, und daß verschiedene Entwicklungsstadien gleichzeitig vorkommen.

Die verschiedenen Formen, die das Guarnierische Körperchen annehmen kann, entsprechen nicht den Entwicklungsvorgängen der bis jetzt bekannten Protozoen. Wären diese Veränderungen, die mit dem Guarnierischen Körperchen vorgehen, durch einen Entwicklungsgang nach Art der Protozoen bedingt, so müßte bei Infektionsversuchen, die mit verschieden altem Material angestellt werden, Unterschiede in der Inkubationszeit erwartet werden. Prowazek konnte jedoch mit demselben Erfolge mit 8 bis 336 stündigem Korneamaterial Impfungen vornehmen ohne jede Änderung der Inkubationszeit.

Am wertvollsten aber scheint mir die Beobachtung von Foa zu sein, daß man mit chemischen Mitteln die Guarnierischen Körperchen stark schädigen und sogar bis zum Schwinden bringen kann, ohne daß dadurch das übertragungsfähige Virus zu Grunde geht. Legt man z. B. frischgeimpfte Kaninchenkornea auf einige Stunden in konzentrierte Kochsalzlösungen oder setzt sie einer 24 stündigen Trypsinverdauung aus, so quellen die Guarnierischen Körperchen auf und verschwinden schließlich, und trotzdem kann man mit auf diese Art vorbehandeltem Material mit Erfolg weitere Impfungen vornehmen.

Eine Anzahl von Autoren erklärt die Guarnierischen Körperchen einfach als Leukocyten, die von Epithelzellen aufgenommen und degeneriert sind (Salomon, Metschnikoff, London, Ssikorsky). Dagegen spricht jedoch, daß man die Leukocyten durch bestimmte Färbungen (Alaun, Fuchsin, Hämatoxylin, Methode Wasilewski) von den Vaccinekörperchen unterscheiden kann, und daß durch Beträufelungen mit Opiumlösung die Diapedese der Leukozyten zurückgehalten werden kann, während sich die Vaccinekörperchen trotzdem bilden.

Die jetzt fast allgemein geltende Annahme ist die, daß die Guarnierischen Körperchen nicht als die Erreger der Variola-Vaccine aufzufassen sind, auch nicht als eingeschlossene Leukozyten oder ausgestoßene Nukleolen oder degenerierte Zentrosomen. Man nimmt vielmehr an, daß sie zum Teil die Erreger einschließen, und daß sie als spezifische Reaktionsprodukte der erkrankten Zelle aufzufassen sind. Sie bestehen zum großen Teil aus einer plastinartigen und einer chromatoiden Komponente, die den Kernstoffen zuzuzählen sind. Man muß sich mit Prowazek vorstellen, daß der Erreger in die Zelle eindringt und ihr zunächst die leicht resorbierbaren Teile entzieht, wodurch das Plasma in seiner Umgebung eingedickt wird. Die auch im Protoplasma enthaltene chromatoide Substanz schlägt sich dann in dicken Ballen an dieser Stelle nieder. Die Annahme, daß die Zellkerne bei der Bildung der Guarnierischen Körperchen eine Rolle spielen (Süpfle), ist nicht unbedingt erforderlich, da auch chromatoide Substanzen im Protoplasma vorkommen.

Wenn auch die Guarnierischen Körperchen nicht als die eigentlichen Erreger aufgefaßt werden können, so ändert das natürlich nichts an ihrer großen spezifischen Bedeutung. Ihr Vorhandensein in der geimpften Kaninchenkornea beweist mit absoluter Sicherheit das Vorliegen von Vaccine oder Variola, und so ist der Nachweis dieser Gebilde nicht nur von wissenschaftlichem Interesse, sondern auch von größter diagnostischer Bedeutung, da in manchen differential-diagnostisch zweifelhaft liegenden Fällen nur der positive Impfversuch auf die Kaninchenkornea den Ausschlag gibt. Man färbt zu diesem Zwecke am besten abgeschabte Teile einer Kaninchenhornhaut mit Methylgrünessigsäure, oder man stellt sich nach Fixierung in Sublimatalkohol Schnitte her und färbt mit Hämatoxylin.

Welches ist nun der eigentliche Erreger der Variola-Vaccine? Die Forscher der letzten Zeit haben diese Frage gefördert und, wie es scheint, ihrer Lösung nahegebracht. Prowazek konnte innerhalb der Guarnierischen Körperchen, aber auch außerhalb derselben im Protoplasma der Epithelzellen einer mit Vaccine- oder Variolapustelinhalt geimpften Kaninchenkornea Gebilde nachweisen, die er als kurze ovale oder fädchenförmige 1 bis $1^1/_2$ μ lange Körperchen beschrieb, die meist in zwei ungleich große chromatische Punkte zerfallen und in der Regel von einem eiförmigen, hellen Hof umgeben sind. Er fand sie bereits $1^1/_2$ Stunde nach der Impfung einer Kaninchenkornea mit Vaccine- oder Variolalymphe in den dem Ausstrich benachbarten Zellen und nannte sie Initialkörperchen. Sie färben sich mit Eisen-Hämatoxylin schwarz, mit Saffranin rot, mit Gentiana violett, mit Victoria blau. Sie vermehren sich in folgender Weise: Die Trennung zwischen den beiden Punkten wird undeutlich, diese scheinen sich zu nähern. Das ganze Gebilde wird breiter und massiger und nimmt manchmal fast rechteckige Umrisse an, so daß man auf eine Art von Längsteilung schließen würde. Bei dem nächsten Stadium nehmen sie die Form von Stäbchen an, die sich hantelförmig einschnüren und in der Folge einer Zerteilung oder Zerdehnung unterliegen. Diese Initialkörper scheinen nicht allein im Protoplasma, sondern auch im Kern zu liegen (Gormi). Auch bei Ausstrichpräparaten aus der geimpften Kaninchenkornea, die nach Giemsa gefärbt werden, sind bereits in den jüngsten Guarnierischen Körperchen die strichartigen Initialkörper zu sehen, die später auch hantelförmig gestaltet sind. Die Initialkörper können in den Guarnierischen Körperchen nachgewiesen werden, solange diese noch in einem frühen Entwicklungsstadium sind, d. h. solange ihre beiden Komponenten, die chromatoide und die plastinartige Substanz, sich noch nicht färberisch differenzieren lassen.

Mühlens, Hartmann, Paschen, Arndt konnten die Existenz der Initialkörper bestätigen. Neuerdings hat Prowazek in feucht

fixierten Präparaten, die nach Giemsa gefärbt wurden, gezeigt, daß
ein Teil der nach dieser Methode tiefrot gefärbten Initialkörper von
einem transparenten roten Saum umhüllt wird, während sich an einem
ihrer Pole blau tingierte Massen kappenförmig aufsetzen. Er betrachtet
diese beiden Komponenten als die ersten Anfänge der Guarnierischen
Körperchen, die, wie oben angedeutet, als Reaktionsprodukte der Zelle
aufzufassen sind.

Gibt es im Variolapustelinhalt oder in der Vaccinelymphe oder in den Zellen der geimpften Kaninchenhornhaut Gebilde, die zu diesen Initialkörperchen in
Beziehung zu bringen sind und vielleicht Entwicklungsstufen derselben darstellen?

Paschen (1906) hat zuerst bei der mikroskopischen Untersuchung
der Ausstriche von Vaccinelymphe bei Giemsafärbung sehr kleine,
gleichmäßig gefärbte Körperchen festgestellt, die in jeder
Lymphe vorhanden sind. Sie sind kleiner als die Initialkörperchen von
Prowazek ($^1/_2$ μ) und scheinen sich in der Mitte zu teilen, wobei
dann beide Hälften durch einen feinfädigen Fortsatz verbunden sind.
Bewegung dieser Körperchen wurde nicht beobachtet.

Auch in Ausstrichen von Variolapustelinhalt konnten dieselben
Körperchen durch Färbung mit Löfflerbeize und Ziehls Karbolfuchsin
als kleinste runde, kokkenähnliche, rot gefärbte Gebilde nachgewiesen
werden. Wegen ihres regelmäßigen Auftretens bei Vaccine und Variola
und ihres Fehlens bei Varizellen und anderen mit Blasenbildung einhergehenden Hautaffektionen erklärte sie Paschen (1908) für den Erreger.
Neuerdings hat er sie wiederum bei sechs Fällen von Variola stets in
Mengen gefunden. Sollte sich dieses regelmäßige Vorkommen auch
fernerhin bestätigen, so wäre damit eine wichtige diagnostische Hand-
habe gewonnen.

Casagrandi (1906) fand in Infiltraten des Vaccine- und Variolavirus sowie in Hornhautschnitten bewegliche runde Körperchen
von $^1/_{10}$ bis $^2/_{10}$ μ Größe, die sich bei Giemsafärbung karminrot
färbten und sowohl endozellulär wie extrazellulär gelegen sind.

Volpino konnte in den Epithelzellen der geimpften Kaninchenkornea kleinste Körperchen von $^1/_4$ bis $^1/_5$ μ Größe feststellen, die
sich nach Giemsa blau färbten und deren Hauptmerkmal ihre lebhafte Beweglichkeit ist. Am lebhaftesten tritt das bei Dunkelfeld-
beleuchtung zu Tage.

Ähnliche kleinste Körperchen hat Prowazek in der Vaccinelymphe und im Variolapustelinhalt beobachtet. Es scheint daher
immer mehr, daß solche kleine, an der Grenze der Sicht-
barkeit stehende Körperchen als Erreger der Vaccine

und der Variola anzusprechen sind. Prowazek ging bei den Untersuchungen des Variolapustelinhalts von Filtrationsversuchen aus. Nachdem sich gezeigt hatte, daß das Variolavirus Papier-, Asbest- und Berkefeldfilter passiert, filtrierte er den Pustelinhalt zunächst durch Berkefeldfilter, um ihn bakterienfrei zu machen und nachher, zum Zwecke der Anreicherung, durch Kolloidfiltertrichter, d. h. durch eine dünne Schicht von 3%igem Agar. Hiebei wird nämlich das Virus auf der Agarschicht zurückgehalten. Das sogenannte Ultrafiltrat, also die durch die Kolloidschicht passierende Flüssigkeit, enthält kein aktives Virus mehr. Färbt man den zurückbleibenden leichten Belag der Agarschicht nach Löffler, so finden sich kleinste, dunkelrot gefärbte rundliche Körperchen, die sich zuweilen in Diplokokkenform teilen. Sie sind kleiner als die kleinsten bisher bekannten Bakterien. Sie vermehren sich durch eine Art von Zweiteilung und nehmen vorher etwas an Größe zu. Sie färben sich nicht nach Gram, nehmen jedoch die Färbung mit Fuchsin nach Ziehl sowie die nach Giemsa, ferner die Färbung mit Eosin, Azur und Tionin an. Im Gegensatz zu den Streptokokken und zu den Kernen der Leukocyten färben sie sich nicht mit Neutralrot oder Brillantkresylblau. Da sie nur in dem Pockenmaterial konstant gefunden werden, da sie auch in dem auf Kolloidschichten eingeengten Berkefeldfiltrat allein ohne irgendwelche weiteren Mikroorganismen vorkommen, und da mit diesem Filtrat die Kaninchenkornea mit Erfolg geimpft werden kann, so sprechen Prowazek und Arragao diese Gebilde als die Pockenerreger an.

Diese von Prowazek beschriebenen Körperchen sind aller Wahrscheinlichkeit nach mit den von Paschen und Volpino beschriebenen identisch; die geringen Größenunterschiede zwischen den von den Autoren beobachteten Körperchen erklären sich dadurch, daß tatsächlich neben den größeren auch kleinere Körnchen vorkommen, wie weitere Untersuchungen ergeben haben.

Auch bei der Vaccine konnte Prowazek genau dieselben Körperchen nachweisen, doch ist die Zahl der Körnchen hier nicht ganz so groß wie bei der Variola. Die Untersuchungen wurden in der Weise vorgenommen, daß von der mit Vaccine geimpften Kaninchenkornea durch Andrücken mit Objektträgern Klatschpräparate gewonnen wurden. Diese wurden nach Fixierung mit absolutem Alkohol nach Löfflers Geißelmethode gefärbt. Es konnten dann zahllose geißellose runde Körperchen nachgewiesen werden, die in der ersten Zeit größer, später nach 24 Stunden vielfach kleiner wurden, und die sich nicht durch eine direkte Zerfallsteilung vermehrten, sondern hantelförmig teilten. Sie liegen entweder frei oder in den Zellen.

Zusammenfassendes über den Erreger.

Zusammenfassend wäre also nach den Untersuchungen und Beschreibungen von Prowazek u. a. folgendes über den Erreger der Variola-Vacciue zu sagen: Es sind kleinste, meist um $^1/_4 \mu$ in ihrer Größe schwankende runde Körnchengebilde (Elementarkörnchen), die sich durch eine Hantelteilung vermehren und dabei Diploform (Doppelpunktform) annehmen. Sie führen oszillierende, progressive Bewegungen aus, die nach Arragoa und Prowazek passiver, nach Volpino aktiver Natur sind. Sie entstehen aus den größeren Initialkörperchen und durchlaufen eine bestimmte Entwicklung. Durch die meisten Filter sind die Elementargebilde filtrierbar. Sie werden aber durch Kolloidschichten (Agar-Agar) zurückgehalten und können daher nach vorangegangener Filtration bakterienfrei angereichert werden. Sie besitzen keine darstellbaren Lokomotionsorgane. Die Erreger machen im Gegensatz zu den Bakterien in den Zellen des Wirtsorganismus eine Entwicklung nach Art der Protozoen durch. Die ersten Stadien der Entwicklung in der Vaccine- und Variolapustel und in der geimpften Kauinchenkornea sind die Initialkörperchen. Es sind das über $^1/_2 \mu$ große, durch Giemsafärbung rotblau färbbare, hantelförmig sich teilende Gebilde, die von einem blau tingierten Reaktionsprodukte der Wirtszelle umgeben sind. Mittels der nassen Giemsamethode kann man die polar dem Initialkörper aufsitzenden Plastinmassen gut zur Darstellung bringen. Aus diesen mit den Plastinsubstanzen innig vereinigten Initialkörperchen gehen die sogenannten typischen Einschlüsse, die Guarnierischen Körperchen, hervor, deren Hauptmasse aus den Reaktionssubstanzen der Wirtszelle besteht, und die vornehmlich Plastin, zum Teil auch Chromatinstoffe darstellen. In diesen spezifischen Einschlüssen vermehreu sich die Initialkörperchen, treten auch in das Protoplasma über und produzieren in kurzer Zeit die kleinen, zirka $^1/_4 \mu$ großen Elementargebilde. Da die Erreger mit der Zelle in einer Art von Symbiose leben, so ist es klar, daß sie zunächst die Zelle gar nicht zerstören, sondern ihre Umgebung sogar zu neoplastischen Bildungen veraulassen. Auf Grund der genaunten Eigenschaften rechnet Prowazek die Erreger der Variola-Vaccine zu einer Gruppe von Protozoen, die er als **Chlamydozoen** bezeichnet. Diese Protozoen, zu denen vermutlich auch die Erreger des Trachoms, der Lyssa u. a. zu rechnen sind, haben die Eigentümlichkeit, daß sie mit den von ihnen befallenen Zellen in einer Art von Symbiose leben. Die Zelle, in die der Parasit eingedrungen ist, reagiert mit einer erhöhten Produktion von Kernstoff. Mit diesen Reaktionsprodukten hüllt die Zelle die ersten Entwicklungsstadien der Erreger wie mit einem Mantel ein. Daher werden diese Erreger Chlamydozoen (Chlamys = der Mantel) bezeichnet.

Das Schema der Entwicklung des Variola-Vaccineerregers würde also nach **Prowazek** kurz folgendes sein:

1. Zahllose Elementarkörperchen, die sowohl intra- als extrazellulär vorkommen, filtrierbar sind, und mit denen die Infektion beginnt und schließt.

2. Intrazelluläre Initialkörper.

3. Übergangsstadien zu Guarnierischen Körperchen mit zentralem Einschluß, peripherer Zone und blau färbbaren Ansätzen.

4. Guarnierische Körper in verschiedener Ausbildung und Form.

5. Guarnierische Körper mit inneren Einschlüssen, die auch peripher liegen.

6. Zerfall der Guarnierischen Körperchen und Zerteilung der Initialkörper. Aufteilung in zahllose Elementarkörper.

Symbiose des Variolaerregers mit Streptokokken.

Ein Wort muß noch über die Zusammenwirkung des Variolavirus mit dem Streptokokkus in schweren Fällen gesagt werden. Der gelegentliche Befund von Streptokokken im Eiter des Pustelinhalts wurde schon oben erwähnt. Bekannt ist ja auch, daß ein Teil der schweren Blatternfälle an Streptokokkensepsis zu Grunde geht. **Prowazek** fand bei einer Epidemie in Rio de Janeiro das Variolavirus stets mit den Streptokokken vergesellschaftet. Das gilt aber keineswegs für alle Pockenfälle. **Newiadomsky** fand bei 20 Fällen von Variola und 6 Fällen von Variolois **keine pyogenen Bakterien** im Pustelinhalt, unter 5 Fällen von Variola confluens einmal Staphylokokken. Streptokokken fand er nur bei allen 4 untersuchten Fällen von Variola haemorrhagica. Vermutlich spielt sich das verderbliche Mitwirken der Streptokokken bei schweren Fällen in ganz ähnlicher Weise ab wie beim Scharlach. Durch das Pockenvirus wird der Boden vorbereitet für die deletäre Einwirkung der Streptokokkentoxine. **Arragoa** und **Prowazek** konnten dies durch anschauliche Experimente illustrieren. Impften sie Variolavirus und Streptokokken (lebend oder bei 60^0 abgetötet) mit einem Zusatz von komplementhaltigem Serum auf die Kaninchenkornea, so bekamen sie im Vergleich zu allen Kontrollimpfungen äußerst stürmische Reaktionen (weitgehende Epithelverluste, tiefe Erosionen), die sie auf das Zusammenwirken der Streptokokkentoxine und des Variolavirus schoben.

Pathogenese, Disposition, Immunität.

Die Quelle der Ansteckung mit Pockenvirus ist der Mensch. Die Infektion erfolgt am häufigsten durch den Kontakt mit dem Inhalt der Blatterneffloreszenzen. Dieser scheint seine größte Infektiosität zu haben, wenn er sich zu trüben beginnt, also beim Übergang aus dem Stadium vesiculosum in das Stadium pustulosum. Wir wissen das aus den Zeiten der Variolation, wo man zum Zwecke der Schutzimpfung Pustellymphe weiter auf den Menschen übertrug. Aber auch die klare, seröse Flüssigkeit des Bläschenstadiums, und ebenso die Schorfe und Borken, die nach der Eintrocknung der Blattern noch für einige Zeit zurückbleiben, sind infektiös.

Indirekt kann alles, was mit den Kranken in Berührung gekommen ist, die Krankheit übermitteln. Besonders gefährlich ist die Leib- und Bettwäsche, ferner Verbandstoffe, Waschwasser, Badewasser usw. Es ist dabei nicht einmal, wie es scheint, immer eine direkte Berührung der Gegenstände mit dem Kranken erforderlich, um die Krankheit weiter zu übertragen, denn manche Momente sprechen dafür, daß der Erreger durch die Luft weiter übertragen werden kann. Bidenkamp und Klaumann geben an, daß er durch den Wind bis auf 6 *m* verschleppt werden könne. Andere Autoren sprechen sogar von 170 *m*. (Wawrinsky, Arch. f. Hygiene, Bd. 8.) Bäumler berichtet:

Schon vor Jahren hat sich in London herausgestellt, daß in der Umgebung von Pockenhospitälern, die inmitten bewohnter Stadtteile eingerichtet waren, trotz strengster Absperrungsmaßregeln doch eine unverhältnismäßig große Zahl von Erkrankungen in der unmittelbaren Nachbarschaft auftrat. Diese Hospitäler mußten deshalb verlegt werden. Jetzt sind mehrere Pockenhospitäler in Schiffen auf der Themse unterhalb Londons eingerichtet. Auch hier hat sich in der Epidemie von 1892—1895 und ebenso in der gegenwärtigen gezeigt, daß entsprechend den vorherrschenden Winden die Bevölkerung der in der Windrichtung am Ufer gelegenen Kirchspiele auffallend stark von Pockenerkrankungen heimgesucht wird. Thresh[1]), der darüber sorgfältige Beobachtungen angestellt hat, glaubt, daß der Einfluß dieser Hospitalschiffe durch die Luftströmung bis zu einer Entfernung von 2 engl. Meilen (3·2 *km*) sich geltend mache.

---

[1]) Brit. med. Journ. 15. Februar 1902.

Das Pockengift besitzt eine außerordentlich große Tenacität. Eingetrockneter Eiter behält noch jahrelang seine Infektionstüchtigkeit; aber auch Kleider, Wäsche und andere Gegenstände aus der Umgebung des Kranken können noch für lange Zeit eine Quelle der Ansteckung werden, wenn sie vor Luftzutritt und höheren Temperaturen geschützt aufbewahrt werden. Auf diese Weise mögen manche Fälle von Pocken ihre Aufklärung finden, die scheinbar außer allem Zusammenhange mit anderen Pockenerkrankungen auftreten. Daß Personen, die sich in der Umgebung von Pockenkranken bewegen müssen, wie Ärzte, Pflegepersonal usw., zuweilen die Krankheit übertragen, ohne selbst zu erkranken, ist uns nach unseren neueren Kenntnissen über die Bazillenträger bei den verschiedensten Infektionskrankheiten nichts Befremdliches mehr. Es mag dabei dahingestellt bleiben, wo das Virus bei solchen Keimträgern haftet, ob es äußerlich an den Kleidern, am Haupt- oder Barthaar oder, wie so oft bei anderen Infektionskrankheiten, auf den Schleimhäuten des Rachens seinen Sitz hat.

Auch Insekten können als Verbreiter der Krankheit in Betracht kommen. Schon Sachs schuldigte die Fliege als Zwischenträger an (1834). Terny konnte durch die Verreibung von Fliegen aus variolainfizierten Räumen auf der Haut Variolapusteln erzeugen.

Der Pockenkranke ist in allen Stadien seiner Krankheit als infektiös zu betrachten. Die größte Gefahr besteht naturgemäß während des Pustelausschlages. In der Abheilungsperiode ist der Kranke noch so lange ansteckend, als Schorfe, Krusten und Borken von den eingetrockneten Pusteln her an seinem Körper haften. Aber auch im Initialstadium wurde wiederholt schon Übertragung auf Gesunde gesehen; ebenso in den Fällen von Variola sine exanthemate, bei denen es überhaupt nicht zur Entwicklung des typischen Pockenausschlages kommt. Schließlich kommen, wenn auch selten, schon gegen Ende der Inkubationszeit Übertragungen vor.

Die Leichen der an Pocken Verstorbenen sind naturgemäß in hohem Grade infektiös, so daß für alle, die damit zu tun haben, die größte Vorsicht am Platze ist.

Die physiologischen Sekrete und Exkrete, Urin, Speichel, Fäzes usw., spielen bei der Weiterübertragung der Krankheit eine untergeordnete Rolle, da sie nur dann als Träger des Virus in Betracht kommen, wenn sie durch den Inhalt von Schleimhauteffloreszenzen oder Hautpusteln infiziert sind.

Das Blut scheint nach den bisher vorliegenden Untersuchungen nur in der ersten Zeit der Krankheit, d. h. vor Ausbruch des Pockenausschlages, den Erreger zu enthalten. Zülzer konnte bei einem Fall durch Inokulation von frischem Variolablut eine typische Variola erzeugen.

Nach Monti gelingt es nicht, durch Verimpfung des Blutes von Pockenleichen auf die Kaninchenkornea einen Impferfolg zu erzielen, d. h. spezifische Guarnierische Körperchen zu erzeugen. Auch Prowazek und Arragoa, die wiederholt Blut und Extrakte von Milz, Leber und Nieren von konfluierenden und hämorrhagischen Pocken auf die rasierte Bauchhaut und auf die Kornea von Kaninchen übertrugen, hatten zweifelhafte oder negative Resultate. In einem Falle hatten sie bei der Verimpfung des Blutes eines hämorrhagischen Falles nach 6 Tagen einen positiven Erfolg. Ganz analoge Erfahrungen wurden beim Experimentieren mit dem Vaccinevirus gemacht. Nach Untersuchungen von Prowazek kreist selbst bei intravenöser Einverleibung des Vaccinevirus dieses nur eine Stunde im Blute. Es geht aus allem hervor, daß das Blut der Blatternkranken nur in den ersten Stadien vor Ausbruch des Pockenausschlages infektiös ist.

Über den Gang der Infektion sind wir noch nicht hinlänglich orientiert. Die gewöhnlichste Vorstellung ist die, daß die Übertragung mit der Atemluft auf die Schleimhaut der Respirationsorgane erfolgt. Da das Pockenvirus ein flüchtiges Kontagium ist, das nach vielen Erfahrungen auch durch die Luft übertragen werden kann, so steht der Annahme nichts im Wege, daß beim Einatmen der Luft in der Umgebung Pockenkranker die Schleimhäute infiziert werden. In manchen Fällen mag auch die Flüggesche Tröpfcheninhalation eine Rolle spielen, wobei feinste, beim Sprechen oder Husten des Kranken entstandene, in der Luft suspendierte Tröpfchen von Gesunden eingeatmet werden. Voraussetzung dabei würde aber das Vorhandensein von Schleimhautpocken in den obersten Luftwegen des Kranken sein. In welcher Erscheinungsform die ersten spezifischen Veränderungen auf den Schleimhäuten des Infizierten zuerst auftreten, gehört ins Gebiet der Hypothese. Nach Pfeiffer entsteht eine „Protopustel", von der aus die Blutbahn infiziert wird ganz ähnlich, wie bei der Variola inoculata nach 3 Tagen eine Mutterpustel (masterpox) auftritt, an die sich erst sekundär die anderen Pockeneruptionen anschließen. Die „Protopustel" Pfeiffers ist aber mehr oder weniger hypothetisch, da sie natürlich nur schwer festgestellt werden kann. Meist wird es sich nur um sehr geringfügige spezifische Schleimhautentzündungen handeln, die dem Infizierten gar keine Beschwerden machen und deshalb gar nicht bemerkt werden. Ob die Infektion auch durch die unverletzte äußere Haut erfolgen kann, erscheint zweifelhaft. Da es sich um ein epidermales Virus handelt, um einen Erreger, der, wie wir später noch sehen werden, eine ganz besondere Affinität zu der Hautdecke hat, so liegt es nahe, an diese Form der Infektion zu denken. Daß man durch Verreiben von Pockenvirus auf die Haut Variola erzeugen kann, wissen wir aus den

Zeiten der Variolation. Aber man kann dabei natürlich den Einwand nicht ausschalten, daß hier kleinste Läsionen der Epitheldecke vorgekommen sind. Daß die verletzte Haut zur Eintrittspforte der Krankheit werden kann, ist durch die Variolation bekannt. Ungeimpfte Personen mit Exkoriationen, Wunden u. dgl. können also auch auf diesem Weg infiziert werden.

Vom Verdauungsapparat aus dürfte nur in den seltensten Fällen eine Infektion erfolgen; die Möglichkeit dazu liegt natürlich vor. Wenigstens wissen wir aus der Überlieferung, daß es gelingt, durch absichtliches Verschlucken von Krusten und Borken eingetrockneter Pockenpusteln die Krankheit hervorzurufen. In analoger Weise kann auch durch Verschlucken von Impfschorfen allgemeine Vaccine hervorgerufen werden. (Vgl. unter Vaccine generalisata.)

Die Virulenz des Pockengiftes ist, wie es scheint, sehr variabel. Ebenso, wie bei anderen Infektionskrankheiten, Scharlach, Diphtherie usw., der Charakter der einzelnen Epidemien verschieden ist, wurden auch vor Einführung der Schutzimpfung schwere und leichte Blatternepidemien beobachtet. Man kann diese Unterschiede oft nicht gut anders als durch ein Schwanken in der Virulenz des Erregers erklären. Natürlich bestimmt neben der Virulenz auch die jeweilige Disposition der Infizierten die Schwere der Erkrankung. Wenn die Seuche bei einer Völkerschaft auftritt, die bisher unberührt von den Pocken war, so wird der Charakter der Epidemie von vornherein ein schwererer sein als bei andern Völkern, bei denen ererbte Immunitätsreste einen milderen Verlauf der Erkrankung bedingen. So ist z. B. die Beobachtung, daß bei den Indianern die Blattern mit besonderer Heftigkeit auftreten, weniger auf Rechnung der Virulenz des Erregers zu setzen als auf die vorhandene Disposition. Heutzutage hängt die Schwere einer Blatternepidemie im allgemeinen weniger von der Virulenz des Virus als von der mehr oder weniger konsequent durchgeführten Schutzimpfung ab.

Die Disposition der Erkrankung an Pocken ist sehr verbreitet. „Von Pocken und Liebe bleiben nur wenige frei." Dieses alte Wort aus den Zeiten vor der Einführung der Schutzimpfung charakterisiert sehr deutlich die allgemein verbreitete Disposition. Eine indirekte Bestätigung dieser Tatsache ist in unserer Zeit darin zu erblicken, daß nur bei wenigen Menschen die Schutzimpfung nicht haftet.

Es gibt aber auch eine angeborene Resistenz gegen die Blattern. Morganji, Boerhave, Diemerbrock u. a. rühmten sich, trotz vielfältigem Verkehr mit Pockenkranken niemals selbst die Krankheit akquiriert zu haben. Die angeborene Immunität gegenüber spontaner Variola soll 1 bis 7·6% betragen. Auch wissen wir, daß sich einzelne Personen gegen alle Vaccinations- und Revaccinationsversuche refraktär verhalten. Nach L. Pfeiffer beträgt die Zahl der dreimal erfolglos Vaccinierten 0·08% der Erstgeimpften und 0·77% der Revaccinanden.

Neben einer angeborenen Resistenz gibt es aber zweifellos noch eine temporäre Immunität. So wissen wir, daß nach Einführung der Schutzimpfung sich manche Personen wiederholt der natürlichen Blatternansteckung aussetzten, ohne zu erkranken, und dann später eines Tages die Blattern akquirierten. Ähnliches kann man auch heute gelegentlich noch bei ungeimpft gebliebenen Individuen beobachten.

Im übrigen besitzen alle Lebensalter die gleiche Empfänglichkeit für die Pocken. „Selbst im Mutterleibe ist der Mensch vor den Pocken nicht sicher." Bereits im vierten Monate sind beim Embryo Blattern beobachtet worden. Cursehmann stellte sie im fünften Monat fest. Erkrankt die Mutter während der Gravidität, so macht das Kind intrauterin die Krankheit durch und kommt dann immun zur Welt. Pockenkranke Schwangere bringen Kinder zur Welt, die mit Blatternexanthem behaftet sind, oder die bald nach der Geburt an Pocken erkranken. Schließlich gibt es noch Fälle, wo die Mutter keine sichtbaren Pocken besaß und der Fötus an Variola erkrankte. In solchen Fällen übernahm die immune Mutter die Rolle eines Durchgangsorganismus. Die Infektion während des uterinen Lebens scheint seltener auf dem Wege des Blutkreislaufens als vielmehr durch den direkten Kontakt vermittelt zu werden. Für eine Permeabilität des graviden Uterus in bezug auf das Variolavirus sprechen die Beobachtungen von Ungaro (1908).

Neugeborene und Kinder in den ersten Lebensmonaten haben dieselbe Empfänglichkeit für die Pocken, wie die Kinder höherer Lebensalter. Ich stimme darin mit Immermann vollkommen überein, der bestreitet, daß Säuglinge in den ersten Monaten ihres Lebens etwa eine geringere Disposition für die Variola haben. Ich erinnere mich sogar, einen Fall gesehen zu haben, bei dem in der unrichtigen Annahme, daß so junge Individuen des Impfschutzes nicht bedürfen, bei Gelegenheit des Vorkommens eines Pockenfalles in seiner Umgebung die Vaccination unterlassen wurde. Während alle Bewohner des infizierten Hauses der Schutzimpfung unterworfen wurden und von der Krankheit frei blieben, erkrankte das ungeimpfte Kind an Blattern und starb.

Kindern jenseits des ersten Lebensjahres hat man früher eine erhöhte Disposition für die Pocken zugesprochen, da die Variola vor Einführung der Vaccination meist als Kinderkrankheit auftrat. Es ist das dieselbe Erscheinung, wie wir sie heute noch bei Masern oder Scharlach beobachten. Tatsächlich handelt es sich weder bei diesen noch bei den Pocken um eine eigentliche Kinderkrankheit. Die Verhältnisse lagen eben auch bei den Pocken so, daß bei einer Epidemie alle empfänglichen Individuen erkrankten, und da die Mehrzahl der Erwachsenen in der Regel schon einmal die Krankheit überstanden hat und sich deshalb immun verhielt, so war es natürlich, daß die Erkrankungen der Kinder überwiegen mußten. Epidemien, die in sonst pockenfreien Gegenden auftreten, zeigen denn auch gelegentlich, daß ohne Unterschied Kinder und Erwachsene in gleicher Weise erkranken.

Seitdem die Schutzimpfung allgemein durchgeführt wird, haben sich die Verhältnisse insofern etwas verschoben, als naturgemäß in den Jahren nach der ersten Vaccination, also in den ersten zehn Jahren des Impfschutzes, relativ seltener Erkrankungen vorkommen als im dritten und vierten Dezennium, wo bei mangelnder Revaccination die durch die Impfung erlangte Immunität nachläßt. Höheres Lebensalter, selbst das höchste Greisenalter schützt nicht vor den Pocken.

Das Geschlecht hat auf die Empfänglichkeit für die Blattern keinerlei Einfluß. Nur ist bemerkenswert, daß bei Frauen die Zeiten der Menstruation und der Gravidität eine höhere Disposition mit sich bringen. Während der Schwangerschaft und im Wochenbette tritt die Krankheit mit besonderer Bösartigkeit auf.

Gewisse Unterschiede in der natürlichen Disposition zur Erkrankung an Variola zeigen sich bei den verschiedenen Rassen. So sollen z. B. die Angehörigen der farbigen Rassen, Neger und Indianer, im allgemeinen schwerer als die Weißen erkranken. Diese Tatsache scheint aber nach Huguenin weniger durch eine eigenartige Rassendisposition als durch andere Momente bedingt zu sein. Wenn ein Naturvolk, das noch niemals mit Pocken in Berührung gekommen ist, plötzlich durchseucht wird, so wird es im ganzen schwerer erkranken als ein anderes Volk, bei dem die Pocken zu Hause sind, und bei dem deshalb ererbte Immunitätsreste auf Grund vielfach vorangegangener Pockenerkrankungen eine Rolle spielen.

Einzelne Infektionskrankheiten verleihen eine temporär herabgesetzte Disposition zur Erkrankung an Pocken. Masern-, Scharlach- und Typhuskranke zeigen auf der Höhe der Krankheit eine auffällige Unempfänglichkeit gegenüber dem Pockenvirus, doch ist dieser Schutz, wenn man so sagen darf, nicht von langer Dauer; schon in der Rekonvaleszenz von diesen Krankheiten können die bis dahin verschont Gebliebenen erkranken. Es macht sogar den Eindruck, als ob Rekonvaleszenten der genannten Krankheiten eine erhöhte Disposition für die Pocken haben.

Wer einmal die Pocken überstanden hat, erlangt dadurch eine meist für das ganze Leben bestehende Immunität. Die Schwere der vorangegangenen Variola spielt dabei keine Rolle; auch die leichtesten Blatternformen verleihen denselben Schutz vor der Wiedererkrankung wie die schwere Infektion. Diese uralte Erfahrung haben schon vor Beginn unserer Zeitrechnung die Indier und Chinesen sich zunutze gemacht, indem sie Pustelinhalt von leichten Fällen auf Gesunde übertrugen, um durch die Erzeugung einer leichten Pockenerkrankung Impfschutz zu erzielen (Variolation).

Freilich beobachtet man auch hier wie bei anderen Krankheiten, deren Immunitätsverhältnisse ähnlich sind (Masern, Scharlach), Ausnahmen von der Regel. Es gibt Fälle, die zwei-, ja dreimal in ihrem Leben an Pocken erkranken. Man muß bei diesen Wiedererkrankungen unterscheiden zwischen Rezidiven, die im unmittelbaren Anschluß an die eben durchgemachte Infektion auftreten, also vermutlich durch das im Körper noch vorhandene und noch nicht gänzlich abgetötete Pockenvirus verursacht sind, und Reinfektionen, die durch eine erneute Aufnahme des Virus von außen her entstehen und von der ersten Erkrankung meist durch einen langen Zeitraum getrennt sind. Während bei den eigentlichen Rezidiven der durch das Überstehen der ersten Infektion erlangte Immunitätsgrad noch nicht ausreicht, um das im Körper vorhandene Virus völlig abzutöten, handelt es sich bei den Reinfektionen um ein Erlöschen der früher erworbenen Immunität. Dafür spricht schon die Tatsache, daß bei diesen Reinfektionen gewöhnlich viele Dezennien zwischen der ersten und zweiten Erkrankung an Blattern liegen. Daß solche Wiedererkrankungen an den Pocken meist recht schwer und oft sogar tödlich verlaufen, hängt wohl damit zusammen, daß sie in der Regel in das höhere Lebensalter fallen. Ludwig XV., König von Frankreich, erkrankte im Alter von 64 Jahren an den Pocken und starb daran, obwohl er schon einmal im Alter von 14 Jahren die Krankheit überstanden hatte. Über wirkliche Rezidive, die sehr selten sind, berichten Michel (2 Fälle) und Hernick. Auch Stadelmann beschreibt (1896) einen Fall, den er als Pockenrezidiv deutet:

Ein $1^{1}/_{2}$ jähriges ungeimpftes Kind, das an Variolois erkrankt war und deshalb auf die Pockenabteilung gelegt wurde, bekam 8 Tage nach der Abfieberung aufs neue Temperatursteigerung und ein typisches Pockenexanthem. Es erlag der Krankheit am 12. Tage.

Die Möglichkeit, daß es sich bei der ersten Erkrankung um eine variolaähnliche Varizellenform gehandelt hat, ist freilich nicht ganz auszuschließen, wenn auch die Krankengeschichte mehr für Variolois spricht.

Von ungeahnter Bedeutung für die Volksgesundheit ist die Lehre von der durch die Vaccination erlangten Pockenimmunität geworden. In dem Kapitel über die Schutzpockenimpfung wird darüber eingehend gesprochen werden. Hier sei nur angedeutet, daß der durch die Vaccination erworbene Impfschutz sich durch seine kürzere Dauer von der durch das Überstehen der Variola erlangten Immunität unterscheidet. Während die meisten Menschen, die einmal echte Pocken durchgemacht haben, für das ganze Leben immun dagegen sind, reicht der auf die Vaccination folgende Impfschutz nur für ca. 10 Jahre; danach ist eine Revaccination erforderlich. Ist der Impfschutz bei einer vaccinierten oder revaccinierten Person kein vollkommener mehr, so kommt es bei einer Infektion mit Variola nur zu einem abgeblaßten Bilde der echten Pocken, zur Variolois. (Vgl. das betreffende Kapitel.)

Eine gesteigerte Disposition für die Erkrankung soll außer bei Schwangeren und Wöchnerinnen auch bei Potatoren, bei Rekonvaleszenten von Infektionskrankheiten und bei Hautkranken bestehen.

Wie kommt die Variolaimmunität zustande? Dieses Problem hängt natürlicherweise eng zusammen mit der Vaccineimmunität und soll deshalb im Kapitel über die Vaccination ihre eingehende Berücksichtigung finden.

Hier sei nur erwähnt, daß es sich hauptsächlich um die Entscheidung der Frage handelt, ob die gegenüber dem Pockenvirus bestehende Giftfestigkeit die Folge einer Serumimmunität ist, d. h. ob Antikörper im Blute der immunen Personen kreisen, oder ob es sich um eine lokale histogene Immunität der Haut handelt. Béclère, Chambon und Ménard konnten im Serum von Pockenkranken am 20. und 22. Tage nach Beginn der Krankheit virulizide Stoffe nachweisen, die am 4. und 6. Krankheitstage noch nicht vorhanden waren. Auch wurden von denselben Autoren noch 25 und 50 Jahre nach Überstehen der Pocken Antikörper im Blutserum nachgewiesen, während sie in anderen Fällen bereits in wenigen Tagen verschwunden waren. Diese Inkonstanz in den Befunden deutet schon darauf hin, daß den Antikörpern des Blutserums keine allzu große Rolle bei der Pockenimmunität zukommen dürfte. Dafür sprechen auch die Untersuchungen von Prowazek und Arragoa. Sie brachten Serum von Variolarekonvaleszenten 12, 14, 15, 20 Tage nach dem Abheilen der Pusteln auf 24 Stunden mit Variolapustelinhalt zusammen und verimpften die Mischung auf die Kaninchenkornea, um auf diese Weise den Einfluß etwaiger immunisierender Stoffe des Serums auf die Bildung von Guarnierischen Körperchen zu prüfen. Dabei zeigte sich, daß in allen Versuchen Guarnieri-Körperchen nachgewiesen werden konnten. Das Serum hatte also in keinem Falle die Wirksamkeit der Variolalymphe völlig aufgehoben. Die kleinste Menge von Guarnieri-Körperchen bildete sich unter dem Einfluß des zwölftägigen Serums; eine geringe Menge von Antikörpern schien also hier vorhanden zu sein. Diese spärliche und unregelmäßige Produktion von Antikörpern weist schon darauf hin, daß die Serumimmunität nicht die erste Rolle bei der Pockenimmunität spielen kann. Es handelt sich vielmehr im wesentlichen um eine Hautimmunität. Der Erreger kreist nur in den ersten Stadien der Krankheit im Blut und wird dann im Hautorgan deponiert, wo er seine Entwicklung durchmacht und eine histogene Immunität verursacht.

Krankheitsbild.

Die klinischen Erscheinungen, die durch das Variolavirus verursacht werden, lassen sich nicht im Rahmen eines einzigen abgeschlossenen Krankheitsbildes schildern. Die Bilder sind vielmehr außerordentlich wechselnd, je nach der Schwere der Infektion und der Disposition des Erkrankten, und zwischen schweren und leichten Formen gibt es allerlei Übergänge. Bei einigen Verlaufsformen fehlt sogar der am meisten charakteristische Bestandteil des Pockenprozesses, das Blatternexanthem.

Um einen klaren Überblick zu gewinnen, empfiehlt es sich daher, als Grundtypus das Krankheitsbild einer mittelschweren Form der Variola vera zu beschreiben, das trotz aller durch Komplikationen bedingten Variationen doch einen relativ regelmäßigen Verlauf nimmt. Als Ergänzung sind dann die schwersten Verlaufstypen der Variola vera zu schildern, die Variola confluens und die hämorrhagischen Pockenformen und schließlich die beiden leichtesten Krankheitsbilder: die Variolois, die häufigste Erscheinungsform der Pocken in Ländern mit gesetzlich durchgeführtem Impfschutz, und die Variola sine exanthemate.

Da die Unterschiede zwischen allen diesen verschiedenen Varianten des Blatternverlaufs in der Hauptsache erst von Beginn der Eruptionsperiode an in Erscheinung treten, so ist es am einfachsten, Inkubationszeit und Initialstadium des Pockenprozesses gemeinsam zu besprechen und erst nachher die verschiedenen Modifikationen der Variola gesondert abzuhandeln.

Symptome und Verlauf der Pocken.

Inkubationsstadium.

Die Inkubationszeit der Pocken, also diejenige Frist, die von der Aufnahme des spezifischen Kontagiums bis zum Ausbruche der ersten Krankheitserscheinungen verstreicht, beträgt 10 bis 13 Tage, bisweilen etwas weniger, 5 bis 10 Tage, in seltenen Fällen 14 bis 15 Tage. Für die hämorrhagische Variola fand Z ü l z e r das Inkubationsstadium im allgemeinen kürzer als für die Variola pustulosa (in 9 Fällen 6 bis 8 Tage). Zur Feststellung der Inkubationszeit sind natürlich nur Fälle verwendbar, die nur einmal und nur für kurze Zeitdauer der Infektion ausgesetzt waren. Solche Fälle sind selbst bei großem Material recht selten. Ich konnte dreimal mit Sicherheit feststellen, daß 10 bis 13 Tage (zweimal 12 Tage und einmal 13 Tage) zwischen Infektion und Ausbruch der Krankheit lagen.

Anders ist es bei der inokulierten Variola. Hier treten die ersten Lokalsymptome bereits am Ende des dritten oder vierten Tages auf. Dementsprechend sind auch die Allgemeinerscheinungen, Fieber usw. schon am 8. Tage, also viel früher zu beobachten, als bei den auf natürlichem Wege akquirierten Pocken. Der Weg der Ansteckung scheint also eine gewisse Rolle dabei zu spielen.

Über die Vorgänge, die sich im infizierten Körper während der Dauer des Inkubationsstadiums abspielen, ist Sicheres nicht bekannt. Man hatte bisher die Vorstellung, daß eine Ausreifung und Vermehrung der Erreger stattfindet bis zu dem Momente, wo ihre Gifte zur Wirkung kommen. Akzeptieren wir die neuere Pirquetsche Anschauung, so müssen wir annehmen, daß nach dem Eindringen der spezifischen Keime im infizierten Organismus eine Produktion von Antikörpern einsetzt, die eine gewisse Zeit erfordert. Die neu gebildeten Antikörper treten nun, wenn sie in genügender Menge vorhanden sind, mit den spezifischen Erregern in eine chemische Verbindung und lösen so erst die Giftwirkung aus, die zu dem Auftreten der spezifischen Krankheitserscheinungen Veranlassung gibt. Die Dauer der Inkubationszeit ist danach also in der Hauptsache abhängig von der Produktion der Antikörper.

Krankheitserscheinungen sind in der Regel während des Inkubationsstadiums nicht vorhanden. Nur in sehr vereinzelten Fällen wird gegen Ende desselben über Mattigkeit, Kopfschmerzen, Schwindel und gastrische Störungen geklagt. Auch Kreuzschmerzen, das prägnanteste Symptom des Initialstadiums, kommen mitunter schon in dieser Periode zur Beobachtung. Schließlich fanden sich in einzelnen Epidemien, z. B. während der großen Variolaepidemie 1870/71, schon in den letzten Tagen des Inkubationsstadiums pharyngitische Symptome (Rötung und Schwellung des Zäpfchens und der Tonsillen, Obermeier).

Initialstadium.

Der Übergang aus der meist symptomlosen Inkubationszeit in das Stadium der ersten Krankheitserscheinungen ist meist ein plötzlicher, so daß der Tag des eigentlichen Krankheitsbeginnes fast stets aufs genaueste fixiert werden kann. Die Zeit, die vom Beginne der ersten Krankheitssymptome bis zum Ausbruche des charakteristischen Pockenausschlages verstreicht, wird als Initialstadium bezeichnet. Die Krankheitserscheinungen, die während dieser Zeit zur Beobachtung kommen, sind nicht als Prodrome der Variola aufzufassen, sondern als die ersten Symptome der Krankheit. Die Bezeichnung „Prodromalstadium" für diese Phase der Krankheit ist nicht zutreffend, denn es gibt Fälle, bei denen es überhaupt nicht zur Ausbildung des charakteristischen Pocken-exanthems kommt (Variola sine exanthemata, Purpura variolosa).

Die Dauer des Initialstadiums beträgt in der Regel 3 Tage, seltener 2 oder 4 Tage. Die kürzere Dauer findet sich zuweilen im Kindesalter. Irgendwelche prognostische Schlüsse können aus der Länge des Initial-stadiums nicht gezogen werden. Das ist im Gegensatz zu Trousseau zu betonen.

Die Schwere der Krankheitserscheinungen im Initialstadium ist sehr verschieden; alle Grade, von den leichtesten Störungen des Allgemein-befindens bis zu den schwersten Krankheitsbildern mit hohem Fieber, Bewußtlosigkeit und Delirien, werden beobachtet. In schweren Fällen kann schon in diesem Krankheitsstadium der Tod eintreten, noch bevor eine Spur des Blatternexanthems zum Ausbruche kommt. Worauf diese Verschiedenheit in der Intensität der Initialsymptome beruht, ist nicht bekannt. Man muß sich mit der Annahme einer individuellen Disposition behelfen. Für den Praktiker ist jedenfalls festzuhalten, daß die Schwere der Initialsymptome keineswegs auf einen weiteren schweren Verlauf der Variola schließen läßt. Gar nicht selten sieht man z. B. auch bei der Variolois, der abgeblaßten Form der Variola, stürmische Initialerschei-nungen, die dann bald abklingen und einem leichten Krankheitsbilde Platz machen. Weit eher hat ein mildes Initialstadium eine prognostische Bedeutung, denn es gestattet, einen leichten Krankheitsverlauf voraus-zusagen.

Verlauf. Die Krankheit setzt in der Regel ganz akut ein. Der Kranke fühlt sich matt und elend und kann sich bald nicht mehr auf-recht halten. Die große Hinfälligkeit der Pockenkranken schon am ersten Tage des Initialstadiums ist sehr charakteristisch. Während der Typhus-kranke sich oft noch tagelang trotz hoher Temperaturen außer Bett halten kann, wird der Pockenkranke schnell bettlägerig.

Ein Schüttelfrost oder häufiger noch wiederholtes Frösteln eröffnet die Szene; schnell steigt die Temperatur zu hohen Graden an. Sie erreicht am ersten Tage oft schon 39·5 bis 40° und steigt mit geringen Morgenremissionen in den nächsten Tagen noch höher an, so daß am Abend des zweiten oder dritten Tages oft schon 40·5 bis 41°, ja sogar 42° erreicht werden. Die Höhe des Fiebers im Initialstadium steht in keiner Beziehung zur Schwere der Krankheit. Oft findet man gerade bei der Variolois die höchsten Fiebergrade, während bei der Purpura variolosa, der schwersten Form der Pocken, bisweilen niedrigere Tem-peraturen vorherrschen.

Die **Pulsfrequenz** ist entsprechend der Fieberhöhe gesteigert, bei Männern zählt man 108 bis 120 Pulsschläge, bei Frauen, Kindern und reizbaren Personen meist etwas höhere Werte. Meist ist der Puls von guter Spannung und regelmäßig. In schweren Fällen, namentlich bei der Purpura variolosa, ist er in der Regel weich und klein und wird bald unregelmäßig.

Die **Atemfrequenz** entspricht der Fieberhöhe. In manchen Fällen besteht auffällige Dyspnoe, obgleich an Lungen oder Herz nichts Abnormes nachgewiesen werden kann.

Die **Haut** fühlt sich heiß an und ist meist trocken; seltener ist sie mit mäßigem Schweiß bedeckt. Profuse Schweiße, wie sie **Trousseau** in dieser Periode beobachtete und als günstiges Zeichen ansah, sind entschieden selten. Das Gesicht ist lebhaft gerötet, die Konjunktiven injiziert.

Die **Zunge** ist trocken, dick, gelbweißlich belegt und zeigt an den Seiten häufig Zahneindrücke. Meist ist ein unangenehmer Foetor ex ore vorhanden. Oft beobachtet man auch eine **Pharyngitis**, die eine Schwellung und Rötung der Tonsillen und des weichen Gaumens und leichte Schluckbeschwerden verursacht. Bisweilen sieht man rote zirkumskripte Flecken auf der Schleimhaut dieser Partien, namentlich in Fällen, wo sich später besonders dichte Pustelaussaat auf Mund- und Rachenschleimhaut findet. Dazu gesellt sich nicht selten noch Schnupfen, Lichtscheu und Tränenträufeln. Auch Nasenbluten tritt zuweilen im Initialstadium ein; Bronchitis ist in diesem Stadium bisweilen ebenfalls vorhanden, aber nicht häufig.

Die Kranken klagen über häufigen Durst, der Appetit liegt völlig darnieder. Daneben besteht im Anfange des Initialstadiums fast stets **Brechneigung**. In schwereren Fällen, namentlich bei der Variola haemorrhagica, werden die Kranken während des ganzen Initialstadiums durch Würgreiz und Erbrechen gequält. Auch Singultus ist daneben oft vorhanden. Gleichzeitig wird dabei über Druckgefühl und schmerzhafte Sensationen im Epigastrium geklagt. Fast regelmäßig sind heftige **Kopfschmerzen** vorhanden. Sie werden meist in die Stirngegend lokalisiert. Oft ist aber auch der ganze Kopf diffus schmerzhaft.

Nicht selten treten am Abend des zweiten oder dritten Tages **Delirien** auf, die bald stiller Natur sind, bald lärmend und furibund. Sie werden naturgemäß am häufigsten bei Alkoholikern beobachtet, sind aber auch sonst nicht selten, so daß sie als spezifisch toxisches Symptom aufgefaßt werden müssen. **Koma** ist bei Erwachsenen selten, etwas häufiger bei Kindern. Hier kommt es in Verbindung damit mitunter zu Konvulsionen. Der **Schlaf** fehlt im Inkubationsstadium in der Regel fast ganz. Unruhig werfen sich die Kranken hin und her, ohne den Schlummer finden zu können. Häufig wird über **Schwindelgefühl**, namentlich beim Aufrichten, geklagt. Auch Ohrensausen, Flimmern vor den Augen sind gewöhnliche Störungen.

Als eines der charakteristischsten Symptome des Initialstadiums gilt der Kreuzschmerz. Und mit Recht! Denn bei keiner Infektionskrankheit wird mit solcher Regelmäßigkeit über Schmerzen in der Lumbosakralgegend geklagt, wie bei der Variola. Er fehlt eigentlich nur bei einem Teil der leichten Varioloisfälle; bei der Variola vera ist er stets vorhanden und tritt meist so intensiv auf, daß er spontan ohne Befragen von dem Kranken angegeben wird. Am heftigsten und fast unerträglich ist er bei den Fällen, die sich später zur Variola haemorrhagica entwickeln. Bisweilen schon in den letzten Tagen des Inkubationsstadiums vorhanden, hält er während des ganzen Initialstadiums an bis zum Ausbruch des Blatternexanthems. Der Sitz ist die Lendengegend bis zum Kreuzbein hinab. Die Anschauungen über seine Ursache gehen auseinander. Während die einen Kongestionszustände in den Hüllen des Rückenmarks dafür verantwortlich machen, halten ihn andere für eine spezifische Intoxikationserscheinung. In einzelnen Fällen sind daneben ziehende und reißende Schmerzen in den Extremitäten vorhanden, sowie ein schmerzhaftes Mattigkeitsgefühl in den Gelenken, so daß bei der Differentialdiagnose der Gedanke an akuten Gelenkrheumatismus und septische Erkrankungen auftauchen kann.

Etwas häufiger findet sich neben den Kreuzschmerzen ein Gefühl von Steifheit und Schmerzhaftigkeit im Nacken, das in Verbindung mit den heftigen Kopfschmerzen zuweilen den Verdacht auf Meningitis erweckt.

Am Herzen ist in diesem Stadium in der Regel kein abnormer Befund zu erheben; dasselbe gilt vom Respirationsapparat. Leichte bronchitische Erscheinungen machen sich häufiger erst in der Eruptionsperiode geltend, treten bisweilen aber auch schon in diesem Stadium auf. Selten ist ein quälendes Oppressionsgefühl auf der Brust. Man findet es zuweilen bei Fällen, die später hämorrhagisch werden.

Bei den allerschwersten, sehr seltenen Pockenfällen, die schon am ersten oder zweiten Krankheitstage wie vergiftet im Koma zu Grunde gehen (Variola siderans), findet man enorme Pulsfrequenz bei hyperpyretischen Temperaturen und unregelmäßiger stertoröser Atmung.

Die Leber ist auf Druck bisweilen etwas empfindlich, aber nicht vergrößert.

Die Milz ist dagegen schon im Initialstadium perkutorisch vergrößert und palpabel (Friedreich). Nach Curschmann soll in den Fällen von Variola vera die Milzschwellung im Initialstadium am ausgesprochensten sein, während er in keinem Falle von Varioloris eine nennenswerte Vergrößerung des Organs feststellen konnte. Danach käme dem Verhalten der Milz eine gewisse prognostische Bedeutung zu. Ich habe im Gegensatz hierzu auch bei Fällen, die nach einem schweren Initialstadium in eine leichte Variolois ausgingen, mit Sicherheit schon am dritten Krankheitstage gut palpable Milzen feststellen können. Bei der Purpura variolosa dagegen, der schwersten Blatternform, fehlt auffälligerweise der Milztumor, wie es scheint, immer.

Der Stuhlgang ist in der Regel angehalten und erfordert therapeutische Nachhilfe. Diarrhöen sind bei Erwachsenen selten; etwas öfter werden sie bei kleinen Kindern beobachtet.

Der Urin ist dem Fieberverhalten entsprechend hoch gestellt; seine Menge ist vermindert. Er enthält bisweilen Spuren von Eiweiß (febrile Albuminurie). Starker Eiweißgehalt gilt als prognostisch ungünstiges Zeichen, das besonders bei Fällen gefunden wird, die später hämorrhagisch werden.

Bei weiblichen Individuen pflegt zu Beginn des Initialstadiums die Menstruation einzutreten. Dieses verfrühte Erscheinen der Periode ist auch bei Beginn anderer Infektionskrankheiten nicht selten, gilt aber für die Pocken als besonders charakteristisch. (Quincke, Leo, Knecht, Scheby-Buch u. a.)

Zu den interessantesten Symptomen der Initialperiode der Pocken gehören gewisse Hauterscheinungen, die als Initialexantheme bezeichnet werden und der Eruption des eigentlichen Blatternexanthems vorangehen. Diese Erscheinungen sind erst relativ kurze Zeit bekannt. Sie werden zwar auch in der älteren Literatur hie und da erwähnt, aber über ihre Zugehörigkeit zum Variolaprozeß war man sich nicht im klaren. Vielmehr wurde in der Regel von Kombination der Pocken mit Scharlach- und Masernausschlägen gesprochen. Genauer studiert wurden diese Exantheme erst im vorigen Jahrhundert, besonders durch Th. Simon und F. v. Hebra.

Zweifellos ist die Häufigkeit dieser Initialexantheme in den einzelnen Epidemien eine sehr verschiedene. Daraus erklärt es sich auch, daß man bei vielen anderen sehr genauen Beobachtern gar nichts davon erwähnt findet.

Man unterscheidet zwei verschiedene Formen dieser Exantheme:

1. Die erythematöse-roseolöse Form. Sie wird als masernähnlich oder besser als roseolaartig bezeichnet. Die Engländer nennen diesen Ausschlag „rash". Gewöhnlich am zweiten Tage des Initialstadiums erscheinen im Gesicht, dann auch am übrigen Körper, und zwar mit Vorliebe an den Streckseiten der Extremitäten blaßrote, im Niveau der Haut liegende Flecken von Linsengröße und darüber, die auf Fingerdruck verschwinden. Sie sind teils rund, teils unregelmäßig konturiert. Bei Frauen ist ein häufiger Sitz des Erythems die Umgebung der Brustwarzen. Der Ausschlag erreicht in wenigen Stunden seine Blüte und

verschwindet meist nach 12 bis 24 Stunden, ohne eine Spur zu hinterlassen.

Anatomisch ist das Exanthem als eine herdweise auftretende Hyperämie der Haut aufzufassen.

Von prognostischer Bedeutung ist die Tatsache, daß dieses roseolaartige Initialexanthem sich bei weitem häufiger bei Variolois wie bei der echten Variola findet. Das Auftreten des roseolaartigen Exanthems ist also als ein relativ günstiges Zeichen zu betrachten.

Wie wichtig die Kenntnis dieses Initialausschlages ist, zeigte ein von mir beobachteter Fall von echter Variola bei einem einjährigen Kinde, das auf einem von Brasilien kommenden Auswandererschiff unter hohem Fieber und maserähnlichem Ausschlage erkrankte und für masernkrank gehalten wurde. Als es 2 Tage später ins Krankenhaus eingeliefert wurde, kam ein typischer Pockenausschlag zur Erscheinung. Der Fall zog durch Ansteckung noch zwei weitere Pockenfälle nach sich.

2. Die petechiale Form des Initialexanthems, die auch als scharlachähnlich bezeichnet wird. Sie besteht zum größten Teil aus kleinsten punktförmigen bis zu stecknadelkopfgroßen Blutungen in die obersten Schichten der Kutis, die meist sehr dicht stehen, so daß schon dadurch der Eindruck einer diffusen Röte zustande kommt. In anderen Fällen sind die Petechien auf einem erythematösen Grunde, so daß sich der Ausschlag als eine flammende Röte mit einzelnen purpurroten Punkten und Flecken präsentiert, ganz ähnlich einem mit Blutungen einhergehenden Scharlachausschlage. Die Ähnlichkeit mit dem Scharlachexanthem wird noch vermehrt durch den Lieblingssitz dieses Initialausschlages. Seine Prädilektionsstellen sind das Schenkeldreieck und etwas seltener das Oberarmdreieck. Das Schenkeldreieck umfaßt die Haut der unteren Bauchhälfte und die Innenseite der Oberschenkel. Liegt der Kranke mit adduzierten Beinen im Bett, so ist die Basis des Dreiecks eine in der Höhe des Nabels quer über den Bauch verlaufende Linie, seine Spitze liegt etwas oberhalb der Kniegegend. Von hier aus läuft der Ausschlag bisweilen noch an den Seitenflächen des Rumpfes hinauf zur Achselhöhle. Hier nimmt der erythematös-hämorrhagische Bezirk ebenfalls die Form eines Dreieckes ein, das sich vom Musculus pectoralis über die Achselhöhle hinweg mit seiner Spitze über die Innenfläche des Oberarms hinzieht.

Das petechiale oder scharlachähnliche Initialexanthem ist im allgemeinen seltener als das roseolaähnliche und tritt im Gegensatz zu dem letzteren fast stets als Vorläufer der echten Variola auf. Seine prognostische Bedeutung ist also weniger günstig als die der erythematösen Form. Es tritt meist schon in den ersten Krankheitstagen auf und eilt mitunter allen anderen initialen Symptomen voraus. Seine Dauer ist

länger als die des roseolaähnlichen Exanthems. Es tritt nur langsam
zurück und hinterläßt seine Spuren oft noch für die Dauer der ganzen
Krankheit in Gestalt kleiner, bräunlich, gelblich und grünlich pigmentierter
Fleckchen, die den Veränderungen des Blutfarbstoffs in den Petechien
entsprechen. Eine Abschuppung in den von dem Ausschlage befallenen
Gebieten tritt nicht ein. Die von Trousseau und auch von Hebra
vertretene Anschauung, daß die von dem petechialen Initialausschlag
befallenen Hautbezirke von dem nachfolgenden Blatternausschlage verschont bleiben oder nur sehr spärlich betroffen werden, scheint mir
nicht zu Recht zu bestehen. Weit einfacher ist die Erklärung, daß das
eigentliche spezifische Blatternexanthem überhaupt auf der Innenseite
der Oberschenkel und in der Unterbauchgegend meist relativ spärlich
aufzutreten pflegt, so daß ein Kausalnexus zwischen dem spärlichen
Auftreten des Blatternausschlages im Schenkeldreieck mit dem vorausgegangenen petechialen Initialexanthem um so weniger wahrscheinlich ist,
als auch bei fehlendem Initialausschlage in der betreffenden Gegend
meist nur eine spärliche Pockeneruption aufzutreten pflegt.

Die beschriebenen Initialsymptome: Fieber. Kopfschmerzen, Kreuzschmerzen; Gliederschmerzen, Initialexantheme sind keinesfalls in jedem
einzelnen Falle vorhanden; auch können sie hinsichtlich der Intensität
in der mannigfachsten Weise variieren. Festzuhalten ist aber, daß ein
stürmisches Initialstadium niemals ohne weiteres den Schluß auf einen
schweren weiteren Verlauf der Krankheit gestattet. Gerade auf schwere
Initialerscheinungen folgt häufig nur eine Variolois. In anderen Fällen
ist die Krankheit schon mit dem Ablauf des Initialstadiums beendet und
es kommt gar nicht zur Eruption des eigentlichen Blatternausschlages.
Auf solche Fälle wird später bei der Besprechung der Febris variolosa
sine exanthemate genauer eingegangen werden.

Mit dem Abend des dritten Tages ist das Initialstadium in der
Regel beendet und es kommt zur Eruption des eigentlichen Ausschlages.
Da sich die Krankheitsbilder von diesem Momente ab verschieden ver-
halten, je nachdem es sich um die Variola vera oder um ihr abgeblaßtes
Bild, die Variolois, handelt, so soll zunächst das typische Krankheitsbild.
die Variola vera, beschrieben werden.

Variola vera (discreta).

Die Variola vera ist diejenige Pockenform, die vor Einführung der
Schutzimpfung am häufigsten zur Beobachtung kam und jetzt nur noch
bei ungeimpften oder nicht rechtzeitig revaccinierten Personen vorkommt.
Die Bezeichnung discreta wird bisweilen hinzugesetzt zur Unterscheidung

von der Variola confluens. Im Gegensatz zur Variolois pflegen die einzelnen Phasen in der Ausbreitung des Pockenausschlages bei ihr ein ungemein typisches Verhalten aufzuweisen. Auf ein dreitägiges Initialstadium folgt eine dreitägige fieberfreie Eruptionsperiode, in der das Pockenexanthem zur vollen Blüte gelangt. Daran schließt sich die Suppurationsperiode, in der es unter Fieberanstieg zur Vereiterung der Pusteln kommt. Nun folgt das Stadium der Abtrocknung der Pusteln und als Residuum der Blattern bleiben in den meisten Fällen weiße, strahlige Narben auf der Haut zurück.

Eruptionsperiode.

Gegen Ende des dritten Tages des Initialstadiums beginnt die Eruption des eigentlichen Blatternexanthems. Man bemerkt zunächst im Gesicht und auf den benachbarten Teilen des Kopfes hirsekorngroße, mehr oder weniger dicht gestellte, blaßrote, leicht erhabene Fleckchen, die unter mäßigem Brennen und Jucken sich vermehren und sich einige Stunden später auch über den Rumpf und schließlich in den nächsten Tagen auch über die Extremitäten ausbreiten. Die Ausbreitung erfolgt meist in einer ganz bestimmten Reihenfolge; von der Stirngegend beginnend, ergreift das Exanthem die Nasenflügel und die Oberlippe, geht dann auf den behaarten Kopf über, um nun den Rücken, dann die Brust und die Arme, nachher den Leib und zuletzt Füße und Unterschenkel zu befallen. Am dichtesten steht der Ausschlag stets im Gesicht und am Kopf. An den später ergriffenen Stellen, am Rumpf und an den Extremitäten stehen die Effloreszenzen etwas zerstreuter. Ihre höchste Zahl ist in der Regel nach 1 bis 2 Tagen erreicht. Bis dahin pflegen immer noch neue Stippchen aufzuschießen. Aus den hirsekorngroßen, am vierten Tag entstandenen roten Fleckchen entsteht die eigentliche Pocke in folgender Weise. Am fünften Tage nehmen die Stippchen an Durchmesser zu, werden etwa linsengroß, färben sich mit dunklerer Röte und verwandeln sich in Knötchen mit konischer Spitze, die über die Oberfläche prominieren. Am sechsten Tage nimmt die Spitze des Knötchens die Gestalt eines perlartig schimmernden Bläschens an, das mit heller, klarer Flüssigkeit gefüllt ist. Das Bläschen nimmt in den nächsten 2 Tagen an Ausdehnung zu, so daß schließlich am siebenten oder achten Tag aus dem konisch zugespitzten dunkelroten Knötchen in 5 Tagen eine erbsengroße, halbkuglige Blase geworden ist. Die meisten dieser Effloreszenzen zeigen in der Mitte eine Delle, den sogenannten „Pockennabel". Sehr schön illustriert das Gesagte Fig. 1 auf Tafel I. Auf die anatomische Ursache der Dellenbildung muß bei der Besprechung der pathologischen Anatomie näher eingegangen werden. Hier sei nur so viel bemerkt, daß sie sicher keinen genetischen Zusammenhang mit den Haarfollikeln hat. Die Beobachtung, daß in manchen Fällen der Grund des Pockennabels von einem Haar durchsetzt ist, führte nämlich zu der Anschauung, daß zwischen den Haarfollikeln und der dellenartigen Einziehung ursächliche Beziehungen bestehen. Zweifellos gibt es jedoch eine große Anzahl gedellter Bläschen, die einer zentralen Öffnung oder eines Härchens ermangeln, und andererseits finden sich wieder Bläschen, die zwar von einem Haar durchsetzt sind, aber keine Delle zeigen.

Sticht man mit einer Nadel die Pockenpustel an, so gelingt es nicht, den Inhalt des Bläschens auf einmal zu entleeren. Es tritt vielmehr nur ein winziger Tropfen klarer, lympheartiger Flüssigkeit aus. Man muß an verschiedenen Stellen anstechen, um alle Flüssigkeit zu entfernen. Es folgt daraus, daß die Blasen nicht aus einem einzigen Hohlraum bestehen können, **sondern aus einzelnen Fächern zusammengesetzt sind.** Die anatomische Untersuchung, auf die weiter unten noch näher eingegangen wird, bestätigt diese Beobachtung. Gedellte wie ungedellte Pockenbläschen zeigen dasselbe Verhalten.

An den **Handtellern und Fußsohlen** sowie an den Fingern und Zehen zeigen die Pockeneffloreszenzen ein abweichendes Verhalten. Wegen der Straffheit und Unnachgiebigkeit der Haut kommt es hier nicht zu prominenten Eruptionen; die Pocken bleiben vielmehr im Niveau der Haut und markieren sich durch blaßrote Fleckchen und zirkumskripte Resistenzen, die im vesikulösen Stadium sich in perlgraue, durchscheinende, hanfkorn- bis linsengroße Stellen verwandeln, die von einem entzündlich geröteten Hof umgeben sind.

Schleimhäute. Fast gleichzeitig mit dem Auftreten des Blatternexanthems auf der äußeren Haut erscheinen auch auf den benachbarten Schleimhäuten Pockeneffloreszenzen. Nicht ganz selten gehen dieselben sogar den Eruptionen der äußeren Haut einige Stunden oder sogar einen Tag voraus, so daß man z. B. das Erscheinen von Pockeneruptionen in der Mund- und Rachenhöhle **diagnostisch** verwerten kann. Entsprechend den Verhältnissen der äußeren Haut zeigen sich auch die Schleimhauteffloreszenzen zuerst in den obersten Körperregionen. Die Schleimhäute der Mundhöhle und des Nasenrachenraums werden am frühesten befallen; die Verteilung der Bläschen kann dabei eine verschiedene sein. Bald sind mehr die Partien auf der Innenfläche der Wangen und der Lippen befallen, bald mehr die Rachengebilde. Vergl. Fig. 2 auf Tafel I.

Am dichtesten ist in der Regel die Schleimhaut des weichen Gaumens mit Bläschen besetzt; auch die Mandeln, die Uvula und die hintere Rachenpartie sind oft betroffen. Von hier aus kann der Ausschlag auch auf die Schleimhäute des Kehlkopfes und der Trachea, ja sogar bis zu den größeren Bronchien vordringen.

Die Zunge wird meist am Rande und auf der Unterfläche, seltener auf der Oberfläche von Effloreszenzen befallen, doch bleibt sie auch häufig frei. Auch die Schleimhaut der Speiseröhre kann befallen werden. Man findet bisweilen Pockeneffloreszenzen bis zur Mitte des Ösophagus hinab; in der unteren Hälfte pflegen sie seltener und spärlicher zu sein.

Die Schleimhaut der Nasenhöhle ist häufig stark in Mitleidenschaft gezogen, so daß durch eine entzündliche Schwellung der Schleimhäute eine starke Behinderung der Nasenatmung bedingt wird. Eine Ausbreitung des Ausschlages bis zur Tuba Eustachii und zum Mittelohr, die früher angenommen wurde, kommt nicht vor. Die Störungen des Gehörorgans in diesem Stadium beruhen vielmehr auf der im äußeren Gehörgang aufschießenden Pockeneruption. Vereinzelte Pockenbläschen finden sich mitunter auf der Conjunctiva palpebralis, seltener auf der Conjunctiva bulbi (Hebra). Etwas später als die genannten Schleimhautpartien der Mund- und Rachenhöhle werden die Schleimhäute der Vulva, der Vagina und der unteren Mastdarmgegend befallen. Auch in der Urethra, dicht an ihrer Mündung, können sich vereinzelte Effloreszenzen etablieren; die weiter nach hinten gelegenen Teile der Urethra bleiben frei.

Aus dem Besprochenen ergibt sich die Regel, daß Pockeneruptionen auf den Schleimhäuten sich im allgemeinen nur dort reichlich zu entwickeln pflegen, wo die Luft ungehindert Zutritt hat.

Die Schleimhautpocken, die sich zunächst genau in derselben Weise wie die Eruptionen der äußeren Haut entwickeln, weichen in ihrem Aussehen bald von ihnen ab. Infolge der zarten Beschaffenheit des Schleimhautepithels und unter dem Einfluß der Mundflüssigkeit zerfallen die gebildeten Bläschen bald und es kommt zur Bildung von Erosionen.

Wenn wir als Beispiel die Effloreszenzen in der Mundhöhle wählen, so sehen wir zunächst kleine, linsengroße hyperämische Flecke, aus denen dann bald rote Papeln entstehen. Die Spitze der Papeln wandelt sich in ein Bläschen um, so daß der Ausschlag nun aus weißlich-grauen oder perlgrauen Erhebungen auf gerötetem Grunde besteht. Sehr bald aber verlieren diese Bläschen ihre zarte Epitheldecke und es entstehen kleine Substanzverluste, Erosionen, die von einem weißlichen Saum, dem Epithelrest, umgeben sind. Dort, wo mehrere Bläschen zusammenstanden, können diese Erosionen konfluieren und zu größeren, unregelmäßig gezackten Exkoriationen und Ulzerationen Veranlassung geben. Die Mucosa in der Nähe der Schleimhauteffloreszenzen befindet sich stets im

Zustande der katarrhalischen Entzündung, ist lebhaft gerötet, geschwollen und schmerzhaft. Meist besteht starker Speichelfluß. Die subjektiven Beschwerden, die durch die Schleimhauteruptionen bedingt sind, bestehen im Anfange der Erscheinungen nur in leichtem Brennen auf der Schleimhaut des Mundes und der Nase. Dagegen treten beim Aufschießen der Papeln infolge der lebhaften katarrhalischen Entzündung Speichelfluß, leichte Schluckbeschwerden und beim Befallen des Kehlkopfes Heiserkeit ein. Die Bildung der Erosionen und Ulzera verursacht lebhafte Schmerzen, die, schon spontan vorhanden, bei jedem Versuch zur Nahrungsaufnahme und beim Sprechen eine bedeutende Steigerung erfahren.

Fieber und Allgemeinbefinden. Ein sehr charakteristisches Verhalten zeigen in der Eruptionsperiode der Pocken Fieber und Allgemeinbefinden. Während bei allen anderen exanthematischen Krankheiten mit dem Erscheinen des spezifischen Ausschlages eine Steigerung der Allgemeinerscheinungen und des Fiebers verknüpft ist, sinkt bei den Pocken das Fieber zu Beginn der typischen Eruptionen ab und alle Beschwerden des Kranken verschwinden, ja, es tritt eine auffällige Euphorie ein. Sobald die ersten Spuren des Exanthems sich auf der Haut zeigen, fällt das Fieber in den leichteren Fällen rapide und weicht der normalen Temperatur. Bei den meisten Fällen der Variola vera sinkt es jedoch nicht plötzlich in einem Zuge, sondern staffelförmig fallend. Der allmählichen Ausbreitung des Exanthems auf die verschiedenen Körperregionen entsprechend nähert sich die Kurve innerhalb 2 oder 3 Tagen immer mehr der Normalen. Mit vollendetem Ausbruch des Exanthems wird in der Regel die Norm nahezu oder wirklich erreicht. In schweren Fällen ist der Abfall geringer. So sinkt z. B. die Temperatur in der Eruptionsperiode bisweilen nur bis 38°, um mit dem Eintritt der Suppurationsperiode wieder anzusteigen. Hand in Hand mit dem Abfall des Fiebers im Eruptionsstadium geht auch die Besserung der übrigen Beschwerden. Die quälenden Kopfschmerzen lassen nach, die charakteristischen Kreuzschmerzen werden geringer und verschwinden ganz. Waren Störungen des Sensoriums oder Delirien vorhanden, so weichen sie einer wohltätigen Ruhe. Oft stellt sich wieder normaler Schlaf ein. Soweit die Schleimhautpocken und das Spannungsgefühl der von Pusteln besetzten Haut den Kranken nicht zu sehr irritieren, fühlt er sich um diese Zeit relativ wohl. Die leise Hoffnung, daß damit der Beginn der Besserung eingeleitet sei, wird aber in Fällen von Variola vera schnell enttäuscht durch den Eintritt der Suppurationsperiode, die mit ihren mannigfaltigen Komplikationen noch einen Köcher voll gefährlicher Pfeile mit sich bringt.

Folgende Kurven illustrieren das Gesagte:

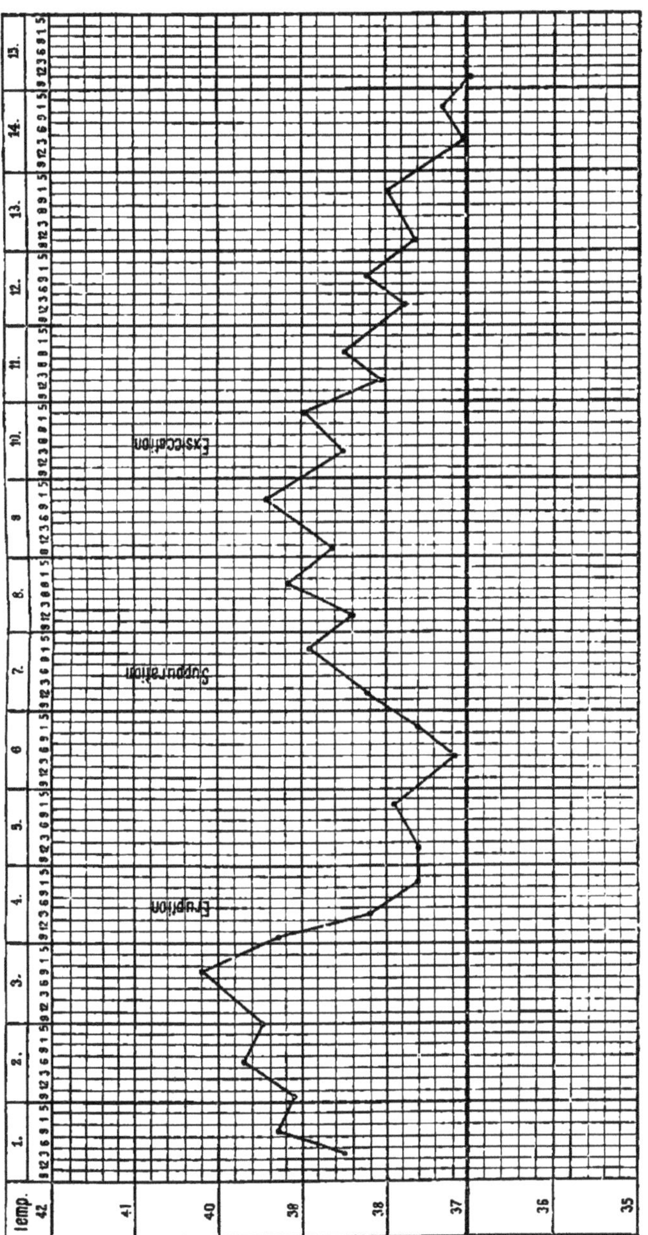

I. Typische Variolakurve.

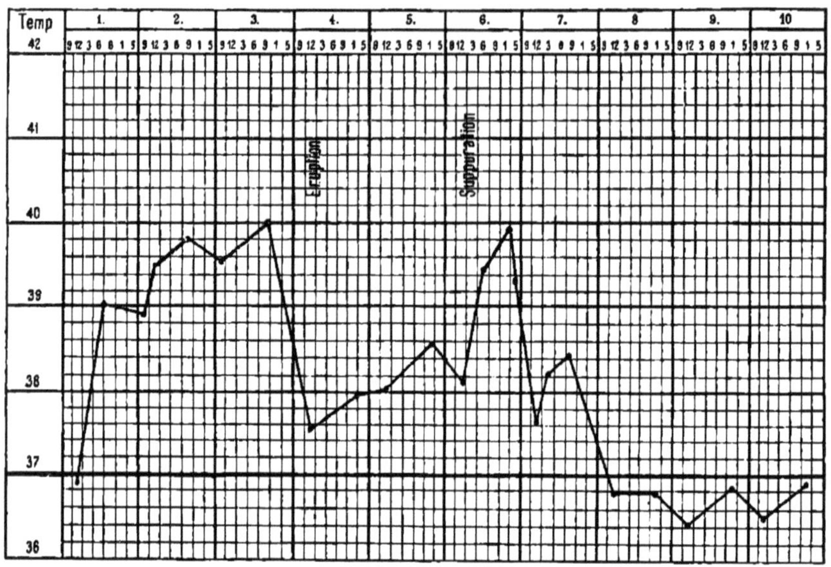

11. Variola vera mit kurzem Suppurationsstadium.   Geheilt.
(26 jähriger Mann.)

Bei der nächsten Kurve (III), die von einem sehr schweren Falle
von Variola vera stammt, ist die Temperatursenkung bei der Eruption
nur angedeutet. Wie aus der nachfolgenden Krankengeschichte hervorgeht,
starb der Kranke, ein 7 monatliches Kind, an Bronchopneumonie. Das
Aussehen des Exanthems im Knötchenstadium und im Suppurationsstadium geben die Figuren 1 und 3 auf Tafel I wieder.

Krankengeschichte.

Helmut Gösehke, 7 Monate: Variola vera; Bronchopneumonie.

Anamnese: Ungeimpftes Kind. Am Dienstag, den 14. Dezember, bekommt das Kind plötzlich Fieber; es war in der Nacht sehr unruhig, schwitzte
stark. Gestern traten am ganzen Körper Knötchen auf. Vor vier Wochen ist
ein Russe, der auf derselben Etage wohnte wie die Familie Gösehke, wegen
Pocken in die Charité eingeliefert worden. Der Mann erkrankte sofort nach
seiner Ankunft in Berlin und hat 14 Tage in dem Logis gelegen.

Status am 18. Dezember 1909. Mittelkräftiges Kind. Am ganzen
Körper, besonders im Gesicht und in den Infraklavikulargruben, ein
Exanthem, das aus lauter Knötchen besteht. Im Gesichte sind einzelne
Knötchen konfluiert; auch zeigt sich hier bei einzelnen schon beginnende
Dellenbildung. Beim Anstechen einzelner Knötchen bleiben dieselben be-
stehen. Ebensolche Knötchen finden sich auf der Schleimhaut des
Gaumens und des Mundes und in großer Anzahl auch auf der Zunge.
Die Bindehaut der Augen ist stark gerötet.

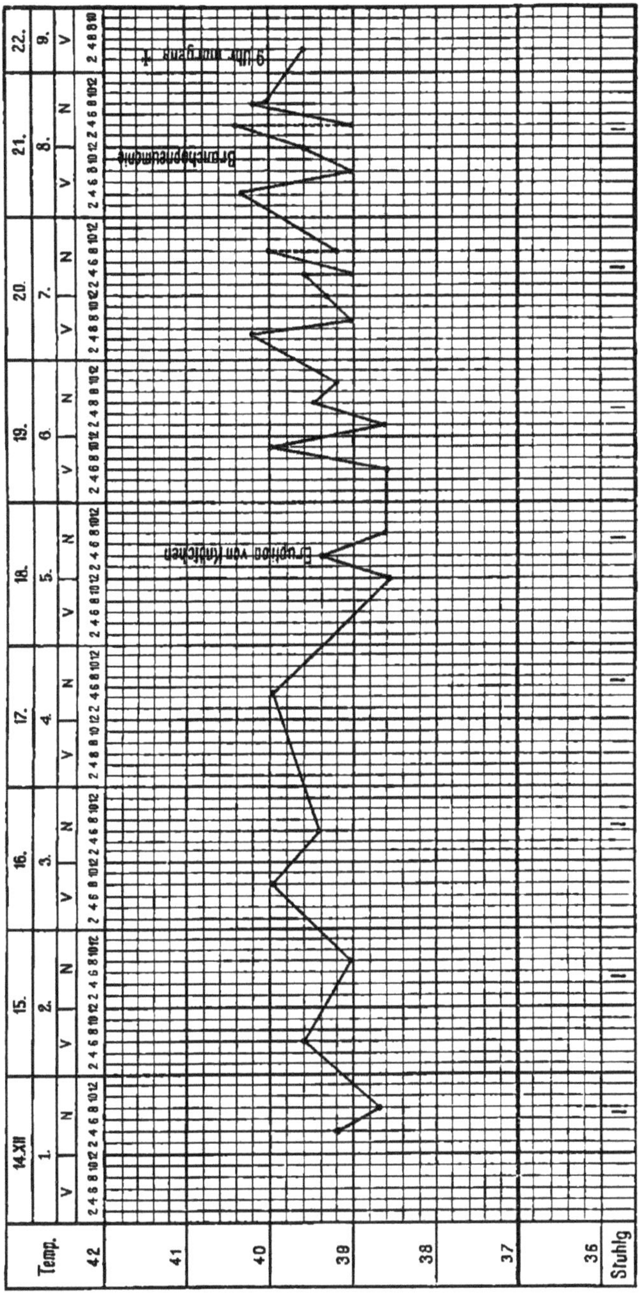

III. Variola vera gravis. Temperatursenkung bei der Eruption nur angedeutet. Tod am 9. Tage an Bronchopneumonie. (7monatliches ungeimpftes Kind.)

Pulmones: ohne Besond.

Cor.: ohne Besond.

Abdomen: Stuhlgang gut.

19. Dezember. Befund unverändert. Dellenbildung wird deutlicher.

20. Dezember. Im Gesicht beginnen sich die Kuppen der Knötchen gelblich zu färben; einzelne sind mit Borken belegt. Am Stamm und Extremitäten noch klarer Inhalt.

21. Dezember. Befund unverändert. Abends ist der Puls sehr frequent. Atmung beschleunigt. R. H. U. Knisterrasseln.

22. Dezember. Früh Exitus.

Obduktion: Hautausschlag im Stadium der Pustelbildung. Am Kehlkopfeingang einige Pusteln. Trachea gerötet; keine Pusteln.

Pulmones: In beiden Lungen kleine bronchopneumonische Herde.

Organe sonst ohne Besond.

Suppurationsperiode.

Mit dem achten Krankheitstage beginnt bei der Variola vera der vorher klare Pustelinhalt sich durch Beimengung von Eiterkörperchen langsam zu trüben; am neunten Tage ist der Inhalt völlig eitrig. Die Pusteln werden dabei undurchsichtig und nehmen eine gelbe Färbung an. Sticht man eine Pustel mit der Nadel an, so entleert sich ein Tröpfchen eitriger Flüssigkeit. Diese Veränderung der Pockeneruptionen geht in derselben Reihenfolge vor sich, in der sie zur Erscheinung kamen; also zuerst im Gesicht und nachher am Rumpf und den Extremitäten. Mit der fortschreitenden eitrigen Umwandlung werden die Pocken auch praller gefüllt und viele bekommen eine halbkuglige Oberfläche und verlieren ihre zentrale Delle. Um die Basis der Pocke herum bildet sich ein roter Saum, eine entzündliche Rötung und Schwellung der Haut (Hof oder Halo). Durch Konfluieren der einzelnen Höfe kommt es bei dicht stehenden Pocken, so namentlich im Gesicht, zu einem diffusen Ödem. Das Gesicht schwillt dabei unförmig bis zur Unkenntlichkeit an.

Am auffälligsten tritt das Ödem in Erscheinung, wo ein lockeres Gewebe vorherrscht. So pflegen die Augenlider schon unter dem Einfluß weniger Pusteln unförmig anzuschwellen, so daß die Lidspalten gar nicht oder nur sehr unvollkommen geöffnet werden können. Die Lippen schwellen an und verwandeln sich in dicke Wülste, so daß die Lippenartikulation beim Sprechen leidet und der Mundschluß beim Trinken mangelhaft wird. Starkes Ödem an den Nasenflügeln im Vereine mit dem der Nasenschleimhaut verhindert die Nasenatmung und zwingt die Kranken, durch den Mund zu atmen. Dort hingegen, wo das Gewebe straffer ist und fest der Unterlage aufhaftet, so an der Kopfschwarte und den knorpligen Partien der Ohrmuschel, macht sich trotz dicht stehender Pustelbildung Ödem und entzündliche Schwellung für das Auge weit weniger bemerkbar. Die starke Spannung der Gewebe, die durch die entzündliche Schwellung hervorgerufen wird, ist jedoch oft so stark schmerzhaft, daß selbst das einfache Aufliegen auf dem Hinterkopf die größten Schmerzen bereitet. Am Rumpf und an den Extremitäten, wo die Pocken im allgemeinen etwas weniger dicht stehen als im Gesicht, kommt es um 1 bis 2 Tage später zur Suppuration als am Kopf. Auch hier können die lokalen Beschwerden recht erheblich sein, namentlich an Stellen, die beim Liegen gedrückt werden. Daß die Unterbauchgegend und das Schenkeldreieck meist relativ spärlich vom Pockenexanthem besetzt sind, wurde schon oben erwähnt. Ausnahmen kommen natürlich vor. Eine auffällig starke Aussaat von Pockenpusteln pflegt an denjenigen Stellen der Haut aufzuschießen, wo bei der Infektion oder während des Inkubationsstadiums mechanische oder chemische Reize eingewirkt haben. Wenn z. B. wegen

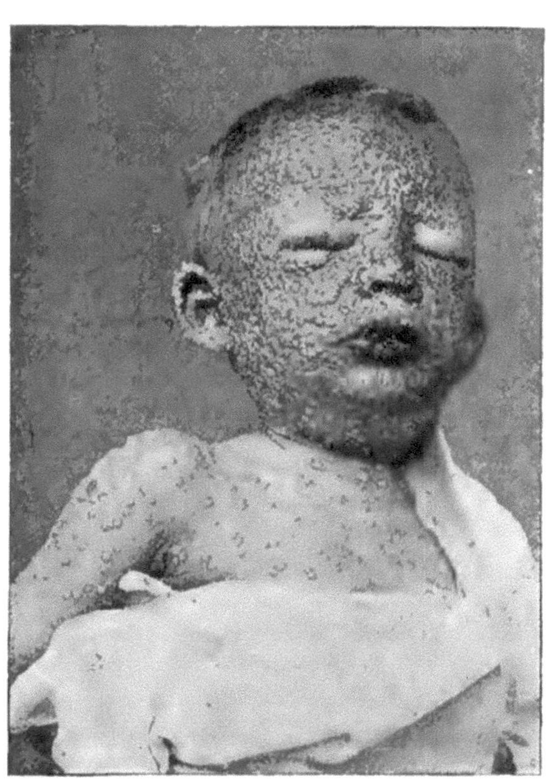

Variola vera.

heftiger Kreuzschmerzen in der Inkubationszeit am Rücken Senfpflaster gelegt oder reizende Einreibungen gemacht werden, so entwickelt sich hier eine dicht gedrängte Pockenbildung; auch Kontusionen und Erosionen rufen ähnliche Wirkungen hervor. Ebenso zeigen diejenigen Stellen, die durch die Art der Kleidung einem beständigen Druck ausgesetzt sind, häufig dasselbe Verhalten. Oft mag dabei noch eine lokale vermehrte Schweißsekretion eine Rolle spielen. Solche Hautpartien sind z. B. bei Frauen die Gegend des Rumpfes, wo das Korsett fest dem Körper an-

gepreßt wird, oder an den Oberschenkeln die Gegend, wo die Strumpf-
bänder anliegen, bei Männern zuweilen die Schultergegend, wo die
Hosenträger aufliegen. Da bei so dicht stehenden Pusteln die einzelnen
Höfe konfluieren, so sind solche Stellen meist recht schmerzhaft.

Ganz besonders starke lokale Beschwerden sind in der
Regel an den Händen vorhanden. An den Händen und namentlich an
den Fingern pflegen die Effloreszenzen gewöhnlich sehr dicht zu stehen,
so daß die entzündlichen Höfe konfluieren. Die Schwellung, die bei dem
straffen, eng an die Unterlage befestigten Gewebe an den Fingern nur wenig Raum zur Aus-
breitung hat, verursacht eine
starke Spannung, und so kommt
es bei dem großen Nervenreichtum
dieser Teile oft zu unerträglichen
Schmerzen. Ganz ähnliche Verhältnisse liegen an den Zehen
vor; nur daß hier die Pocken
meist nicht so dicht stehen wie
an den Fingern. Auch an der Vola
manus und an der Fußsohle bedingt die Straffheit der Haut und
die bei der entzündlichen Schwellung auftretende Spannung lebhafte Schmerzen.

Das äußere Bild der Pockeneffloreszenzen an Handtellern und
Fußsohlen sowie an den Fingern
und Zehen weicht wegen der
dicken und unnachgiebigen Epidermis etwas ab von dem der
Pockeneruptionen der übrigen

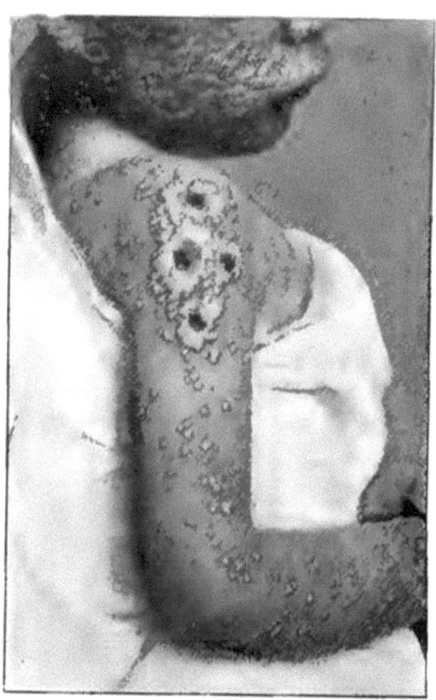

Variola vera und Vaccine nebeneinander.

Haut. Die Pocken prominieren auch jetzt nur wenig oder gar nicht über
die Oberfläche der Epidermis. Aus den perlgrauen opaken Plaques des
vesikulösen Stadiums werden in der Suppurationsperiode undurchsichtige
gelbe Flecke, die von einer ausgedehnten entzündlichen Röte umgeben sind.

Auf der Höhe der Suppuration platzen viele Pockenpusteln und
entleeren ihr eitriges Sekret, das dann eintrocknet und in Gestalt gelblicher Krusten und Borken der Haut aufliegt. Namentlich im Gesichte
gibt das ein charakteristisches Aussehen, wie es das Fig. 3 auf Tafel I
sehr schön zeigt. Aber auch am Rumpf und an den Extremitäten
platzen viele der Pusteln infolge der prallen Füllung und ergießen ihren

Eiter in die Umgebung. An Stellen, wo der Kranke aufliegt, so am
Rücken und am Hinterkopfe, werden viele Pusteln auch rein mechanisch
aufgerieben. Durch die wiederholten Sekretentleerungen wird Leib- und
Bettwäsche durchtränkt; der Eiter zersetzt sich auf der Haut und in
der Wäsche, und so verbreitet sich oft ein widerlicher Geruch in der
Umgebung des Kranken, der nur durch peinlichste Sauberkeit und häufigen Wäschewechsel gemildert werden kann.

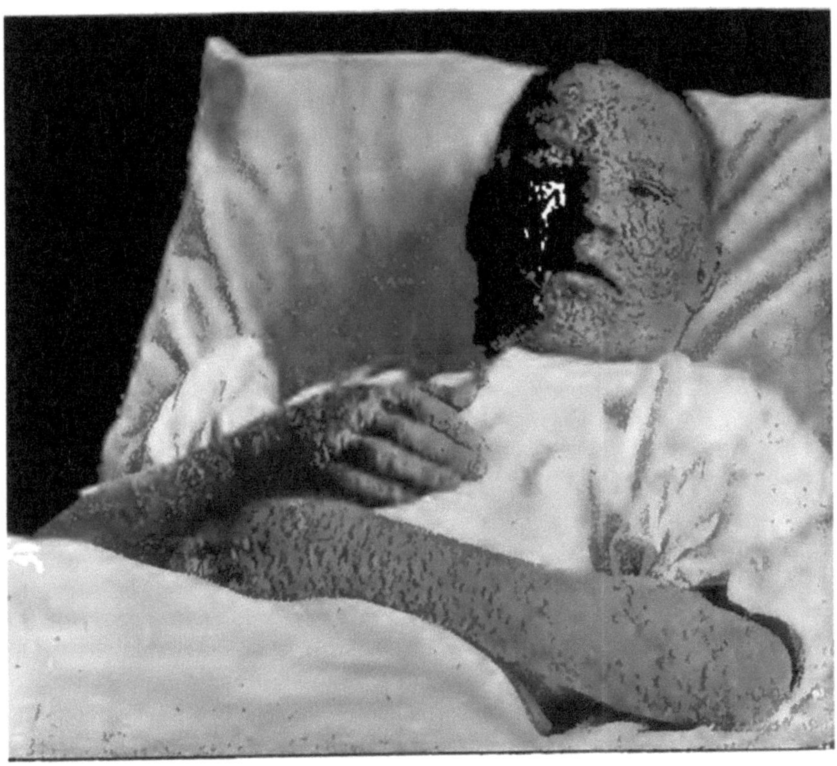

Variola vera. Suppurationsstadium.

Eine Quelle der mannigfachsten Beschwerden und Gefahren sind
während der Suppurationsperiode auch die Pockeneffloreszenzen
auf den Schleimhäuten. In der Mund- und Nasenhöhle hatten sich,
wie wir sahen, während der Eruptionsperiode aus kleinen hyperämischen
Flecken rote Papeln und dann allmählich weißliche oder perlgraue flache
Erhebungen entwickelt, die auf entzündetem, gerötetem Grunde standen.
Bald aber verlieren diese Effloreszenzen an der Spitze ihr Epithel, so
daß sich kleine Substanzverluste, Erosionen bilden, die zum Teil zu

zackigen Geschwüren konfluieren. Zu einer richtigen Vereiterung wie bei den Pocken der äußeren Haut kommt es bei den Schleimhautpocken also in der Regel nicht. Die entstehenden Erosionen und Geschwüre, sowie die entzündlich geröteten und infiltrierten Partien der Mundschleimhaut in der Umgebung verursachen lebhafte Schmerzen bei der Nahrungsaufnahme. Diese Beschwerden sind mitunter so stark, daß die Kranken alle Nahrungszufuhr verweigern und dadurch in ihrer Ernährung sehr herunterkommen. Der Speichelfluß ist stark vermehrt; ein zähes, mit Schleim vermischtes Speichelsekret fließt zwischen den unförmig geschwollenen, nicht mehr dicht schließenden Lippen hervor.

Die Zunge ist dick belegt und bei dichter Aussaat unförmig geschwollen und schmerzhaft, so daß sie nur schwer beweglich ist und dem Kranken auch das Sprechen sehr erschwert. In seltenen Fällen kommt es zu einer diffusen Entzündung der Zunge und dadurch zu so enormer Anschwellung des Organs, daß durch Druck auf den Kehldeckel die schwersten Atemstörungen entstehen können (Glossitis variolosa). In anderen Fällen aber bleibt die Zunge ganz glatt und ohne entzündliche Schwellung, so daß sie auffallend kontrastiert zu der geschwollenen und geröteten Mundschleimhaut.

Die Nasenatmung ist stark beeinträchtigt durch die entzündlich geschwollene, mit Pockenauffloreszenzen besetzte Schleimhaut.

Im Rachen bestehen bei dichter Aussaat starke Schluckbeschwerden. Die intensivsten Grade erreichen dieselben, wenn es im Anschluß an zerfallene Pocken zu nekrotischen Prozessen oder Abszeßbildung an den Tonsillen oder an dem Gaumenbogen kommt. Auch retropharyngeale Abszesse können im Gefolge vereiterter Pockenblasen auftreten.

Ist der Kehlkopf in Mitleidenschaft gezogen, so besteht Heiserkeit oder Aphonie. Entstehen beim Zerfallen der Pockenblasen tiefgreifende Geschwüre, so kann es zur Perichondritis laryngea mit sekundärer Knorpelnekrose und zum akuten Glottisödem kommen. Die Tuba Eustachii bleibt zwar frei von Pockeneruptionen, wird aber in der Suppurationsperiode häufig der Sitz eines Katarrhs, der sich bis zum Mittelohr fortsetzt und zur Otitis media mit ihren Begleiterscheinungen, Schmerzen, Ohrensausen, Schwerhörigkeit, eventuell auch zur Perforation des Trommelfelles führen kann.

Ist auch die Conjunctiva palpebralis von einzelnen Pockeneffloreszenzen befallen, so kommt es im Suppurationsstadium zu starker Hyperämie und Exsudation. An den Lidrändern bilden sich schmierige Krusten des konjunktivalen Sekretes, so daß es oft zur völligen Verklebung der schon durch das palpebrale Ödem geschlossenen Lidspalte kommt. (Weitere Augenstörungen siehe bei Komplikationen.)

An den Schleimhäuten der unteren Körperhälfte machen sich im Suppurationsstadium beim Zerfall der Schleimhauteffloreszenzen mannigfache Beschwerden bemerkbar. Bei Schleimhauteruptionen im **After** wird über schmerzhafte Defäkation und brennende Empfindungen geklagt. Oft entleert sich dabei ein schleimig-citriges Sekret.

Schmerzhafte Empfindungen, Brennen und Ausfluß treten auch bei Pockenbildung in der **Vagina** in Erscheinung, bei **Urethralpocken** Dysurie.

Allgemeinerscheinungen und Fieber während der Suppurationsperiode. Mit der eintretenden Vereiterung der Pockeneffloreszenzen beginnt die in der Eruptionsperiode ganz oder beinahe zur Norm zurückgekehrte Körpertemperatur wieder zu steigen. Der Anstieg wird bisweilen mit einem Frost oder wiederholten Frösteln eingeleitet. Soweit nicht irgendwelche Komplikationen die Gestalt der Fieberkurve beeinflussen, ist für die Suppurationsperiode ein remittierendes Fieber charakteristisch, das im Verlaufe von drei Tagen staffelförmig bis auf etwa 39·5° anzusteigen pflegt, um nachher ebenfalls staffelförmig wieder abzufallen. Entsprechend der Temperatur ist der Puls auf 100 bis 120 Schläge erhöht.

Der allmähliche Anstieg des Suppurationsfiebers ist charakteristisch im Gegensatze zu dem plötzlichen Anstiege der Temperatur in der Initialperiode. Ursache des Fiebers in der Suppurationsperiode ist zweifellos die Vereiterung der Pockenblasen. Pfeiffer nimmt an, daß dieses zweite Fieber bei der Variola vera wenigstens in seinem Beginne mit der Entwicklung der Pockenerreger zusammenhängt. Er stützt diese Anschauung mit der Angabe van Loeffs, daß der Cytorrhyktes variolae zu Beginn des neuen Fieberanstiegs als Jugendform wieder im Blute kreisen solle. Nachdem die Beobachtungen van Loeffs durch neuere Untersuchungen nicht bestätigt werden konnten, fällt diese Hypothese. Ob die citrige Umwandlung der Pockenblasen auf Rechnung von Eitererregern, Staphylokokken und Streptokokken zu setzen ist, wie das bisher angenommen wurde, erscheint nach neueren Untersuchungen zweifelhaft. In vielen Fällen von echter Variola findet man im citrigen Pustelinhalt keine pyogenen Kokken.

Sehr lehrreich sind in dieser Beziehung die Untersuchungen von Newiadomski. Bei 6 Fällen von Variolois und 20 Fällen von Variola vera mit gewöhnlichem Verlaufe wurden durch die bakteriologische Untersuchung des Pustelinhalts pyogene Bakterien nicht gefunden. Bei der Variola confluens fand er in vier Fällen keine Eiterkokken. In einem fünften Falle wuchs der Staphylococcus aureus. Bei vier Fällen von Variola haemorrhagica fand er jedesmal Streptokokken und in zwei Fällen von Variola mit schneller Pustelbildung und tödlichem Ausgange fand er Staphylococcus aureus. Auch ich habe wiederholt den citrigen Pustelinhalt von Variola- und Varioloisfällen steril gefunden.

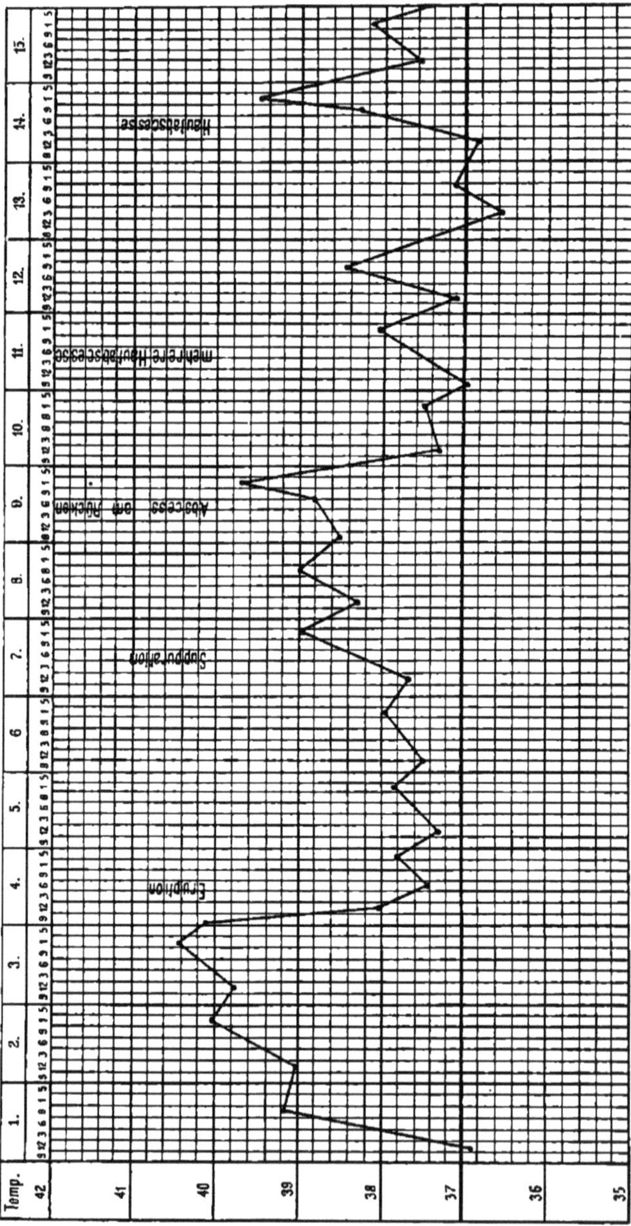

IV. Variola vera mit Hautabszessen im Exsikkationsstadium. (64jähriger Mann, 2mal geimpft.)

Dasselbe gilt von den Vaccinepusteln im Suppurationsstadium. Selbst Impfpusteln mit starken Entzündungserscheinungen im Eiterstadium erweisen sich oft als völlig steril (Frosch). Das eintretende Fieber kann also auch nicht durchgängig als eine Folge der Einwirkung von Eiterkokken aufgefaßt werden. Das Fieber der Suppurationsperiode ist meines Erachtens als ein Resorptionsfieber aufzufassen, entsprechend der Vermehrung der geformten Elemente und ihrer Zerfallsprodukte in den Pockenbläschen. Eine nicht geringe Rolle spielt dabei, wie bei allen Eiterungen, bei denen polynukleäre Leukocyten im Vordergrunde stehen, sicherlich das proteolytische Leukocytenferment, dessen fiebererregende Eigenschaften Verfasser[1]) nachgewiesen hat. Wie weit nach dem Platzen der vereiterten Pusteln sekundäre Infektionserreger sich am Zustandekommen des Fiebers beteiligen, muß dahingestellt bleiben.

Die Höhe des Suppurationsfiebers steht in der Regel in direktem Verhältnis zu der Ausbreitung des Pockenexanthems; je dichter die Aussaat ist, desto höhere Grade werden beobachtet. Hervorzuheben ist aber, daß die während der Initialperiode beobachtete Fieberhöhe in der Regel während der Suppurationsperiode nicht erreicht wird. Tritt während des Suppurationsstadiums der Tod ein, so kommt es bisweilen kurz ante mortem zu hyperpyretischen Temperaturen.

Mit der Steigerung des Fiebers gehen meist große Unruhe und absolute Schlaflosigkeit einher. Zum Teil sind es die mannigfaltigen Qualen, von denen bereits gesprochen wurde, die Schmerzen an den entzündlich geschwollenen Partien der Hände und Füße, die Schlingbeschwerden usw., die den Kranken, nicht zur Ruhe kommen lassen, zum Teil mögen auch toxische Wirkungen eine Rolle dabei spielen. Solche toxische Einflüsse mögen vor allem dort im Spiele sein, wo es zu zerebralen Aufregungszuständen kommt. Störungen des Sensoriums und Delirien sind um diese Zeit eine recht häufige und ernste Komplikation. Die Kranken springen aus dem Bette, versuchen aus dem Fenster zu gehen, werden oft gewalttätig gegen ihre Pfleger und können sich und anderen mannigfachen Schaden zufügen. Sorgfältige Überwachung ist daher während dieser Zeit dringend geboten. Alkoholisten sind besonders gefährdet während dieser Krankheitsperiode, weil sie naturgemäß am ehesten zu Delirien neigen. Aber es sind keineswegs nur Potatoren, bei denen es zu Aufregungszuständen kommt. Auch die Schwere der Krankheit allein vermag die schwersten Erregungszustände auszulösen. Bisweilen tritt bei solchen Delirien infolge von Erschöpfung ein plötzlicher

---

[1]) Jochmann, Zur Bedeutung des proteolytischen Leukocytenferments für die pathologische Physiologie. Virchows Archiv 1908.

Herztod ein. Eine häufige Todesursache während der Suppurationsperiode ist die Sepsis, die durch Sekundärinfektion der Pusteln und Übertreten von Eiterkokken ins Blut zustande kommt. Dadurch kann das Krankheitsbild in der mannigfachsten Weise variiert werden. Haut- und Netzhautblutungen, metastatische Eiterungen in den Gelenken, Lungenabszesse, eitrige Perikarditis, Endokarditis und Pleuritis usw. kommen zur Beobachtung. (Vgl. auch unter Komplikationen.)

Bei günstigem Ausgange beginnt gegen den elften oder zwölften Tag mit der beginnenden Abtrocknung der Pusteln ein Nachlassen der schweren Krankheitserscheinungen. Die Besserung tritt nicht mit einem Schlag ein, sondern allmählich, wie das Fieber staffelförmig zur Norm zurückkehrt, bessern sich auch die lokalen und allgemeinen Symptome.

Involutionsperiode (Stadium exsiccationis).

Die Abtrocknung der Pocken beginnt gegen den elften oder zwölften Tag und erfolgt in derselben Reihenfolge wie die Eruption und die Suppuration, also zuerst im Gesicht und am Kopfe, dann am Rücken und schließlich an den Extremitäten. Schon auf der Höhe der Suppuration, am achten oder neunten Tage, lassen einzelne Blasen eine eitrig-klebrige Flüssigkeit austreten, die auf der Oberfläche der Pustel einen honigfarbenen Überzug bildet und sich nun gegen den elften Tag in eine bräunliche, harte Kruste verwandelt, die fest auf dem Mutterboden haftet. Aber auch die intakt gebliebenen Pusteln trocknen um diese Zeit ein, ohne sich zu öffnen. Ihre halbkugligen Formen färben sich bräunlich und schrumpfen zu harten, dunkelbraunen Borken, die noch lange auf der Unterlage festhaften. Gleichzeitig mit dem Beginne der Eintrocknung der Pusteln gehen die Zeichen der Entzündung, das Ödem, die Rötung, Schwellung und Schmerzhaftigkeit der Haut zurück. Die Augenlider schwellen ab, so daß die Augen wieder geöffnet werden können. Die Gesichtszüge des Kranken werden wieder deutlich und auch an Händen und Füßen weichen die unförmigen Schwellungen den normalen Konturen.

An Stelle der Schmerzen stellt sich bei der Abtrocknung ein heftiger Juckreiz ein, den die Kranken mit lebhaftem Kratzen zu beantworten pflegen. Mitunter kommt es dabei zu Kratzeffekten, die sich entzünden können. Die Narbenbildung pflegt jedoch durch das Kratzen nicht beeinflußt zu werden.

Wie an der Haut gegen den elften bis zwölften Tag ein schneller Rückgang der entzündlichen Erscheinungen einsetzt, pflegen auch die Schleimhauteruptionen um diese Zeit allmählich zu verschwinden. Die Schwellung und Entzündung der Mundschleimhaut bessert sich, die Exkoriationen und kleinen Ulzerationen beginnen sich mit Epithel zu

bedecken und verursachen weniger Beschwerden; namentlich die Schlingbeschwerden gehen zurück und die nasale Atmung wird besser.

Das Fieber fällt mit dem Einsetzen der Dekrustation staffelförmig
ab, um gegen Ende der zweiten Krankheitswoche die Norm zu erreichen.
Ein längeres Fortbestehen der Temperatursteigerung oder nach Erreichen
der Norm nochmals einsetzendes Fieber ist stets ein Zeichen für das
Vorhandensein von Komplikationen, Abszessen o. dgl. Ein Desikkations-
fieber, von dem früher zuweilen gesprochen wurde, existiert nicht.

Gleichzeitig mit dem Fieberabfalle hebt sich auch das Allgemeinbefinden wieder. Etwa vorhan-
dene Delirien machen einem
normalen Sensorium Platz.
Kopfschmerzen und Unruhe
verschwinden, der Appetit hebt
sich und ein erquickender Schlaf
stellt sich ein.

Die Abstoßung der Borken
nimmt verschieden lange Zeit
in Anspruch. Namentlich dort,
wo die Eiterung bis tief ins
Korium hinein drang und wo
später Narbenbildung zurückbleibt, dauert es eine ganze
Reihe von Tagen (8 bis 10),
bis die eingetrocknete Sekret-
masse sich abgestoßen hat. Oft
kommt es vor, daß nach Abfall
der ersten Borken noch ein-
bis zweimal eine neue, dünne
Kruste sich bildet. Wird bei
starkem Juckreiz dann eine

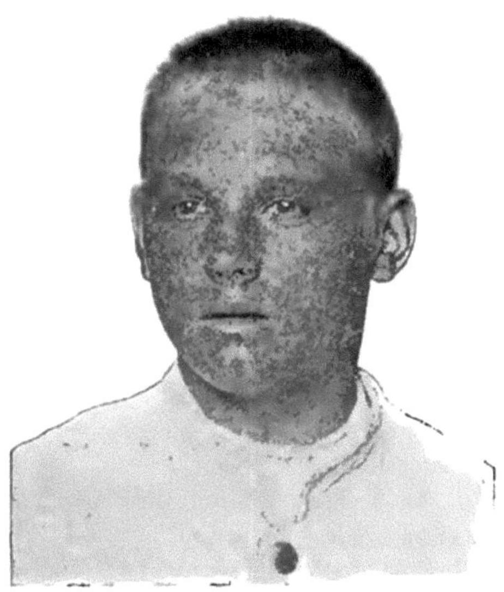

Pigmentierung nach Abfall der Pockenschorfe.
Derselbe Patient, der auf Seite 49 im Suppurationsstadium abgebildet ist.

oder die andere tief sitzende Borke abgekratzt, so sieht man das Korium
frei vorliegen und es muß sich auch hier erst eine neue Kruste bilden,
bevor die Heilung erfolgen kann.

Am längsten pflegt die Abstoßung der Borken an der Innenfläche der
Hände und an den Fußsohlen zu dauern. Wir sahen, daß hier wegen der
Dicke der Epidermis im Suppurationsstadium die Effloreszenzen nur sehr
wenig oder gar nicht über das Niveau der Haut prominieren. Bei der
Abtrocknung bleibt die linsenförmige, zwischen zwei Epidermislamellen
liegende Borke oft 2 bis 3 Wochen liegen und wird mitunter von dem
ungeduldigen Kranken aus der verhornten Epidermishülse künstlich
herausgeholt.

Nach dem Abfalle der Krusten bleiben zunächst fast immer **pigmentierte und oft etwas erhabene Flecke** zurück. Zuerst noch von rötlichem Aussehen, werden sie bei Temperatureinflüssen bald blaß, bald hyperämisch. Später nehmen sie einen mehr bräunlichen Farbton an; schließlich blassen sie ab und verschwinden ganz. Daß diese Pigmentierungen gerade im Gesichte recht ausgeprägt sind, ist für die Pockenrekonvaleszenten sehr lästig, weil sie sich ihres scheckigen Aussehens wegen kaum auf der Straße zeigen können. Diese Verunstaltung ist jedoch nicht von Dauer. Nach einiger Zeit verschwindet die Pigmentierung und es hängt nun von der Schwere des vorangegangenen Pockenprozesses ab, ob an ihrer Stelle Narben zurückbleiben oder nicht. Dort, wo der Suppurationsprozeß sich mehr auf die Haut beschränkte und den Papillarkörper intakt ließ, bleiben keinerlei Spuren der überstandenen Pocken zurück. Dort aber, wo auch der Papillarkörper eitrig eingeschmolzen wurde, bleibt eine **Narbe**. An Stelle des zerstörten epithelialen Gewebes bildet sich zunächst ein gefäßreiches Granulationsgewebe, das sich dann in Bindegewebe verwandelt. Durch Retraktion des Narbengewebes kommt es dann zu den bekannten linsengroßen, **strahligen Narben**, die namentlich am Gesicht und am behaarten Kopf und an den Händen und Füßen besonders häufig sind und zeitlebens bestehen bleiben. Dadurch, daß auch das anfänglich noch vorhandene Pigment allmählich verloren geht, erhält die Narbe eine noch weißere Färbung als die umgebende Haut und wirkt dadurch noch auffallender und entstellender.

Am behaarten Kopf, am Bart und an anderen behaarten Stellen tritt bei vielen Patienten zur Zeit der Dekrustation, oft auch noch später ein starker **Haarausfall** ein, der jedoch nach einiger Zeit meist wieder ersetzt wird. Das Wiederwachstum bleibt natürlich aus an denjenigen Stellen, wo die Haarbälge durch die Eiterung zerstört wurden. Verlust der Nägel ist bei der Variola vera seltener.

Bei unkompliziertem Verlaufe der Variola vera vergehen bis zur völligen Genesung etwa 5 bis 6 Wochen. Treten Komplikationen auf, so ist der Verlauf natürlich nicht zu berechnen.

Abweichungen vom regulären Krankheitsbilde der echten Variola.

Das im vorstehenden geschilderte Bild der unkomplizierten echten Variola entspricht dem regulären Verlaufe dieser Krankheit. Je nach der Schwere der allgemeinen Erscheinungen, der Art der Komplikationen und der Ausbreitung des Exanthems gibt es nun die mannigfaltigsten Variationen: von den allerschwersten Formen, die bisweilen noch vor Ausbruch des spezifischen Ausschlages zu Grunde gehen können, bis zu den leichtesten Variolaerkrankungen. die nur durch einzelne wenige Pusteln die Krankheit andeuten. Sicher bleibt aber die oben geschilderte Form der Haupttypus der Pocken. dem man bei Epidemien und bei einzelnen Erkrankungen ungeimpfter Personen am häufigsten begegnet. Wie schon in der Einleitung angedeutet, müssen einige charakteristische Variationen des Krankheitsbildes noch für sich besprochen werden, weil sie sich zum Teil sehr von dem oben bezeichneten Bild entfernen, so daß ihre genaue Kenntnis von der größten praktischen Wichtigkeit ist.

Dabei ist aber hervorzuheben, daß auch diese als Varianten aufgeführten Nebentypen der Pockenerkrankung keineswegs immer als scharf umschriebenes Krankheitsbild auftreten, daß vielmehr zwischen all den verschiedenen Pockeninfektionen Übergänge bestehen. Bei der Beschreibung der von dem regulären Typus der echten Variola abweichenden Krankheitsbilder ist zu unterscheiden zwischen malignen und benignen Formen. Zu den malignen gehört die Variola confluens und die hämorrhagisch-pustulöse Form, zu den benignen die Variolois und die Variola sine exanthemate. Festzuhalten ist aber, daß diese Bilder ätiologisch streng zusammengehören.

Variola confluens.

Eine besonders schwere Form der Pocken ist die Variola confluens, bei der infolge intensivster Entwicklung des Hautexanthems zur Zeit der Suppuration an vielen Stellen die einzelnen Pocken miteinander verschmelzen, so daß der Inhalt der verschiedenen Eiterpusteln zusammen-

fließt. Vorbedingung für das Konfluieren ist natürlich eine außerordentlich
dichte Aussaat der Pockeneffloreszenzen. Daß wir es bei der
Variola confluens mit einer besonders schweren Form der Pocken zu tun
haben, dokumentiert sich schon in der Schwere des Initialstadiums: auffällig hohes Fieber, intensiver Kopfschmerz und Kreuzschmerzen, Erbrechen pflegen in keinem solchen Falle zu fehlen. Zwar
kommt ein schweres Initialstadium auch bei der Variola vera discreta
und der Variolois vor, aber man kann ohne weiteres sagen: ein leichtes
Initialstadium schließt so gut wie sicher konfluierende Pocken aus.

Die Eruption des Exanthems geht dabei in der Regel rascher vonstatten als bei der typischen Form der echten Variola und beginnt oft schon
12 bis 13 Stunden früher. Schon zu Beginn des dritten Krankheitstages
kann die Eruption ihren Anfang nehmen. Auch die Ausbreitung des
Ausschlages über den Körper geht stürmischer vor sich als bei anderen
Formen. Zuerst am Kopf und dann weiter schnell auf Rücken und
Extremitäten fortschreitend, schließt eine dichte Aussaat von Pockeneffloreszenzen auf, so daß die ganze Eruption oft nicht länger als
36 Stunden dauert; in seltenen Fällen ist der Ausbruch des Exanthems
an Gesicht und Extremitäten fast gleichzeitig vollendet.

Am schlimmsten ist auch bei dieser Pockenform das Gesicht
befallen. Hier stehen schon am ersten Tage der Eruptionsperiode die
roseolaähnlichen Fleckchen so dicht zusammen, daß sie fast zu konfluieren
scheinen. Da gleichzeitig die Haut des Gesichtes anschwillt, so macht
die konfluierte Rötung der Schwellung bisweilen den Eindruck eines
Erysipels. Am zweiten Tage erheben sich darauf unter schnell zunehmender entzündlicher Schwellung der Haut dicht aneinandergedrängte
Knötchen in so großer Zahl, daß die einzelnen sich gegenseitig in ihrer
Ausbreitung hemmen. Wenn auch untereinander von verschiedener Größe,
so sind sie doch im allgemeinen kleiner als bei der Variola discreta.
Auf den Spitzen der lebhaft rot gefärbten Knötchen bilden sich alsbald
Bläschen, die zuerst mit klarer, dann schnell sich trübender Flüssigkeit
gefüllt sind, sich rasch vergrößern und nun bald auf mehr oder weniger
große Strecken konfluieren. Während die Vereiterung des Inhalts schnell
fortschreitet, bilden sich durch weitere Konfluenz große Flächen unregelmäßig begrenzter, serös eitriger Blasen, die den größten Teil des Gesichts
oder der Hände einnehmen können. Zuweilen entsteht z. B. im Gesicht
durch die Vereinigung mehrerer größerer konfluierter Partien eine einzige mächtige, flache Eiterblase, so daß man den Eindruck
gewinnt, als verhülle eine Pergamentmaske die Züge des Kranken.

Das begleitende entzündliche Ödem ist in diesen Fällen natürlich
besonders stark entwickelt, so daß zuweilen die Augenlider völlig
geschwollen sind und die Lidspalten nicht geöffnet werden können.

Dort aber, wo der straffe Zustand der Gewebe der Ausdehnung des Ödems Hindernisse bereitet, kommt es infolge der straffen Spannung zu außerordentlich quälenden Schmerzen, so am behaarten Kopf, an den Ohrmuscheln und an den Händen. Am Rumpf konfluieren die einzelnen Pockeneffloreszenzen trotz dichtester Aussaat nur selten auf größere Strecken. Selbst in Fällen, wo das Gesicht nur eine einzige Eiterblase darstellt, pflegen nur kleinere Bezirke am Rücken und am Leib zusammenzufließen. Dagegen sind an den Vorderarmen und namentlich an den Händen und Fingern große Partien der Oberhaut in ausgedehnte Eiterblasen verwandelt und verursachen dem Kranken häufig klopfende und brennende Schmerzen. Dieselben Qualen können durch konfluierende Pocken an den Füßen bedingt sein.

Die Beschwerden des bejammernswerten Kranken werden in diesem Stadium noch erheblich gesteigert durch die schweren Schleimhautaffektionen. Die Effloreszenzen stehen auf der Schleimhaut der Mund- und Rachenhöhle dicht gedrängt zusammen und konfluieren zum Teil. Bald stößt sich die zarte Epitheldecke der Pockenbläschen ab und nun fließen die entstehenden Erosionen zu größeren, flächenhaften, zackigen, verschieden tief greifenden Geschwüren zusammen, die mit einem graugelblichen Belag bedeckt sind und starke Schmerzen verursachen. Auch im Rachen kommt es zu ausgedehnter Geschwürbildung. so daß das Schlucken zur Pein wird, was um so quälender ist, als die intensive katarrhalische Entzündung der Mundschleimhaut einen starken Speichelfluß bedingt. Dabei besteht gewöhnlich ein übler fauliger Foetor ex ore. Nicht selten kommt es im Anschluß an die Rachenaffektion zu Tonsillarabszessen oder retropharyngealen Abszessen. Auch die Zunge ist häufiger als bei der echten Variola in Mitleidenschaft gezogen. Sie bedeckt sich mit dicht stehenden, schnell zusammenfließenden Effloreszenzen, schwillt zu einer schweren, unförmigen Masse an und wird mitunter der Sitz tiefgehender Eiterungen (Glossitis variolosa). Oft kommt durch eine sekundäre Infektion auf dem Wege durch den Ductus stenonianus eine Parotitis zustande.

Der Larynx ist stets stark in Mitleidenschaft gezogen; Stimmlosigkeit ist die Regel. Oft entwickelt sich eine Perichondritis, die zu akutem Glottisödem und damit zu den bedrohlichsten Stenoseerscheinungen führen kann.

An der Konjunktiva kommt es häufiger als bei anderen Pockenformen zur Aussat von Effloreszenzen, die zur schweren Conjunctivitis und nicht selten auch zu Keratitis führen können.

Hand in Hand mit diesen schweren örtlichen Erscheinungen geht der Zustand des Allgemeinbefindens. Das Fieber, das schon im Initialstadium akut zu außerordentlicher Höhe angestiegen war (41 bis 42°), pflegt während der Eruptionsperiode nur wenig, in einzelnen Fällen vielleicht bis auf 38° herabzusinken; in anderen Fällen bleibt es kontinuierlich auf 39 bis 40°, um zuzeiten der Suppuration sogar noch zu steigen.

Furibunde Delirien sind bei der Variola confluens an der Tagesordnung. Sie beginnen schon im Initialstadium und halten bis zur Suppurationsperiode an, wo sie oft ganz erschreckende Grade erreichen. Neben der Höhe des Fiebers spielen dabei vermutlich toxische Einflüsse eine Rolle. Nicht selten folgen auf die Delirien komaähnliche Zustände, in denen die Kranken unter außerordentlich frequentem, kaum fühlbaren Puls und Aussetzen der Atmung zu Grunde gehen. Dabei steigt die Temperatur bisweilen kurz ante mortem zu hyperpyretischen Werten (42°).

Die Schwere der Erkankung begünstigt naturgemäß das Zustandekommen der mannigfaltigsten Komplikationen. Auf der Haut können sich von den vereiterten Pusteln aus Abszesse, Erysipele, Phlegmonen entwickeln. Vor allem aber droht die Sepsis, die nun ihrerseits durch vielfache Metastasen in den inneren Organen das Bild in der mannigfachsten Weise variieren kann. Häufig sind Entzündungen der serösen Häute, Pleuritis, Pericarditis; Bronchopneumonien führen nicht selten den ungünstigen Ausgang herbei.

Die Sterblichkeit an Variola confluens ist sehr hoch. Viele gehen gegen Ende der Suppurationsperiode oder in der Abtrocknungsperiode zu Grunde. Meist führt die Sepsis oder eine der genannten Komplikationen den Exitus herbei. Geht die Krankheit in Genesung über, so vollzieht sich die Rekonvaleszenz langsamer als bei der typischen Form der Pocken. Die Eintrocknung der konfluierenden Eiterblasen geht nur sehr allmählich vonstatten, weil es unter den ausgedehnten Borken oft zu Nacheiterungen kommt. Neue Abszesse und Furunkel unterbrechen immer wieder den normalen Eintrocknungsprozeß. Nach Abfall der ersten Borken bildet sich oft noch eine zweite und dritte dünne Kruste, ehe es zur definitiven Heilung kommt.

Auch die Schleimhautveränderungen brauchen entsprechend ihrer größeren Ausdehnung einen längeren Zeitraum zur Heilung. Das Fieber, das in der Abtrocknungsperiode in der Regel noch durch allerlei Komplikationen unterhalten wird, dauert meist bis in die dritte Woche hinein, oft noch länger.

Die Narben, die nach der Variola confluens zurückbleiben, sind entsprechend der größeren Ausdehnung der Eiterung und der Tiefe der Substanzverluste weit umfangreicher und entstellender als bei der Variola discreta. Flächenhafte, unregelmäßig konturierte Narbenbildungen, die zum Teil noch von festeren Strängen durchzogen und durch Narbenzug in verschiedene Richtungen verzerrt werden, verunstalten das Gesicht des Genesenden oft auf das Entsetzlichste. Die Lippen können in der verschiedensten Weise durch Narbenzug verzerrt sein. Auch kann durch Verzerrung der unteren Augenlider ein Ektropium entstehen. Ausfall der Haare ohne Wiederersatz und dauernder Verlust der Augenwimpern tragen dazu bei, die Unglücklichen noch mehr zu entstellen.

Hämorrhagische Pocken.

Unter hämorrhagischen Pocken verstehen wir diejenigen Variolaformen, die durch das Hinzutreten einer akuten hämorrhagischen Diathese ihr besonderes Gepräge erhalten. Je nachdem die Neigung zu Blutungen bereits im Initialstadium oder erst im Eruptionsstadium einsetzt, unterscheiden wir zwischen Purpura variolosa und Variola haemorrhagica pustulosa. Beide Formen sind ausgezeichnet durch ihre Malignität, die so hochgradig ist, daß sie fast ausnahmslos tödlich verlaufen. Es gibt aber außerdem in jeder Pockenepidemie Fälle, bei denen es zu Hautblutungen und Blutungen innerer Organe neben vereinzelten blutigen Pusteln kommt, ohne daß stets ein ungünstiger Ausgang dadurch bedingt wäre. Es sind dies Übergänge zwischen den beiden schwersten Typen, die wir ihres besonderen Verlaufes hier besonders schildern wollen.

Purpura variolosa.

Die Purpura variolosa ist die schwerste aller Pockenformen und führt ausnahmslos in wenigen Tagen zum Tode. Der Kranke geht schon im Initialstadium zu Grunde, noch ehe eine einzige Pockenpustel aufgeschossen ist. So muß es in den einzelnen Fällen nicht geringe Schwierigkeiten bereiten, das Krankheitsbild als Variola anzusprechen, wenn nicht gerade ein Auftreten von Variolafällen in der Umgebung des Kranken einen diagnostischen Fingerzeig gibt. An der ätiologischen Zusammengehörigkeit der Pocken mit dieser schweren Purpura kann aber kein Zweifel bestehen, denn wir sehen, wie solche Fälle aus sicheren Pockenfällen durch Ansteckung hervorgehen und vor allem selbst wieder zur Quelle echter, nicht hämorrhagischer Pockenerkrankungen werden können.

Die Ursache der hämorrhagischen Diathese ist unbekannt. Im allgemeinen sind die Fälle von Purpura variolosa selbst in größeren Epidemien selten. Auffällig ist die Tatsache, daß die Purpura variolosa mit Vorliebe jugendliche, kräftige Personen befällt, doch findet man sie andererseits auch bei geschwächten Individuen, namentlich bei Schwangeren und Wöchnerinnen.

Der Verlauf der Purpura variolosa ist folgender: Das Inkubationsstadium ist in der Regel verkürzt und beträgt im Durchschnitt nur
6 bis 8 Tage. Einzelne Prodromalsymptome, namentlich Kreuzschmerzen,
findet man dabei schon zu dieser Zeit häufiger als bei anderen gewöhnlichen Pockenformen.

Das Initialstadium beginnt akut mit schwersten lokalen und allgemeinen Störungen. Ein Schüttelfrost eröffnet die Szene und schnell
steigt die Temperatur an, ohne freilich die große Höhe zu erreichen, wie
sie bei der typischen Form der Variola vera die Regel ist. Dagegen besteht ein außerordentlich intensives Krankheitsgefühl. Starker Kopfschmerz
ist stets vorhanden, und sehr charakteristisch ist ein ganz intensiver
Kreuzschmerz, ein Symptom, das den Diagnostiker auf die richtige
Fährte bringen kann. Das Sensorium ist auffallenderweise meist frei;
nur wenige Kranke verfallen bald in Delirien oder Koma. Schon nach
18 bis 36 Stunden zeigt sich am Rumpf und an den Extremitäten, seltener
im Gesicht eine diffuse, dunkle, scharlachartige Röte der
Haut, die auf Fingerdruck schwindet und sich von einem gewöhnlichen
Initialexanthem vielleicht nur durch ihre Intensität unterscheidet. In
diesem Erythem treten nun schnell kleinere und größere Hautblutungen
auf. An den Extremitäten oft nur bis Stecknadelkopf- oder Linsengröße,
konfluieren sie am Rumpf häufig zu taler- und handtellergroßen, unregelmäßig konturierten purpurroten Flecken, die auf Fingerdruck nicht
mehr verschwinden und damit ihren hämorrhagischen Charakter dokumentieren. Das Gesicht erscheint gedunsen und mit vereinzelten schwarzbraunen Blutextravasaten besetzt. Die Konjunktiven sind blutunterlaufen,
die Augenlider sind durchtränkt von einem sanguinolenten Ödem und
verschließen in Gestalt blutiger Wülste die Lidspalten. Das sanguinolente
Ödem der Lider setzt sich oft noch in die Umgebung fort, so daß die
Augen wie von blutroten Ringen umgeben werden.

Auch die Schleimhäute nehmen in intensiver Weise an der
hämorrhagischen Diathese teil. Das Zahnfleisch erscheint stark gerötet
und aufgelockert und besetzt sich bald mit blutigen Schorfen. An vielen
Stellen der Mundschleimhaut sieht man Sugillationen und hämorrhagische
Infiltrate. Häufig wird im Bereiche dieser Blutungen die Schleimhaut
nekrotisch, so namentlich im Rachen und an den Tonsillen, und
kommt zu scheußlich stinkenden, schmierigen, dunkelbraunen Auflagerungen.
Dabei verbreitet sich ein entsetzlich stinkender Foetor ex ore. Eine
blutig-schmierige Flüssigkeit, untermischt mit nekrotischen Fetzen, rinnt
beständig zwischen den blauroten, gedunsenen, fuliginös belegten Lippen
hervor. Auch die Schleimhaut der Nase fängt an zu bluten. Die
Zunge beteiligt sich in der Regel nicht an den Blutungen; sie
ist dick belegt und mit schwarzer Kruste bedeckt. Dabei weist ein

quälender Husten mit sanguinolentem Auswurf auf die Beteiligung der Bronchien hin.

Der Magendarm-Traktus ist ebenfalls stark in Mitleidenschaft gezogen. Der Appetit liegt völlig darnieder; ein häufiges Würgen und Erbrechen quält den Kranken und fördert kleine Mengen Mageninhalts zu Tage, der meist gallige, mitunter auch blutige Beimengungen enthält. Dadurch wird die Aufnahme von Flüssigkeit häufig illusorisch gemacht und ein quälender Durst ist die Folge. Daneben besteht meist Abgang blutiger, dünner Stühle.

Der Urin ist von Anfang an spärlich und enthält Eiweiß, das in den nächsten Tagen an Menge wächst. Er nimmt bald die Farbe des Fleischwassers an und enthält reichlich Blut. Bei Frauen stellen sich häufig Metrorrhagien ein und bei Schwangeren kommt es zu Aborten und Frühgeburten.

Der Verlauf führt unaufhaltsam, gewöhnlich in 3 bis 4 Tagen unter dem Zeichen zunehmender Herzschwäche zum Tode. Ein charakteristisches Pockenexanthem oder auch nur die Andeutung davon ist in der Regel überhaupt nicht vorhanden. Nur in seltenen Fällen, die erst am 5. oder 6. Tage zu Grunde gehen, zeigen sich einzelne, blutig tingierte Papeln, die an Pockeneffloreszenzen erinnern. Das Bewußtsein bleibt fast stets ungetrübt bis zum Tode, der unter den Erscheinungen der äußersten Herzschwäche eintritt.

Über den pathologisch-anatomischen Befund, der von dem der gewöhnlichen Pockenform in mehrfacher Beziehung abweicht, wird weiter unten berichtet.

Variola pustulosa haemorrhagica.

Die Variola pustulosa haemorrhagica ist der häufigste Typus der beiden hämorrhagischen Pockenformen. Sie kommt im Gegensatz zur Purpura weniger bei kräftigen Individuen als vielmehr bei geschwächten zur Beobachtung. Allerlei schwächliche und wenig widerstandsfähige Personen wie Potatoren, Schwangere, Wöchnerinnen, scheinen besonders disponiert dazu zu sein.

Die Inkubationsdauer ist dieselbe wie bei der gewöhnlichen Variola. Das Initialstadium zeichnet sich in der Regel durch die Schwere der Erscheinungen aus, ohne daß man aber daraus mit Sicherheit auf die spätere hämorrhagische Diathese schließen kann. Hohes Fieber, Delirien, starke Kopfschmerzen treten ebenso wie bei der gewöhnlichen Form der Pocken auf; von besonderer Intensität pflegen die Kreuzschmerzen zu sein. Die Neigung zu Blutungen zeigt sich bei der Variola pustulosa haemorrhagica im Gegensatz zur Purpura variolosa nicht in der Initialperiode, sondern erst am ausgesprochenen Pockenexanthem. Bisweilen sind schon die entstehenden Papeln gleich bei ihrem Erscheinen hämorrhagisch. Etwas häufiger füllen sich die Pockeneffloreszenzen erst im Stadium der Bläschenbildung mit Blut. Am häufigsten erfolgt der Blutaustritt in die Pusteln im Verlaufe des Suppurationsstadiums. Die Ausdehnung dieser hämorrhagischen Umwandlung ist in den einzelnen Fällen sehr verschieden. Während man bisweilen alle Effloreszenzen hämorrhagisch verändert findet, ist bei anderen Fällen nur die überwiegende Mehrzahl und wieder bei anderen Fällen nur die Minderzahl mit Blut gefüllt. Das schwarzblaue Aussehen der Pusteln führte früher zu der Bezeichnung „schwarze Blattern". Der Eintritt der Blutung erfolgt in der Regel nicht auf einmal gleichzeitig bei allen Effloreszenzen, sondern schubweise, an den Extremitäten beginnend, pflegt die hämorrhagische Umwandlung weiter auf Bauch, Brust und Gesicht überzugreifen. Die weißen Bläschen oder gelben Pusteln nehmen eine schwarzbraune Verfärbung an, und wo der Pustelinhalt austritt, bilden sich schwarze Blutborken. Bei hohen Graden der hämorrhagischen Diathese sind daneben häufig an Hautstellen, die frei von Pockeneffloreszenzen bleiben, Petechien und Hämorrhagien vorhanden.

Aber auch an den Schleimhäuten zeigen sich in solchen Fällen bald die Zeichen der allgemeinen hämorrhagischen Diathese. Auf der Mund- und Rachenschleimhaut bilden sich hämorrhagische Effloreszenzen und Blutungen verschiedenster Größe. Das Zahnfleisch lockert sich, nimmt eine schmutzigbraune Farbe an und fängt an zu bluten. Im Rachen kommt es im Anschluß an die Schleimhautblutungen zu nekrotischen Vorgängen, die mit starken Schlingbeschwerden und einem widerlichen Foetor ex ore verbunden sind. Nasenbluten stellt sich ein und alle jene Erscheinungen, wie sie bei der Purpura variolosa besprochen sind: sanguinolenter Auswurf, blutiges Erbrechen, konjunktivale Blutungen, Hämaturie, blutige Diarrhöen; in seltenen Fällen kommen auch Blutungen aus Lungen und Magen zur Beobachtung. Mit besonderer Häufigkeit pflegen bei Frauen diffuse Metrorrhagien im Anschluß an die plötzlich einsetzende Menstruation oder bei Schwangeren im Anschluß an Frühgeburten oder Aborte aufzutreten.

Die Fieberkurve zeigt bei aller Verschiedenheit in den einzelnen Fällen doch fast nie die Gestalt wie bei der Variola discreta. Der Abfall des Fiebers in der Eruptionsperiode fehlt in der Regel; vielmehr sieht man meist ein mäßig remittierendes Fieber bis 39° während der ganzen Dauer der Krankheit vorherrschen. Das Initialstadium hat häufig etwas höhere Temperaturen. Der Puls ist stets von normaler Frequenz, weich und leicht unterdrückbar.

Der Ausgang der Variola pustulosa haemorrhagica ist fast stets letal, auch in denjenigen Fällen, in denen die inneren Organe nicht beteiligt sind und bei denen sich die hämorrhagische Diathese nur durch das Hämorrhagischwerden der Pusteln dokumentiert. Während die Purpura variolosa in 3 bis 5 Tagen zum Tode führt, ist der Verlauf der Variola pustulosa haemorrhagica etwas protrahierter. Die meisten Fälle sterben zwischen dem 7. und 12. Krankheitstage. Starke Hämorrhagien der inneren Organe, bei Frauen z. B. Metrorrhagien, pflegen den Tod zu beschleunigen.

Über den pathologisch-anatomischen Befund siehe später.

Krankengeschichte.

Hugo Kretschmer, 55 Jahre. Kaufmann. Variola vera pustulosa haemorrhagica.

Am 16. April 1907 wird Patient als pockenverdächtig eingeliefert. Als Kind ist er geimpft worden, ob als Schüler und Soldat, läßt sich nicht in Erfahrung bringen.

Anamnese: Patient trat mit seiner Familie (Frau und Tochter) vor 8 Wochen eine Vergnügungsreise nach dem Orient, Ägypten, Palästina, Türkei an. Auf der Heimreise in Konstantinopel habe er sich schon unwohl gefühlt. In Wien, wo er am 7. d. M. ankam, leichtes Fiebern und Frösteln ungefähr 4 Tage hindurch. Dann fuhr er nach Berlin und erkrankte hier derart, daß er sich in ärztliche Behandlung begab.

Der Arzt traf den Patienten in hohem Fieber mit Darmstörungen, Erbrechen und Durchfällen an, die auch am 12. d. M. noch anhielten. Am 13. trat ein Exanthem auf, das wie Masern ausgesehen habe. Am 14. soll blutiger Urin und sehr starke Conjunctivitis hinzugetreten sein. Am 15. Temperaturabfall zugleich mit dem Auftreten eines Bläschenexanthems zuerst um die Nasenflügel. Am 16., heute, traten auf den noch bestehenden Exanthemflecken am Bein und Stamm vielfach Pusteln auf, die zur Diagnose Pocken führten. Vom 29. bis 31. März ist er von Alexandrien nach Athen gefahren, auf dem Schiff mit zweideutigen, schmutzigen Passagieren in Berührung gekommen. Am 10. April hatte er Schüttelfrost, die Tage vorher fühlte er Abgeschlagenheit.

Status: Älterer Mann, gut genährt, von kräftigem Körperbau. Auf Ansprache werden klare Antworten gegeben.

Spezifischer Geruch, vom Kranken ausgehend, bis in den Flur wahrnehmbar.

Die ganze Gesichtshaut und scheinbar auch die Kopfhaut mit roten Pusteln, die im ganzen einen schwärzlich-blauen Schimmer geben, bedeckt, so daß im Gesicht nicht die geringste Stelle gesunder Haut übrig bleibt.

Die Augen sind geschlossen und können auf Aufforderung nur ganz wenig geöffnet werden: Die Konjunktiven sind sehr stark injiziert, so daß sie blutrot aussehen. Auch am Hals dichte Pustelaussaat. Brust, Bauch und Rücken erscheinen meist diffus rot von dichtstehenden Pusteln, die vielfach blauschwarz sind und Dellen zeigen. An Händen, Armen und unteren Extremitäten sind größere Bezirke gesunder Haut. Dort frisch rote Eruptionen. Über den Lungen sonorer Schall zu hören. Rasseln in Trachea und großen Bronchien.

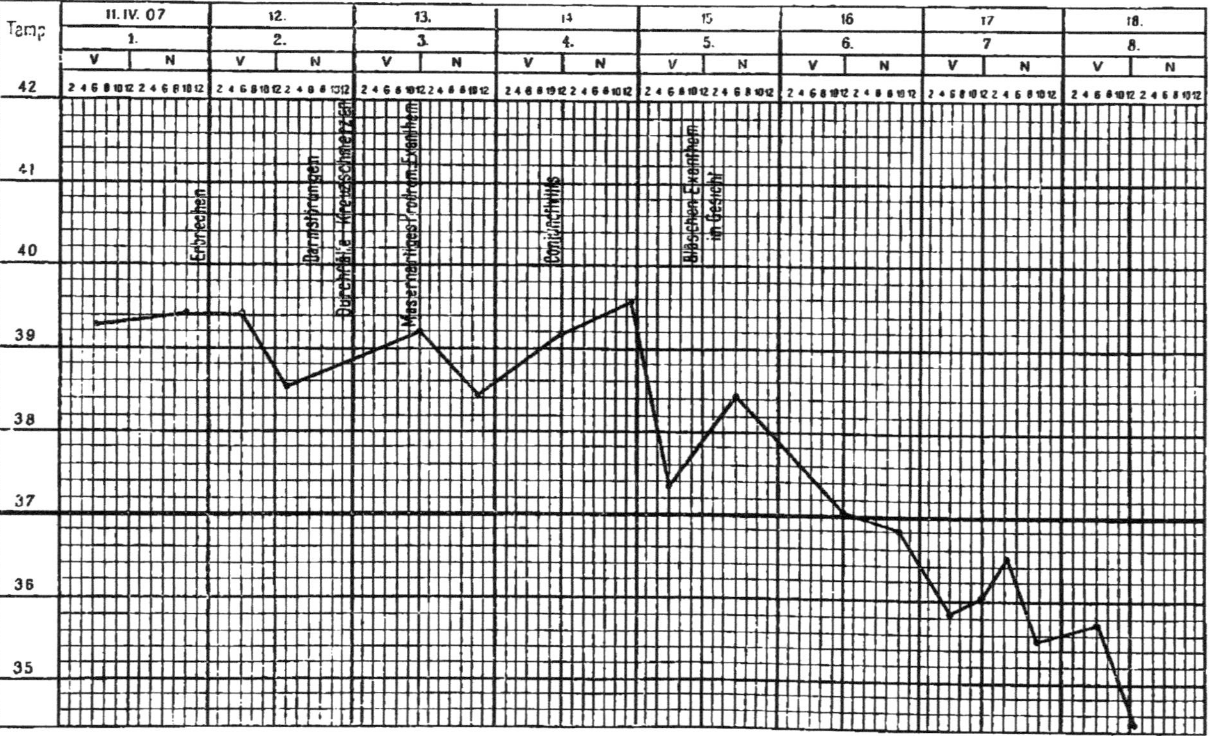

V. Variola pustulosa haemorrhagica. Temperaturabfall bei der Eruption. Tod am 8. Tage im Collaps.
(55 jähriger Mann, als Kind geimpft.)

17. April 1907. Somnolent. Früh bedenkliches Trachealrasseln. Mundschleimhaut und Rachenschleimhaut sind dicht mit schwarzen Pusteln bedeckt,
so daß an die Möglichkeit gedacht werden muß, daß das Rasseln von Pustel-
eruptionen in der Trachea und dem Kehlkopf herrührt.

Herztöne: nicht zu hören wegen der beständigen lauten Atmung mit
offenem Munde.

Puls 120, öfters sehr leicht unterdrückbar, wechselnd gut gefüllt. Digalen,
Kampfer, Sekt, heiße Übergießungen, heiße Kompressen. Gegen $^1/_2$1 Uhr hört
das Trachealrasseln allmählich auf. Leukozyten 13.500, Erythrozyten 4,920.000.

Urin: wird (150 cm^3) auf Drängen mühsam vom Kranken selbst entleert:
dunkellehmfarben. Hellersche Blutprobe $+$. Hand und Arm dicht mit frischen
Pusteln besetzt.

Durch Husten wird schwarzbrauner fester Schleim entleert (macht den
Eindruck, als ob er größtenteils aus Rachen und Kehlkopf stammte).

Gegen 6 Uhr abends wieder schwerere, röchelnde Atmung, Puls (Riva
Rocci zeitweise 120 Hg) wechselnd. Sämtliche Excitantien. In der Nacht meist
schwere Atmung mit zeitweiser starker Beklemmung, doch in der Regel völlige
Benommenheit.

18. April. Augenlider und Ohrläppchen geschwollen, meist mit Bläschen
besetzt. Dieselben zeigen in den Schultergegenden hämorrhagischen
Charakter, sehen sonst perlgrau aus. Rücken, Bauch, Brust: konfluierte
Knötchen und Bläschen, teilweise hämorrhagisch. Im Gesicht und auf
der Brust zerkratzt. Auf den Händen und besonders Handrücken und Fingern
Knötchen mit serösem Inhalt. Die älteren zeigen Dellen. Auf den Beinen noch
am meisten gesunde Haut, doch große Stellen mit konfluiertem Exanthem.

Er gibt auf Anfragen noch Antwort, doch sind die Worte unverständlich.
Gegen Mittag schluckt er nicht mehr. Atmung schwer röchelnd, immer mehr
zunehmende Rasselgeräusche. Puls sehr weich. Collapstemperatur.

Abends 6 Uhr 40 Minuten Tod.

Variolois.

Nachdem im Vorhergehenden von den malignen Variationen der
echten Variola die Rede war, wenden wir uns nun zu den gutartigen
Formen: zur Variolois und zur Variola sine exanthemate.

Unter Variolois verstehen wir seit Thomson eine abgeblaßte
Form der echten Pocken. Sie ist im allgemeinen gegenüber der Variola
vera ausgezeichnet durch eine kürzere Dauer und gutartigeren Verlauf, durch
das Fehlen oder die nur sehr geringe Höhe des Eruptionsfiebers und durch
die unregelmäßige und präzipitierte Entwicklung des Pockenexanthems.

Leichte Pockenformen dieser Art hat es zu allen Zeiten und bei allen
Epidemien gegeben, ein Beweis dafür, daß nicht allein die Virulenz des
Pockenerregers, sondern auch die Disposition des befallenen Individuums
eine große Rolle beim Zustandekommen dieser Krankheitsform spielt. Es
gibt auch bei schweren Epidemien Personen, die infolge ihrer natürlichen
Resistenz nur an dieser milden Pockenform erkranken, obgleich sie weder

vorher die Pocken überstanden haben, noch vacciniert sind. Häufiger aber findet man die Variolois bei solchen Menschen, die durch die in der Jugend vorgenommene Vaccination noch gewisse Immunitätsreste besitzen. In den ersten Dezennien nach Einführung der Schutzimpfung, als bei den in der Kindheit geimpften Personen mit dem Nachlassen des Impfschutzes die Blatterninfektion wieder haftete, wurde die Variolois auffallend häufig beobachtet und mutete zuerst als ein ganz neues von der Variola zu unterscheidendes Krankheitsbild an. Genaueres darüber siehe in dem Kapitel „Über Entdeckung und Geschichte der Kuhpockenimpfung". Heutzutage, wo der Impfzwang in fast allen zivilisierten Ländern durchgeführt ist, stellt die Variolois die häufigste Pockenform dar, die wir zu sehen bekommen.

Es handelt sich dabei keineswegs um ein genau umschriebenes Krankheitsbild; auch hier gibt es vielmehr die mannigfaltigsten Variationen und Abstufungen, so daß von der leichtesten Variolois, wo es gerade noch zur Entwicklung einiger kümmerlich ausgebildeter Pusteln kommt. bis zu den Formen. wo man im Zweifel ist, ob von Variola oder von Variolois gesprochen werden soll, alle Übergänge zu finden sind. Die gemeinsame Ätiologie der Variola vera und der Variolois, die schon aus dem Vorhandensein dieser Übergangsformen zwischen beiden Krankheitstypen geschlossen werden könnte, wird bewiesen durch die oft beobachtete Tatsache, daß Variolois durch Ansteckung echte Variola erzeugen kann und umgekehrt.

Der Verlauf der Variolois ist etwa folgender: Das Inkubationsstadium unterscheidet sich nicht von dem der echten Variola, die Initialperiode hingegen weist bereits Abweichungen von der regulären Pockenform auf. Während bei der Variola vera mit großer Regelmäßigkeit hohes Fieber, Delirien, Kreuzschmerzen vorhanden sind, verläuft das Initialstadium der Variolois bald mild, bald stürmisch. Haben wir in dem einen Falle nur mäßige Temperatursteigerungen und fast gar keine Störungen des Allgemeinbefindens, so finden sich in dem anderen intensives Fieber, starke Kopfschmerzen, Kreuzschmerzen und Delirien, und doch klingen beide in eine harmlose Variolois aus. Aus der mehr oder weniger großen Intensität der Initialsymptome läßt sich also kein irgendwie sicherer Anhaltspunkt dafür gewinnen, ob sich eine Variola entwickelt oder eine Variolois. Weit eher kann man schon aus dem Vorhandensein eines der initialen Exantheme prognostische Schlüsse ziehen. Während die petechialen Exantheme, die namentlich im Schenkeldreieck ihren Sitz haben, mit Wahrscheinlichkeit für Variola sprechen, gehören die erythematösen Ausschläge, sowohl die masernähnlichen als auch die flächenförmigen, fast nur der Variolois.

Die Dauer des Initialstadiums ist bald kürzer, bald länger als bei der echten Variola, bei der es mit fast absoluter Regelmäßigkeit

3 Tage währt. Ausgesprochener als im Initialstadium sind die Unterschiede zwischen Variolois und echten Blattern in der **Eruptionsperiode**. Namentlich das Fieber zeigt hier ein sehr charakteristisches Verhalten. **Die Temperaturkurve pflegt mit dem Auftreten der ersten Effloreszenzen steil abzufallen**, so daß schon am 4. Tage die Norm erreicht ist. **Von jetzt an bleibt die Temperatur bei der Variolois fast stets normal**, nur in wenigen Fällen erfährt sie bei Beginn der Suppuration noch eine leichte eintägige Steigerung. Gleichzeitig mit dem Fieberabfall verschwinden schnell auch alle sonstigen Störungen des Allgemeinbefindens; Kopfschmerzen, Kreuzschmerzen, Appetitlosigkeit weichen schnell, so daß der Kranke sich schon vom vierten Tage an dauernd wohl fühlt, sofern ihn nicht die Pockeneffloreszenzen auf Haut und Schleimhaut allzusehr irritieren.

Die **Entwicklung des Varioloisexanthems** zeigt mannigfaltige Abweichungen von der Form der Variola vera. Der gesetzmäßige **Beginn der Pockeneruptionen im Gesicht und am Kopf**, wie wir ihn bei der Variola vera kennen, ist bei der Variolois nicht so regelmäßig zu beobachten. Es finden sich vielmehr nicht ganz selten Fälle, wo die Pockeneffloreszenzen zuerst am Rumpf oder gleichzeitig an verschiedenen Körpergegenden auftreten. Die **Zahl** der einzelnen Effloreszenzen ist sehr verschieden und schwankt zwischen einigen wenigen Pocken und einer dichten Aussaat, die sich gleichmäßig über den ganzen Körper erstrecken kann. Auch die **Zeit**, die vom Anfang der Eruption bis zu ihrer Vollendung verstreicht, ist sehr variabel. Im allgemeinen ist sie kürzer als bei der echten Variola und beträgt durchschnittlich nicht mehr als 2 Tage, so daß die definitive Zahl der Pockenblasen fast stets mit Ablauf des 5. Krankheitstages erreicht ist. Gar nicht selten treten **Nachschübe** auf, so daß zwischen schon ausgebildeten Pusteln wieder Stippchen, Papeln und Bläschen zu finden sind. Gerade dasjenige, was für die Variola vera so charakteristisch ist, das Gleichmäßige im Aussehen des Exanthems, die gleiche Stufe in der Entwicklung aller Pockeneruptionen, pflegt also bei der Variolois zu fehlen, so daß durch das gleichzeitige Vorhandensein der verschiedenen Entwicklungsstufen der Eruptionen an den einzelnen Körperstellen ein recht buntes Bild zustande kommen kann.

Im allgemeinen hat die Entwicklung des Exanthems bei der Variolois **etwas Atypisches, Überstürztes**. Die einzelnen Eruptionen entstehen zunächst als rote Fleckchen, die sich in rote Papeln umwandeln. Aber schon von diesem Moment an ist der Entwicklungsgang nicht mehr so gesetzmäßig wie bei der Variola vera. Sehr oft bleibt ein Teil der Effloreszenzen bei der Variolois auf der Papelstufe ihrer Entwicklung stehen, ohne die Bläschenbildung zu erreichen und verfällt bereits auf dieser Stufe der Eintrocknung (abortive Pocken). Bei anderen Effloreszenzen tritt der Stillstand der Entwicklung auf der Höhe der Bläschenbildung und der beginnenden Vereiterung ein. Wieder andere machen zwar den Entwicklungsgang bis zur eitergefüllten Pustel durch, aber die verschiedenen Stadien werden schneller und unvollkommener durchlaufen als bei der Variola vera. Die Fälle, wo sämtliche Effloreszenzen bereits als Papeln verkümmern, sind selten. Häufiger sieht man ein Gemisch von Ausbildungsstufen, neben runden, ungedellten Eiterpusteln, eingetrocknete Bläschen und verkümmerte Pusteln.

Wenn die Effloreszenzen alle Stadien bis zur Suppuration durchmachen, so verläuft der Prozeß gewöhnlich in folgender beschleunigter Weise: Aus den roten Stippchen werden konisch zugespitzte Papeln, deren Spitze sich oft schon 12 Stunden nach der Eruption in ein Bläschen verwandelt. Die Bläschen wachsen rasch an bis zur Größe einer Linse, sind bald gedellt, bald ungedellt und zeigen schon am 3. Tage einen mehr oder weniger getrübten Inhalt, um dann schnell der Eintrocknung zu verfallen. Zu tiefer greifender Eiterung mit Beteiligung des Papillarkörpers kommt es in der Regel nicht. Die Pusteln sind daher nur mit einem kleinen roten Hof umgeben und bleiben ohne die stark entzündliche, ödematöse Schwellung der umgebenden Haut, die bei der Variola vera vorhanden ist. Dementsprechend fehlen auch das sekundäre Fieber und die schwereren, toxischen Erscheinungen.

Die Abtrocknung beginnt am 5. bis 7. Tage, bei den unentwickelten Formen sogar schon früher. Die Pusteln vertrocknen einfach, ohne vorher zu bersten und hinterlassen kleine, bräunliche, dünne Krusten, die nicht sehr fest haften und deshalb schneller abfallen als bei den echten Blattern, da die Eiterung oberflächlicher bleibt. Nur an den Handtellern und Fußsohlen vollzieht sich die Abstoßung der zwischen zwei Epidermisschichten eingeschlossenen Krusten auch bei der Variolois etwas langsamer. Nachdem die Krusten abgefallen sind, bleiben noch für kurze Zeit leicht prominente oder flache, bräunlich pigmentierte Stellen zurück. Die Prominenz, die durch entzündliche Schwellung des Papillarkörpers bedingt wird, verschwindet meist schnell. Etwas länger hält sich die bräunliche Pigmentierung, doch ist auch sie nach einigen Wochen nicht mehr zu sehen. Zur Narbenbildung kommt es in der Regel nicht, da die Eiterung keine so tiefgreifende ist wie bei der Variola vera und den Papillarkörper nicht in Mitleidenschaft zieht.

Bei der großen Mannigfaltigkeit der Erscheinungsformen des Exanthems bei der Variolois konnte es nicht ausbleiben, daß von älteren Autoren die verschiedenartigsten Typen aufgestellt wurden. Von den mancherlei Benennungen seien hier nur noch zwei erwähnt: Die Vario l a   v e r r u c o s a ist diejenige Form, bei der die Effloreszenzen auf dem Stadium der Knötchenbildung stehen bleiben; die in ein Bläschen umgewandelte konische Spitze der Knötchen vertrocknet, und nach Abfall der kleinen Kruste bleibt der papulöse Teil des Knötchens noch längere Zeit zurück. Seltener ist folgende andere Anomalie: Wenn der Inhalt der Pusteln ungewöhnlich schnell resorbiert wird und dann die lufthaltige Hülse stehen bleibt, so spricht man von V a r i o l a   s i l i q u o s a (Hülsenpocken).

Die S c h l e i m h ä u t e sind bei der Variolois sehr häufig, in der Regel aber milder ergriffen als bei der Variola vera. Die Zahl der sichtbaren Pocken ist meist eine geringe. Oft findet sich lediglich eine katarrhalische Entzün-

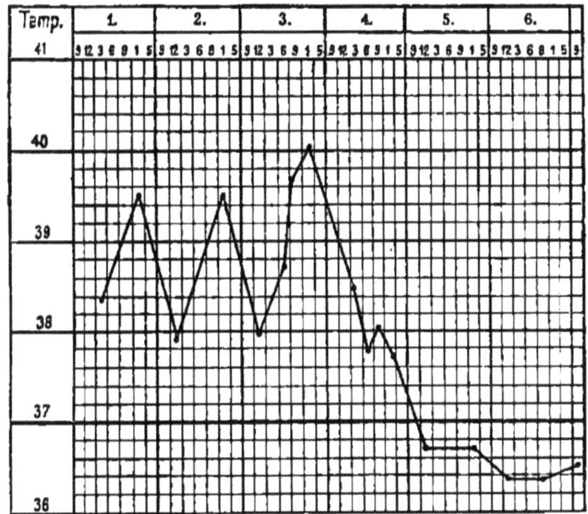

VI. Variolois. (18 jährige Dame, 2 mal geimpft.)

dung der Mundschleimhaut. Schluckbeschwerden, Heiserkeit, Verstopfung der Nase kommen auch bei der Variolois vor, doch quälen sie im ganzen den Kranken nicht so wie bei der Variola vera. Eitrige oder nekrotische Prozesse mit ihren mannigfachen Folgeerscheinungen kommen bei der Variolois nicht zur Beobachtung.

Zur Illustration diene folgende Krankengeschichte:

Krankengeschichte.

Lucie B., 18 Jahre, Röntgenassistentin, V a r i o l o i s.

A n a m n e s e : Patientin ist früher nie krank gewesen. Zweimal geimpft. Sie ist am 5. Oktober 1910 mit Kopf-, Kreuzschmerzen und allgemeinem Unbehagen erkrankt, seit dem 7. Oktober ist sie bettlägerig. An diesem Tage begann ein Ausschlag im Gesicht und am ganzen Körper aufzutreten, der am folgenden Tage zunahm und anfangs wie Masern ansah. Heute sind deutliche Pockeneffloreszenzen aufgetreten und Patientin wird deshalb ins Krankenhaus geschickt.

Status am 9. Oktober 1910. Kräftig gebautes junges Mädchen in gutem Ernährungszustande. Temperatur 40⁰. Puls beschleunigt, dabei kräftig und regelmäßig.

Zunge: belegt.

Am Gaumen Reste von Pockeneffloreszenzen (außerhalb mit Argentum geätzt). Im Gesicht zahlreiche in Eiterung begriffene Pockeneffloreszenzen, desgleichen zahlreiche mit seröser Flüssigkeit erfüllte auf Brust und Rücken. Ganz vereinzelte Bläschen an den unteren und oberen Extremitäten.

Innere Organe: o. B. Urin: Frei von Eiweiß.

10. Oktober. Heute in den Effloreszenzen kaum eine Änderung. Temperatur nicht über 38⁰. Gutes Allgemeinbefinden.

11. Oktober. Die Pusteln im Gesicht trocknen bereits ein, die Effloreszenzen auf Brust und Rücken und am übrigen Körper sind heute pustulös. Temperatur unter 37⁰.

13. Oktober. Die Eintrocknung sämtlicher Pusteln hat bereits begonnen.

19. Oktober. Patientin steht heute zum ersten Male auf. Gutes Befinden. Normaler Verlauf. Die Pusteln sind sämtlich eingetrocknet und die Krusten beginnen abzubröckeln.

25. Oktober. Patientin badet täglich. Die Abschuppung erfolgt gut. Es bleiben nur ganz vereinzelt geringfügige Narben zurück.

6. November. Nach erfolgter Abschuppung geheilt entlassen. Nur geringe Narbenbildungen. Gutes Befinden.

Variola sine exanthemate.

Die allerleichtesten Formen der Variolois, bei denen nur einige wenige, auf der Körperoberfläche verstreute spezifische Pockeneruptionen gezählt werden, bilden den Übergang zu jenem seltenen variolösen Krankheitsbilde, das jegliche Spur eines Blatternexanthems auf Haut und Schleimhäuten vermissen läßt und das deshalb als Variola sine exanthemate bezeichnet wird. Daß es sich dabei tatsächlich um einen Krankheitsprozeß handelt, der ätiologisch auf dieselbe Ursache zurückzuführen ist, wie die Variola vera, kann im einzelnen Falle mit Sicherheit nur aus den Begleitumständen geschlossen werden. Ein Patient erkrankt z. B. unter den charakteristischen Initialsymptomen der Variola, plötzlich einsetzendem hohen Fieber, Kreuzschmerzen, Delirien. Die hervorstechende Klage des Kranken über Kreuzschmerzen legt den Verdacht auf Pocken nahe. Die Anamnese ergibt, daß er auf irgend eine Weise sich der Blatternansteckung ausgesetzt hat, und daß der Impfschutz nur mangelhaft ist, weil die Vaccination lange zurückliegt. Man erwartet auf Grund dieser Erhebungen, daß nach dem dreitägigen Initialstadium die spezifischen Pockeneffloreszenzen aufschießen werden, aber die Eruption bleibt aus, das Fieber fällt und der Kranke ist genesen. Solche Fälle, wie sie bei Blatternepidemien vereinzelt beobachtet werden, legen die Annahme einer Variola sine exanthemate sehr nahe; starke Kreuzschmerzen sind in erster Linie verdächtig. Kommt dazu noch ein initiales Exanthem, so ist die Diagnose sicher.

Bei anderen Fällen wird man die Krankheit erst an ihren Früchten erkennen, wenn sie nämlich zum Ausgangspunkt weiterer Pockenerkrankungen wird. Ein Patient kommt mit hohem Fieber und Delirien zur Behandlung, ohne daß eine bestimmte Diagnose zu stellen wäre. Nach 3 Tagen fällt das Fieber ab und er ist genesen, und zirka 10 Tage nachher erkranken Personen der Umgebung an echten Pocken. Hier wird man dazu berechtigt sein, nachträglich jenen zweifelhaften Fall als Variola sine exanthemate anzusprechen, namentlich wenn anamnestisch festgestellt werden kann, daß der Kranke Gelegenheit hatte, sich mit Blatterngift zu infizieren. Das Vorkommen der Variola sine exanthemate ist ein Analogon zu den Fällen von Masern- und Scharlacherkrankung ohne spezifischen Ausschlag (Scarlatina oder Morbilli sine exanthemate).

Besonderheiten seitens einzelner Organe. Komplikationen und Nachkrankheiten.

In vorstehendem wurde gezeigt, wie sehr der Pockenprozeß je nach der Virulenz des Erregers und der persönlichen Disposition des Erkrankten in seinen spezifischen klinischen Erscheinungen variieren kann. Noch bunter aber erscheint uns das Krankheitsbild, wenn wir im einzelnen die verschiedenen Komplikationen und Nachkrankheiten betrachten, die den typischen Verlauf stören können. Da es nicht immer möglich ist, eine feste Grenze zwischen den durch den Erreger selbst bedingten außergewöhnlichen Organveränderungen und den durch sekundäre Infektion verursachten Störungen zu ziehen, so bleibt es am vorteilhaftesten, als Einteilungsprinzip für die Besprechung der Komplikationen ihre Lokalisation zu wählen.

Die äußere Haut, der Hauptsitz des Pockenprozesses, steht dementsprechend auch in der Mannigfaltigkeit der komplizierenden Krankheitserscheinungen an erster Stelle. Vor allem sind hier die multiplen Abszesse zu nennen, die sich häufig im Beginne des Exsikkationsstadiums entwickeln und die Rekonvaleszenz außerordentlich in die Länge ziehen können. Sie werden durch sekundäre Infektion mit Eiterkokken verursacht und treten namentlich bei den schwereren Formen der Variola vera und bei den konfluierenden Pockenformen auf. An der Stelle der eintrocknenden Pocken entwickelt sich eine schmerzhafte Infiltration von Kirschkern- bis Haselnuß-, ja Hühnereigröße, über der sich die Haut schnell verdünnt, so daß eine baldige Inzision notwendig wird. Treten solche Abszesse in größerer Menge an verschiedenen Körperstellen auf, so können sie dem Kranken außerordentlich zur Qual werden, namentlich, wenn sie an Gegenden sitzen, die beim Liegen oder Sitzen gedrückt werden. Mitunter wiederholen sich solche Abszedierungen noch wochenlang nach dem Beginne der Eintrocknung und führen immer wieder zu Fieberbewegungen.

Im allgemeinen handelt es sich um oberflächliche Hautabszesse, bisweilen kommt es jedoch auch zu umfangreichen phlegmonösen Prozessen. Auch Muskelabszesse kommen durch Tiefergreifen der Eiterung bisweilen zustande, so z. B. in der Glutaealgegend. Ferner können Erysipele gelegentlich von einer geplatzten Pockenpustel aus ihren Ausgang nehmen. Die Entwicklung eines Dekubitus ist bei schweren Pockenformen oft kaum zu vermeiden, namentlich wenn die Pusteln am Gesäß oder anderen aufliegenden Körperstellen dicht stehen. Er entsteht meist in der Suppurationsperiode und kann bei großer Ausdehnung in die Breite und Tiefe eine lebensgefährliche Komplikation darstellen. In jedem Falle aber wird die Rekonvaleszenz dadurch lange hinausgeschoben.

Bei septischen Fällen treten häufig Hautblutungen von Stecknadelkopf- bis Linsengröße auf. Auch Netzhautblutungen gehören zum Bilde der Sepsis.

Wo das neben der Suppuration einhergehende entzündliche Ödem einen hohen Grad erreicht, namentlich bei konfluierenden Pocken, kommt es stellenweise als Folge lokaler Zirkulationsstörungen zur Gangrän der Haut, so z. B. an der Haut des Skrotums der Vulva oder des oberen Augenlides. Die Affektion ist an sich keine besonders maligne Komplikation. Da sie aber meist nur bei konfluierenden Pocken oder schweren Fällen der Variola discreta sich entwickelt, die an sich schon eine üble Prognose haben, so gehen Kranke mit Hautgangrän meist zu Grunde. Geht der Fall in Genesung aus, so demarkiert sich die Nekrose, es kommt zur Ablösung der nekrotisch zerstörten Hautpartien und ausgedehnte Granulationsbildung setzt ein; mehr oder weniger große Narben von unregelmäßiger Begrenzung bleiben zurück. Die Gangrän bildet also in solchen Fällen ein Analogon zu der Hautgangrän, die nach Erysipel an den Augenlidern, am Skrotum oder an den Unterschenkeln zur Entwicklung kommt.

Bisweilen leiden Pockenrekonvaleszenten noch jahrelang nach dem Überstehen der Krankheit an Akne. Curschmann erklärt das durch narbige Verengung und Verschließung der Ausführungsgänge der Talgdrüsen; oft spielt dabei auch die gesteigerte Disposition zu Staphylokokkenerkrankungen eine Rolle, die sich im Anschluß an die in der Eintrocknungsperiode so häufig auftretenden multiplen Abszesse entwickeln kann.

Am Respirationsapparat können die mannigfaltigsten Störungen auftreten. Abgesehen von der gewöhnlichen Bronchitis, die fast stets den Variolaprozeß begleitet, finden sich oft Bronchopneumonien, etwas seltener sind kruppöse Pneumonien. Kommt es im Verlaufe der Variola zu einer septischen Allgemeininfektion, so können Lungenabszesse auftreten. Auch Pleuritis entwickelt sich nicht selten. Sie geht auffallend oft in Empyem über, so daß man mit großer Wahrscheinlichkeit eine metastatische Entstehung annehmen kann, verursacht durch septische Allgemeininfektion. Die Prognose solcher Fälle ist in der Regel sehr trübe, da es sich meist um Kranke handelt, die bereits durch die septische Allgemeininfektion sehr mitgenommen sind.

Bemerkenswert ist noch die Beobachtung, daß Pockenrekonvaleszenten zu tuberkulösen Lungenaffektionen disponieren.

Die Schwere des Krankheitsbildes der septischen Fälle wird bisweilen durch Herzkomplikationen erhöht. Eitrige Perikarditis, teils metastatisch entstanden, teils fortgeleitet von der erwähnten Pleuritis purulenta, ferner septische Endokarditis werden mitunter beobachtet.

Von Erkrankungen des Gefäßapparates ist eine der häufigsten die Thrombophlebitis, namentlich in der Vena cruralis, die durch infektiöse Entzündung der Gefäßwand bedingt wird und zu ausgedehnten Thrombosen der Schenkelvene mit starker ödematöser Verdickung des ganzen Beines führen kann. Wegen der Gefahr der Lungenembolie ist die Prognose dieser Komplikation stets zweifelhaft.

Unsere Kenntnisse über das Blutbild der Variola haben in letzter Zeit eine wesentliche Bereicherung erfahren.

Die Variola geht mit einer mäßigen Leukozytose einher (durchschnittlich 10 bis 20.000 Leukozyten im Kubikmillimeter). Das hatte schon Brouardel (1874) und Verstraeten festgestellt. Die Erklärung R. Picks (1898), daß diese Vermehrung der weißen Blutkörperchen als Folge der Sekundärinfektion mit Eiterkokken eintritt, besteht nicht zu Recht, denn die Zunahme der gesamten Leukozyten setzt schon vor der Pustelbildung ein (Courmont und Montagard). Die Vermehrung dauert relativ lange und findet sich noch in der Rekonvaleszenz.

Nach Kämmerer ist die Leukozytose bedingt durch eine beträchtliche absolute Vermehrung der Lymphozyten, die schon am fünften Krankheitstage wahrnehmbar ist, in der Floritions-, Suppurations- und Eintrocknungsperiode besonders hohe Werte erreicht und bis über drei Monate nach dem Krankheitsbeginne noch als Lymphozytose bemerkbar ist. Im Anfang der Krankheit findet man sehr viel große Lymphozytenformen.

Die Neutrophilen sind prozentual vermindert, absolut durchschnittlich in normaler Menge vorhanden, ganz im Anfang vielleicht hie und da etwas vermehrt, bei ausgeprägter Lymphozytose auch vermindert.

In den ersten Tagen finden sich, besonders bei schweren Fällen, ziemlich viel Reizungsformen, die in der Rekonvaleszenz mehr oder weniger rasch abnehmen.

Bei schweren Fällen findet sich in den ersten Tagen eine mäßige Anzahl Myelozyten und Normoblasten; in der späteren Zeit nur noch sehr vereinzelt, bei leichteren Fällen überhaupt nicht.

Die großen Mononukleären und Übergangszellen zeigen im allgemeinen durchschnittliche Werte, scheinen aber mit dem Zurückgehen der Lymphozyten eine gewisse Vermehrung zu erfahren. Eosinophile und Mastzellen sind weder auffallend-vermehrt noch vermindert, verschwinden nie ganz.

Zur Diagnose kann das Blutbild im exanthematischen Stadium mit Vorsicht, zur retrospektiven Diagnose aber nicht verwendet werden.

Im Rachen kommt es bei schweren Variolaformen gar nicht selten zu starken nekrotischen Veränderungen, die durch Sekundärinfektion mit Streptokokken bedingt sind und zu einer schichtweisen Nekrose des Gewebes führen. Es handelt sich dabei um mehr oder weniger tiefgreifende, mit schmutzigbraunen Belägen bedeckte Ulzerationen an den Tonsillen, an der Uvula und am weichen Gaumen. Dabei schwellen in der Regel die regionären Lymphdrüsen am Halse mächtig an und es kommt zur Vereiterung einzelner Drüsen oder zu ausgedehnten phlegmonösen Infiltrationen der ganzen vorderen Halspartie. Auch sekundäre Parotitis kann sich im Anschluß an die infektiöse Rachenerkrankung entwickeln.

Im Larynx können die durch das Platzen von dort lokalisierten Pockenpusteln entstehenden kleinen Erosionen zu sekundären Entzündungen Anlaß geben. Gefürchtet ist die Perichondritis, die zu Knorpelnekrose und Glottisödem führen kann.

Am Magendarmapparat kommen nur selten Störungen vor. Meist besteht Verstopfung während der ganzen Dauer der Erkrankung. Während der ersten Tage des Pockenprozesses (nach Trousseau innerhalb der ersten 5 Tage) treten zuweilen Durchfälle auf, die wohl toxischer Natur sind. Ich sah sie zweimal bei Kindern unter 3 Jahren. In früheren Epidemien ist wiederholt von dysenterischen Diarrhöen berichtet worden. Sydenham spricht geradezu von einer Variola dysenterica und Gregor von Tours nennt die Pocken schlechtweg: Morbus dysentericus cum vesicis. Möglicherweise ist diese Bezeichnung dadurch veranlaßt gewesen, daß die bei hämorrhagischen Pocken auftretenden blutigen Durchfälle als dysenterische Stühle imponiert haben. Alle neueren Autoren stimmen darin überein, daß Durchfälle dysenterischer Art nicht zu den Eigentümlichkeiten der Pocken gehören.

Komplikationen von Seiten der Nieren werden nicht häufig beobachtet. Leichte febrile Albuminurien, wie sie auch bei anderen Infektionskrankheiten vorkommen, sind im Initialstadium sowie in der Suppurationsperiode nicht selten; Nephritis mit höherem Eiweißgehalt und Zylindern ist nicht häufig. Plehn hat sie bei pockenkranken Negern auffallend oft gesehen. Bei septisch komplizierten Fällen entwickelt sich öfters eine interstitielle Nephritis. Dabei kommt es entweder zu multiplen kleinen Abszessen in den Nieren oder aber zu einer diffusen Erkrankung mit reichlichem Albumen und vielen Zylindern. Bei der Purpura variolosa tritt blutiger Harn auf. Diazoreaktion wird bisweilen beobachtet, ist aber nicht konstant.

Das zerebrale und peripherische Nervensystem wird durch den Pockenprozeß in der mannigfaltigsten Weise in Mitleidenschaft gezogen. Das häufige Vorkommen von Delirien der verschiedensten Art, die mehr oder weniger zum Krankheitsbilde selbst gehören, wurden bereits besprochen. Als Komplikation kann schon eher das Delirium tremens angeführt werden, das bei pockenkranken Potatoren eine nicht seltene Erscheinung ist und der Erkrankung sehr häufig eine ungünstige Wendung gibt. Es kommt sowohl bei der echten Variola wie bei der Variolois vor und entwickelt sich gewöhnlich zu Beginn der Eruptionsperiode, wenn die Temperatur absinkt.

Zuweilen hinterlassen die Pocken als Nachkrankheit psychische Störungen, doch ist das seltener als z. B. nach Typhus abdominalis. Meist handelt es sich dabei um melancholische Zustände, die sich über lange Zeit hinziehen können, aber doch eine günstige Prognose bieten.

Von anatomisch nachweisbaren Störungen im Gehirn sind besonders encephalitische Herde von Interesse. Sie machen sich klinisch durch halbseitige Lähmungen bemerkbar. Möglicherweise sind auch die verschiedentlich beobachteten Fälle von Aphasie, die sich im Suppurationsstadium einstellen, auf die gleiche Ursache zurückzuführen.

Häufiger als zerebrale Störungen werden Komplikationen von Seiten des Rückenmarks beobachtet. Es ist bemerkenswert, daß die Variola im Vergleich zu anderen akuten exanthematischen Krankheiten entschieden am meisten zu derartigen Komplikationen neigt. Wiederholt sind Paraplegien an den unteren Extremitäten beschrieben worden, die meist von Lähmungen der Sphinktera des Mastdarms und der Blase begleitet waren. Die Sensibilität war dabei gewöhnlich ungestört. Der Eintritt der Lähmung erfolgt in der Regel plötzlich; Beziehungen zu einer bestimmten Periode des Pockenprozesses bestehen dabei nicht, vielmehr sind solche motorischen Lähmungen in jedem Stadium von der Initialperiode an bis zur Eintrocknungsperiode und noch später beobachtet worden. Ja sogar vom Inkubationsstadium werden solche Ereignisse berichtet (Le Roy d'Etiolles).

Als anatomisches Substrat solcher Paraplegien wies Westphal über die graue und weiße Substanz der Medulla spinalis verstreute entzündliche, zum Teil erweichte Herde nach (Myelitis disseminata). Auf ähnlichen anatomischen Veränderungen scheinen nach den Untersuchungen von Oettinger und Marinesco bisweilen auch die unter dem Bilde der akuten aufsteigenden Landryschen Paralyse auftretenden

Lähmungserscheinungen zu beruhen, die wiederholt im Laufe des Pockenprozesses beobachtet wurden und nach kurzer Dauer in der Regel tödlich verlaufen. (Bernhard, Leyden, Chalvet.)

Das anatomische Substrat für die bisweilen vorkommende akute Ataxie ist nicht ganz sicher.

An den peripherischen Nerven sind nur selten Störungen zu beobachten. Curschmann sah eine isolierte Lähmung des Deltoideus; bisweilen kommen Paresen des Gaumensegels und des Schlundes vor, die den postdiphtherischen Lähmungen analog sind und in der Regel eine günstige Prognose geben.

Von den Sinnesorganen zeigt am häufigsten das Ohr Komplikationen. Im Zusammenhang mit der variolösen Rachenerkrankung kommt es in schweren Fällen recht häufig während des Suppurationsstadiums zu einer eitrigen Entzündung der Tuba Eustachii und zur Otitis media mit ihren bekannten Symptomen. Findet der Eiter nicht rechtzeitig Abfluß, sei es durch spontane Perforation oder durch Parazentese, so stellt sich bisweilen eine Vereiterung der Zellen des Antrum ein. Die mannigfachsten schwersten Folgeerscheinungen, Sinusphlebitis, eitrige Meningitis usw. können von da aus entstehen und das Leben gefährden. Als Folge der Otitis bleibt nicht selten Taubheit oder Schwerhörigkeit zurück.

Die Nasenschleimhaut ist bei schweren Pockenformen häufig bis zur Tubenmündung stark verschwollen und eitrig entzündet, so daß oft von hier aus Tubenkatarrhe entstehen und fortgepflanzt werden können. In Fällen von Variola confluens kann es durch ausgedehnte Ulzerationen der Nasenschleimhaut gelegentlich zur narbigen Stenose oder sogar zur Obliteration eines Nasenloches kommen. Ferner werden gelegentlich Deformitäten und Verstümmelungen der Nasenflügel als Folgezustände schwerer konfluierender Pocken beobachtet.

An den Augen kommen die verschiedensten Störungen vor. Während der Blüte des Exanthems findet sich in fast allen schweren Fällen eine Konjunktivitis, die namentlich bei starkem Lidödem und Stauung des Sekretes die höchsten Grade annehmen kann. Pockeneruptionen finden sich zuweilen auf der Conjunctiva palpebralis, doch sind sie auf der Conjunctiva bulbi äußerst selten. Auf der Kornea entwickeln sich während der zweiten Woche bisweilen keratitische Prozesse von verschiedener Ausdehnung. Kommt es bei der schweren konfluierenden Pockenform durch tiefer greifende Eiterungen zur Perforation der Hornhaut, so kann sich Iritis, Chorioiditis und schließlich Panophthalmie mit Zerstörung des Bulbus entwickeln. Iritis und Chorioiditis können aber auch ohne vorhergehende Hornhautperforation durch Fortpflanzung der Entzündung entstehen. Bei der hämorrhagischen Variolaform finden sich außer konjunktivalen Blutungen auch Hämorrhagien auf der Netzhaut. Als Reste der genannten Störungen bleiben Hornhauttrübungen, Verwachsungen der Iris, Kolobome usw. zurück.

An den Augenlidern zurückbleibende Pockennarben können zu Verunstaltungen führen; namentlich ausgedehnte Ektropien entstellen das Gesicht sehr und begünstigen wegen des ungenügenden Lidschlusses das Zustandekommen konjunktivitischer Erscheinungen.

Am Bewegungsapparat werden Muskelabszesse und Gelenkentzündungen und Periostitiden beobachtet. Sie kommen während der Suppurationsperiode vor und sind auf metastatischem Wege entstanden zu denken. Die Gelenkentzündungen sind entweder seröser oder seröseitriger Natur und betreffen meist die großen Gelenke, namentlich Schultergelenk und Kniegelenk. Bisweilen sind mehrere Gelenke gleichzeitig befallen.

Über die Störungen am weiblichen Genitalapparat wurde bereits bei der Besprechung des typischen Krankheitsbildes gesprochen. Charakteristisch ist das frühzeitige Eintreten der Menstruation zu Beginn der Pockenerkrankung, sowie die Neigung zu häufigen Gebärmutterblutungen. Dementsprechend abortieren Schwangere, die an den Pocken erkranken, sehr häufig (in 25 bis 30% der Fälle). Je schwerer die Pockenform, desto größer die Neigung zum Abortieren und zu Frühgeburten. Der Fötus ist bei der Geburt meist abgestorben. Starke Metrorrhagien während des Geburtsaktes und sekundäre eitrige Entzündungen der Plazentarstelle gefährden die Wöchnerin.

An den männlichen Geschlechtsorganen kommt nicht selten eine Orchitis im Verlaufe der Pocken vor, die sich durch Schwellung und Schmerzhaftigkeit des Hodens bemerkbar macht. Sie ist nach Bérand und Trousseau eine sehr gewöhnliche Komplikation. Curschmann beobachtete sie unter 432 Fällen viermal. Nach den Obduktionsbefunden Chiaris scheint sie jedoch recht häufig zu sein.

Abnormer Verlauf der Pocken bei Negern.

Die Pocken zeigen bei den verschiedenen Rassen ein ziemlich gleiches Verhalten. Die Mortalität soll im allgemeinen bei den farbigen Rassen eine größere sein als bei den nichtpigmentierten Völkern. In dieser Allgemeinheit trifft der Satz wohl nicht das Richtige. Als die Seuche zum ersten Male bei den farbigen Rassen, z. B. in Amerika ihren Einzug hielt, traf sie auf Völker, die bisher noch niemals mit den Blattern in Berührung gekommen waren und deshalb noch keinerlei ererbte Immunitätsreste besaßen. Die Sterblichkeit war infolgedessen eine ganz ungeheure und übertraf die von Europa, wo die Blattern schon lange endemisch waren, um ein Gewaltiges.

Ganz ähnliche Beobachtungen konnte man noch in unserer Zeit beim Auftreten der Pocken bei verschiedenen Negerstämmen machen. Als die Blattern 1898 in Duala auftraten, starben sämtliche davon befallenen Dualaleute, während bei den Kru- und Weinegern, in deren Heimat die Pocken endemisch herrschen, kein einziger Todesfall unter

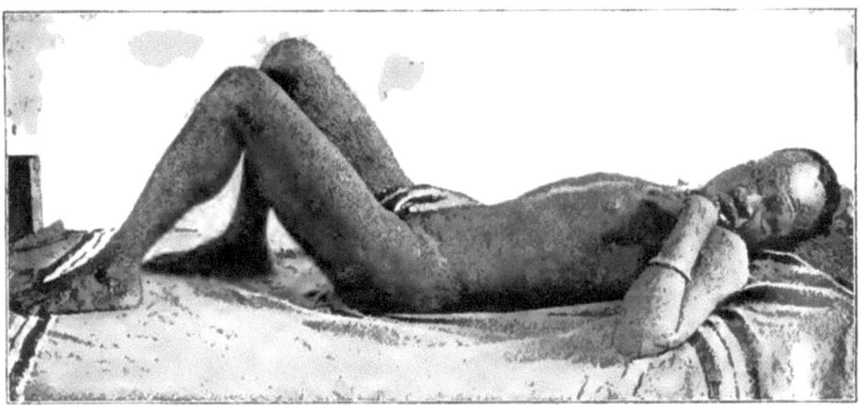

Schwerste Krankheitsform. Tod am 7. Krankheitstage durch Erschöpfung.
(Nach Plehn.)

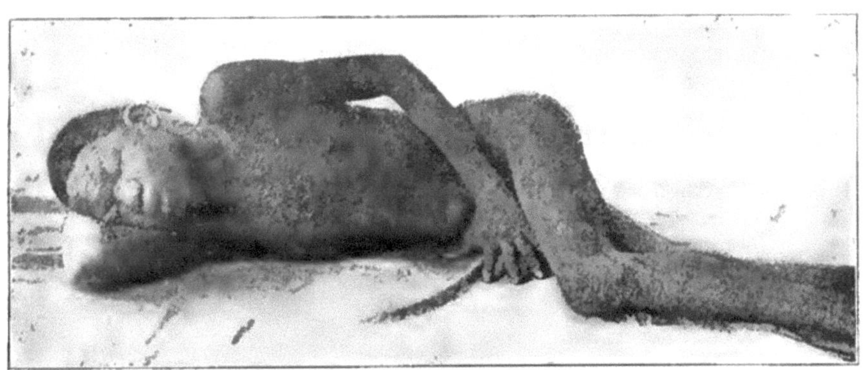

Mittelschwere Blatternform. (Nach Plehn.)

den Kranken vorkam. Merkwürdigerweise scheint der Schutz nach überstandenen Blattern oder nach der Vaccination bei Negern von erheblich kürzerer Dauer zu sein als bei Europäern. (Vgl. auch das Kapitel „Praktisches über den Impfschutz".)

Nach A. Plehn verlaufen die Pocken im Kamerungebiete (Westafrika) wesentlich anders, als es den typischen, in den vorigen Kapiteln

beschriebenen Bildern entsprechen würde. In Deutsch-Ostafrika dagegen
unterscheidet sich der Charakter der Krankheit nicht von dem in Mitteleuropa
bekannten. Auffällig ist die Beobachtung Plehns, daß beim afrikanischen
Neger, der an Pocken erkrankt ist, das hohe Fieber des Initialstadiums in der Regel fehlt oder nur angedeutet ist, und
daß auch das Allgemeinbefinden zuweilen kaum wesentlich alteriert ist,
selbst in Fällen, die wenige Tage nach Erscheinen des Exanthems tödlich
enden. Außerdem soll fast regelmäßig das sekundäre
Fieber fehlen; hämorrhagische Formen kommen nicht zur Beobachtung.
A. Plehn unterscheidet nach Schwere und Dauer drei in Kamerun
vorherrschende Krankheitstypen, von
denen die erste ganz besonderes Interesse beansprucht.

1. **Schwerster Verlauf.** Tod wenige Tage, nachdem die Krankheit erkennbar wurde. Hier kommt es gar
nicht zur Ausbildung distinkter Bläschen und isolierter Pusteln; oder die
Pusteln lassen sich nur stellenweise,
besonders an den Füßen und Unterschenkeln gegeneinander abgrenzen.
Im übrigen macht die gesamte Körper-
haut den Eindruck von grobnarbigem
Chagrinleder, weil schon die kleinsten
Effloreszenzen sich berühren. Eine Verfärbung der Haut tritt beim Neger
nicht hervor, und man muß anfangs
genau zusehen, um die Veränderung zu
erkennen.

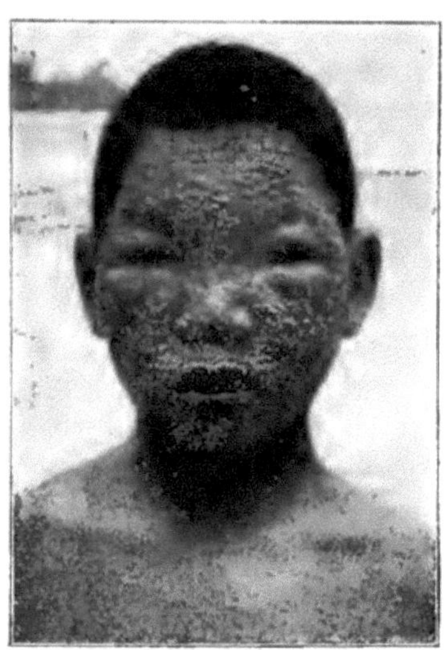

Mittelschwere Blatternform.

Die Augenlider sind nicht immer geschwollen, die Konjunktiven
jedoch entzündet. Die Stimme ist schwach und heiser, ob infolge allgemeiner Schwäche oder lokaler Affektionen des Kehlkopfes, ließ sich
nicht immer entscheiden.

Der Puls ist anfangs kaum alteriert; wie weit eine mäßige Milz-
vergrößerung auf die Blatterninfektion oder die fast stets vorhandene
chronische Malaria bezogen werden muß, ist unsicher. Bemerkenswert
ist, daß die Temperatur auch in den schwersten Fällen 39·0 ⁰ C nur
beim Ausbruch des Exanthems zuweilen für kurze Zeit überschreitet
und dann bis zum Tode annähernd normal bleibt.

Jeder Fall, dessen Hauteruption den skizzierten Charakter trägt,
ist von vornherein verloren. Die vollkommene Aufhebung der gesamten
normalen Hauttätigkeit läßt den Kranken in kürzester Frist unter

den Erscheinungen völliger Erschöpfung an Herzschwäche zu Grunde gehen, meist 4 bis 6 Tage, nachdem die ersten Hautveränderungen hervortraten.

2. Eine **mittelschwere Form,** die am häufigsten beobachtet wird. Hier entwickeln sich zunächst kleine, meist dünn gesäte Pusteln, ohne daß der Kranke anfangs besondere Beschwerden hat. Die Pusteln vermehren sich rasch und nehmen an Umfang zu; sie können die Größe einer halben Bohne erreichen. Aber auch da, wo solche Pusteln später zusammenfließen, entsteht nie ein ähnliches Bild wie bei der ersten Form. Später stoßen sich größere Hautfetzen ab und das Korium liegt frei zu Tage. Auf diese Weise können schließlich so große Hautpartien außer Funktion gesetzt werden, daß das Leben gefährdet wird. Das dauert gewöhnlich 3 bis 4 Wochen. Auch können sich ausgedehnte und tiefgehende Nekrosen von Muskeln und Faszien bilden, deren Heilung Monate erfordert; das ist besonders an den Füßen zu beobachten. Nicht selten sind Kornealaffektionen, die einige Male den Verlust eines oder beider Augen veranlaßten.

Sehr auffällig ist die Beobachtung P l e h n s, daß bei dieser mittelschweren Form der Blattern der Kamerunneger fast regelmäßig N e p h r i t i s besteht, die ja im allgemeinen bei den Pocken recht selten aufzutreten

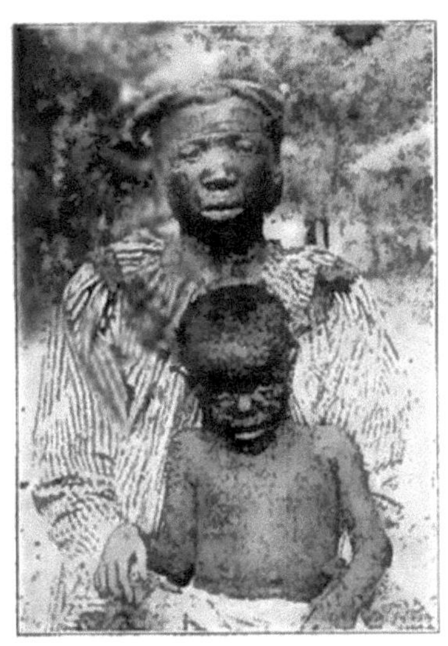

Abortive Pockenerkrankung.
Das Kind war in seinem subjektiven
Wohlbefinden nicht gestört.

pflegt. Häufig ist D e k u b i t u s. Die mittelschwere Form ist die einzige, bei welcher a u s n a h m s w e i s e ein leichtes Sekundärfieber durch Resorption aus den vereiternden Pusteln oder phlegmonösen Entzündungsherden entsteht.

3. Eine **abortive Form.** Hier sind einzelne, meist kleine, schwach entwickelte Pusteln mehr oder weniger dicht über das Gesicht und über den ganzen Körper ausgesät.

Das Allgemeinbefinden ist dabei nicht nennenswert gestört außer vielleicht am Ausbruchstage des Exanthems, und die Körperwärme ist auch höchstens zu dieser Zeit ein wenig erhöht. Alle diese Kranken genesen.

Pockenähnliche Tropenerkrankungen.

Nach A. Plehn hört man im Auslande zuweilen etwas von Erkrankungen verlauten, welche den echten Blattern ganz außerordentlich gleichen, ohne doch mit ihnen identisch zu sein. Westafrikanische Schiffskapitäne bezeichnen solche Exantheme als „bullocks“. Von ostafrikanischen Missionaren werden die „weißen Pocken“ als ungefährlich von den echten Blattern unterschieden. Stets handelte es sich bis jetzt um meist mündliche Mitteilungen von Laien. Die angeblichen „bullocks“ geben manchen Schiffskapitänen Gelegenheit, sich um die Anerkennung echter Blattern an Bord zu drücken und so die Quarantäneschwierigkeiten zu vermeiden.

Sanagapocken.

Eine pockenähnliche Erkrankung, die in Kamerun grassiert und differential-diagnostisch von großer Wichtigkeit ist, beschreibt Plehn unter dem Namen Sanagapocken. Es handelt sich dabei im allgemeinen um eine gutartige Krankheit.

Die von der Krankheit Befallenen werden plötzlich ergriffen, wie sonst nur bei Influenza oder akuter Malaria. Häufig werden Leute, die sich frisch und munter zur Arbeit begeben haben, so heftig betroffen, daß sie sich kaum ohne fremde Hilfe nach Hause begeben können. Zuweilen leitet ein Schüttelfrost den Ausbruch ein. Während der nächsten Tage herrscht dann in schweren Fällen hohes Fieber von kontinuierlichem oder remittierendem Typus und mit den gewöhnlichen Begleiterscheinungen, als Kopf-, Kreuz- und Gliederschmerzen. Ob die in einigen Fällen beobachtete Milzschwellung mit zum Krankheitsbilde gehört oder auf alte Malaria zurückzuführen war, läßt sich nicht immer entscheiden. Mit dem Auftreten des Exanthems, meist nach 3 bis 8 Tagen, pflegt das Fieber zu sinken und nach 10 bis 14 Tagen, ausnahmsweise erst nach 3 Wochen, sind alle Krankheitserscheinungen vorüber. Aber eine beträchtliche Schwäche soll noch kurze Zeit fortbestehen. Das pustulöse Exanthem gleicht ganz dem Exanthem in leichten Blatternfällen, sowohl nach Form wie nach Verteilung der Pusteln; aber es scheinen nach der Abheilung grubenförmige Narben sehr selten zu sein. Meist bleiben nur dunkel pigmentierte Flecken zurück und diese verschwinden nach einigen Monaten.

Die Epidemie ergriff während der Regenzeit 1900 den größten Teil der farbigen Sanagaanwohner, und von den Kindern der Baseler wie der katholischen Missionsschulen blieb kaum ein einziges verschont, ohne daß Todesfälle vorgekommen wären. Europäer erkrankten nicht. Wenn schon der klinische Verlauf es unwahrscheinlich machte, daß es

sich um Pocken handelte, so wurde sechs Monate später durch Probeimpfung einwandfrei festgestellt, daß Blattern jedenfalls
nicht vorgelegen hatten, denn bei 40 Missionsschülern hatte die
Vaccination mit frischer Kälberlymphe 36 mal positives Ergebnis.

Plehn ist geneigt, diese Krankheit als eine pockenähnliche Erkrankung sui generis aufzufassen.

Weiße Pocken (Alastrim).

Eine den echten Blattern außerordentlich ähnliche, sehr interessante
Erkrankung ist in neuerer Zeit auch in Brasilien beobachtet und unter
dem Namen Alastrim oder „weiße Pocken" beschrieben worden.
Ob diese Krankheit identisch ist mit den Sanagapocken, ist fürs erste
nicht zu entscheiden, doch halte ich es für sehr wahrscheinlich. Auch
scheint sie der von de Korté beschriebenen, in Südafrika beobachteten
pockenähnlichen Erkrankung sehr nahe zu stehen, die als amaas oder
milk pock bezeichnet wird. Wir verdanken unsere Kenntnisse über die
„weißen Pocken" in der Hauptsache den Untersuchungen von Ribas[1])
und von Rudolph[2]).

Es handelt sich nach Rudolph um ein akutes, pustulöses
Exanthem, das den Pocken im Aussehen und im Fieberverlauf des
Initialstadiums eminent ähnlich ist. Die Dauer der Inkubationszeit beträgt 10 bis 14 Tage. Auch die Initialsymptome sind fast dieselben wie
bei den echten Blattern: Konjunktivitis, Kopfschmerzen, Bronchitis,
Übelkeit, Magen- und Gliederschmerzen. Erbrechen kommt nicht immer
vor und die Kreuzschmerzen scheinen weniger heftig zu sein als die
berüchtigten der Variola. Ein Initialexanthem im Schenkeldreieck oder
an den Unterschenkeln ist nie beobachtet worden. Das Fieber steigt
rasch, eventuell innerhalb 12 Stunden bis 40·05°, ja 41° an. Am Ende
des dritten Tages oder seltener im Laufe des vierten Tages erfolgt ein
plötzlicher Abfall zur Norm zugleich mit dem Ausbruch
des Exanthems. Das Suppurationsstadium fehlt, die Kurve zeigt
daher die größte Ähnlichkeit mit der der Variolois. Nach dem kritischen
Fieberabfall befinden sich die meisten Kranken vollkommen wohl und
nehmen ihre gewohnte Beschäftigung wieder auf.

Vom ersten Tage an tritt in der Mehrzahl der Fälle Diazoreaktion auf. Wie bei der Variola erscheint das spezifische Exanthem
am dritten oder vierten Tage zunächst an der Stirn in Form roter,
masernähnlicher Fleckchen, verschieden dicht gesät, dann schubweise an

---

[1]) Ribas, Rev. méd. de S. Paulo. 1910, Nr. 17.
[2]) Rudolph, Münchener mediz. Wochenschrift, 1911, pag. 295.

Bauch, Brust, Rücken, Extremitäten; Handflächen und Fußsohlen werden
nicht verschont. Fast zu gleicher Zeit, selten vorher, bildet sich das
Exanthem auf sämtlichen Schleimhäuten, selbst der Vagina und
Urethra. Die Fleckchen überragen zunächst das Niveau der Haut meist
sehr wenig und können am besten durch Hinüberfahren mit der flachen
Hand an ihrer Rauhigkeit wahrgenommen werden. Nach weiteren drei
Tagen, während deren sich die Papeln vergrößert haben und in einzelnen Fällen schon zusammengeflossen sind, treten im Zentrum kleine,
wasserhelle Bläschen auf. Oft schon am nächsten Tage geht die
Transparenz der runden Vesicula, die mittlerweile bis zu Kleinerbsen-
größe gewachsen ist und fast die ganze Papel eingenommen hat, in eine
undurchsichtige weißgelbe Farbe über und nimmt eine längliche Form
an. In diesem Stadium sieht die Haut wie mit Kalktropfen bespritzt
aus. Ein kleiner roter Hof umgibt die Pustel. Der typische Pockennabel fehlt; das hängt mit dem histologischen Bau der Pustel
zusammen.

Das zentrale Fachwerkgerüst der Pockenpustel fehlt nämlich hier
vollständig. Auch spielen sich die zur Bläschenbildung führenden Veränderungen nicht im Retemalpighii ab wie bei der echten Pockenpustel,
sondern es erfolgt eine Exsudation in die Hornhaut, deren beide
Lagen dadurch auseinandergetrieben werden. Es sind also hier keine
Retezellen vorhanden, die pfeilerartig die zentrale Partie der Decke mit
dem Boden des Bläschens verbinden und so die Dellenbildung veranlassen. Die oberflächliche Lage der Pusteln erklärt auch das Ausbleiben von dauernden Narben. Die Papillen des Koriums, die
am Grunde der echten Pockenpustel stets entzündlich infiltriert und abgeflacht sind, werden hier überhaupt nicht in Mitleidenschaft gezogen.

Die Krankheit tritt jetzt ins Suppurationsstadium ein ohne
neuen, intensiven Fieberanstieg. Die Pusteln vergrößern sich und fließen
namentlich im Gesicht sehr häufig zusammen. Das entstellt die Kranken
so, daß man sie kaum wiedererkennt. Beim Anstich entleert sich jetzt
aus der Pustel eine große Menge milchiger Flüssigkeit. Der üble
Geruch, der sich sonst bei Pockenkranken in diesem Stadium bemerkbar macht, wurde bei den weißen Pocken nie beobachtet. Am
neunten Tage beginnt das Stadium exsiccationis. Die Pusteln
beginnen einzutrocknen. Die gewölbte Decke verwandelt sich in eine
dunklere, flachere Kruste, und erst jetzt sieht man eine als sekundär
zu bezeichnende und als Eintrocknungserscheinung zu deutende Nabel-
bildung. Bis zum 14. oder 15. Tage, an behaarten Körpergegenden
etwas später, fällt die Kruste ab, und nun sieht man eine zunächst noch
etwas erhabene, livide Narbe, die in normalen Fällen innerhalb weniger
Monate fast ganz verschwindet. In einigen Fällen jedoch hinterläßt auch

diese Pustel dauernde Narben, namentlich an den Nasenflügeln, die wohl auf sekundärer Infektion des Koriums beruhen. Sie sind aber weniger tief und länglicher als die Pockennarben und haben ausgezackte, wie angenagte Ränder.

Die Krankheit ist ausgezeichnet durch ihre Benignität. Die Sterblichkeit beträgt nur 2 bis $2^1/_2 \%$. Die Todesfälle betreffen meist dekrepide Menschen; besonders gefährdet sind Lepröse. Säuglinge in den ersten Lebensmonaten werden nur selten befallen und wenn sich eine Erkrankung einstellt, verläuft sie in der Regel sehr milde. Die farbigen Rassen besitzen eine erhöhte Empfänglichkeit für diese Erkrankung.

Sehr eigenartig und interessant sind die Immunitätsverhältnisse dieser weißen Pocken. Die **Vaccination verleiht absoluten Schutz** gegen diese Erkrankung; andererseits aber immunisiert das Überstehen der weißen Pocken nicht gegen die Kuhpockenimpfung. Schon vom 6. Monate nach dem Überstehen der weißen Pocken an fällt die Vaccination wieder positiv aus; dasselbe berichtet auch Ribas.

Von der eingangs erwähnten pockenähnlichen Erkrankung amaas in Südafrika werden dieselben Immunitätsverhältnisse berichtet (De Korté). Das spricht sehr für eine Identität dieser Krankheiten. Vielleicht ist die Seuche von Südafrika durch Schwarze nach Brasilien übertragen worden.

Die „weißen Pocken" sind außerordentlich infektiös. Tiere scheinen nicht dafür empfänglich zu sein. Guarnierische Körperchen konnten in der geimpften Kaninchenkornea nicht nachgewiesen werden.

Als Erreger spricht Rudolph runde, scharf begrenzte, kokkenähnliche Körperchen an, die sich bei Giemsafärbung dunkelrot färben und bei der Filtration des Pustelinhalts durch Kolloidschichten deutlich gemacht wurden. Sie färben sich auch mit Fuchsin, aber nicht nach Gram. Eine Züchtung auf den gewöhnlichen Nährböden gelang nicht. Sie ähneln in ihrer Form und ihrem färberischen Verhalten ganz denen beim Epitheliom der Vögel und den von Volpino, Paschen und von Prowazek und de Beaurepaire-Aragao bei Variola gesehenen Körperchen, doch scheinen sie gröber zu sein als bei den genannten Erkrankungen.

Pathologische Anatomie.

Histologisches über die Pockeneffloreszenz.

Das erste Anzeichen der beginnenden Pockeneffloreszenz, der rote
Fleck auf der Haut, beruht, wie schon Bärensprung nachwies, auf
einer Hyperämie des Papillarkörpers, die sich durch die ganze Dicke der
Kutis hindurch verfolgen läßt. Das auf dieser hyperämischen Stelle entstehende Knötchen ist durch besondere Vorgänge in der Epidermis bedingt und wird nicht wie viele andere Papeln durch Schwellung der
Kutis verursacht. Über die feineren histologischen Veränderungen, die zu
dieser Knötchenbildung und weiter zur Bläschenbildung führen, bestehen
etwas differente Anschauungen.

Nach Weigert handelt es sich um eine, in den tieferen Schichten
der Epidermis auftretende Koagulationsnekrose, die unter der
Wirkung des Pockengiftes zustande kommt, und die nun erst sekundär
zu entzündlichen, exsudativen Vorgängen in der Umgebung führt.

Nach neueren Autoren (Buri, Unna, Touton, Renaut, Leloir)
ist das Primäre ein akut entzündlicher Prozeß, der eine ver-
schiedenartige Degeneration der Zellen des Rete Malpighii sowie exsudative
Veränderungen verursacht.

Nach der Vorstellung Weigerts spielt sich also der Vorgang in
folgender Weise ab: Die nekrotischen Veränderungen beginnen
in den Zellen des Rete Malpighii, um dann auch auf die Zellen der
Stachelschicht und der Körnerschicht überzugreifen. Die Kerne der betroffenen Zellen verlieren ihre Färbbarkeit, und die kernlosen Gebilde
fließen zu scholligen Massen zusammen. Indem diese kernlosen Zellen
mit zahlreichen Ausläufern nach oben, nach unten und nach den Seiten
hin an die normal gebliebenen Nachbarzellen anstoßen, bilden sie ein
zentrales Gerüst oder Retikulum für die entstehende Pocke. Neben einem
solchen zentralen Herd können sich bei größeren Pocken noch verschiedene Nebenherde im Rete Malpighii entwickeln.

An diese primären nekrotischen Vorgänge schließen sich nun erst
Erscheinungen von entzündlichem Charakter an. Es erfolgt
ein Erguß von Flüssigkeit in das vorgebildete Retikulum und gleich-

zeitig setzt eine üppige Proliferation von ein- und mehrkernigen Zellen in der ganzen Peripherie des zentralen Herdes ein. Der dadurch entstehende Zellwall, der das Zentrum umgibt, wölbt die Hornschicht nach oben hin vor, und so kommt es zu einer papelartigen Erhebung. Diese Papel ist jedoch kein solides Knötchen, sondern sie enthält, wie aus dem Vorhergesagten hervorgeht, schon ein zartes Retikulum mit kleinsten Hohlräumen voll entzündlicher Flüssigkeit. Indem nun eine beständige Zunahme der Flüssigkeit erfolgt, wird die Hornschicht in der Mitte der Papel abgehoben, und es kommt ein Bläschen zustande. Durch den Druck der Flüssigkeit werden die abgestorbenen Zellmassen und -stränge komprimiert und auseinandergezogen, so daß ein vielfaches Balkenwerk entsteht und eine mehrkammrige Blase zustande kommt. Die Delle entwickelt sich nach Auspitz und Basch in der Weise, daß eine starke Produktion von Zellen in der Randzone erfolgt, die um das Zentrum herum einen Wall von Zellen bildet, während die mittleren Partien mit dieser Vermehrung nicht gleichen Schritt halten. Außerdem sollen nach Weigert die im Zentrum befindlichen Stränge, welche Boden und Decke der Pocke verbinden, nicht in gleichem Maße sich ausdehnen, wie in der Peripherie, so daß die Einsenkung mit durch den Zug dieser Zellstränge verursacht wird.

Die andere Auffassung des Prozesses, deren Hauptvertreter Unna, Buri sind, ist folgende: Durch den Reiz des Pockenvirus kommt es zu entzündlichen Veränderungen, die sich zunächst in zwei verschiedenen Formen von Epitheldegenerationen äußern, der retikulären und der ballonierenden Degeneration.

Als retikuläre Kolliquation oder Degeneration bezeichnet Unna den Vorgang, bei dem die Epithelzellen der Stachelschicht aufquellen, wobei die Waben des Protoplasmas zu großen, wasserhellen Vakuolen anschwellen. An einigen Stellen zerreißen die Wabenwände, und es bleibt ein unregelmäßiges netzförmiges Gefüge, während der Kern langsam schrumpft, ohne seine Färbbarkeit zu verlieren. Eine Zeitlang widerstehen die Zellwände der Kolliquation; dann aber erfolgt an vielen Stellen ein Durchbruch, und so ist schließlich ein großer Teil der Stachelschicht durch Konfluenz der verschiedenen degenerierten Zellen in ein feinfädiges Maschenwerk verwandelt, das an der Entstehung der Septa der Pocke wesentlichen Anteil hat. Diese Form der Degeneration findet sich besonders in höheren Partien der Stachelschicht sowie in den zentralen Regionen der Pockenefflloreszenz.

Bei der ballonierenden Degeneration, die nach Unna namentlich an der unteren, der Kutis benachbarten Zellage der Pocke zu beobachten ist, bildet sich zunächst rings um den Kern ein Hohlraum, der sich immer weiter ausdehnt und dabei das Protoplasma zu einer dünnen Schale reduziert. Die Epithelien blasen sich auf, runden sich ab und verlieren auf diese Weise ihre stachligen Vorsprünge, so daß die Verbindung der einzelnen Zellen gelöst wird und sie wie ein Haufen Ballons in einer interepithelialen Blase liegen. Das Protoplasma der Zellen wird dabei homogen und zeigt Fibrinreaktion. Die Kerne schwellen an und vermehren sich amitotisch, so daß bisweilen 20 bis 30 Kerne in einem fibrinös entarteten Protoplasmamantel liegen.

Der Hergang der Pockenentwicklung würde sich also nach Unna und Buri etwa so abspielen: Infolge des entzündlichen Reizes des Pockengiftes tritt zunächst eine ödematöse Reizung der Stachelzellen ein, und bald darauf beginnen die Degenerationserscheinungen. Durch retikuläre Kolliquation in den mittleren und oberen Partien der Stachelschicht und ballonierende Degeneration in den unteren Schichten entstehen allenthalben kleinste, mit seröser Flüssigkeit gefüllte Hohlräume, die zum Teil konfluieren und größere Hohlräume bilden, so daß schließlich die gesamte Stachelschicht im Bereiche der Pockeneffloreszenz wabenartig durchlöchert ist. Einzelne Epithelien und Epithelstränge, die der Degeneration nicht zum Opfer fallen, werden durch die Quellung der benachbarten Zelle abgeplattet und bleiben als Septen der Pocken bestehen. Sie verbinden Grund und Decke der Pocke als Pfeiler und verlaufen kreuz und quer in den verschiedensten Richtungen mitten durch die degenerierten Partien hindurch. Ein anderer Teil der Septen besteht aus schollig degenerierten Zellen, die zusammen verklumpt und auseinandergezogen sind. Auf diese Weise kommt ein dichtes Netzwerk von Zellen zustande, dessen feinere Maschen durch die bei der retikulären Degeneration übrig bleibenden feinfädigen Geflechte gebildet werden. Mitunter wird ein Teil der Septa auch durch Schweißporenreste bedingt.

Gleichzeitig mit den im Zentrum der Pockeneffloreszenz einsetzenden degenerierenden Vorgängen kommt es in der Peripherie zu einer lebhaften Epithelproliferation. Die Papillen werden durch das stark wuchernde Epithel erheblich verlängert, die superpapillare Stachelschicht stark verdickt und ödematös durchtränkt. Dadurch entsteht rings um das Zentrum ein Epithelwall, der die Vorwölbung der Pockeneffloreszenz und gleichzeitig die Dellenbildung verursacht. Denn da die mittleren Partien der Pocke nicht gleichen Schritt mit der Anschwellung der Randzone halten, so muß eine Delle zustande kommen.

Über die Vorgänge, die zur Suppurationsperiode führen, sind die Anschauungen einheitlicher. Schon während des Stadiums der Bläschenbildung ist der in den Maschenraum der Pocke ausgetretene Inhalt nicht ganz klar, sondern enthält Detritus, geringes Fibringerinnsel und vereinzelte Leukocyten. Durch immer reichlicheres Zuströmen von Leukocyten trübt sich die Lymphe und wird eitrig. Die Leukocyten entstammen den Gefäßen der Hautpapillen. Man sieht schon frühzeitig in der Umgebung der Gefäßschlingen des Papillarkörpers ausgetretene Leukocyten. Mit fortschreitender Reifung der Pocken nehmen die Leukocyten immer mehr überhand und verdecken zum Teil das Maschenwerk. Durch die Zunahme des Eiters verschwindet an vielen Pusteln die Dellenbildung wieder, weil unter dem wachsenden Druck und durch eitrigen Zerfall die Stränge und Pfeiler zerreißen, die den Pockengrund mit der gedellten Decke verbinden. Später, bei Beginn der Eintrocknung, kann dann wieder eine neue Delle auftreten, indem die zentralen, Flüssigkeit enthaltenden Partien durch Verdunstung einsinken, während die Peripherie durch die wallartige Epithelwucherung noch gestützt wird (Vertrocknungsdelle).

Die Abheilung erfolgt in der Weise, daß der Pustelinhalt allmählich eintrocknet, so daß sich die Pustel in eine Borke verwandelt. Die Borke besteht aus dem Netzwerk der Pusteln, eingetrockneten Eiterkörperchen und Detritus und ist bedeckt von der Pusteldecke, die sich aus den Zellschichten des Stratum corneum und lucidum zusammensetzt. Noch ehe dieser Eintrocknungsprozeß vollendet ist, rückt von der Peripherie her eine dünne Wand neugebildeter Epithelzellen zentralwärts vor und schiebt sich unter die eintrocknende Pustelmasse. So liegt die Borke zwischen der alten eingetrockneten und der neuen sich bildenden Hornschicht wie in einer Kapsel. Das kommt besonders deutlich an Hand- und Fußrücken zur Beobachtung, wo die alte Hornschicht, die obere Lamelle der Kapsel, besonders derb ist und der darunter liegende Schorf die Form einer Linse annimmt. Unter dem Druck der tief eingefalzten Borke werden die Papillen stark abgeplattet und abgeflacht. Auch der Druck des Eiters in der Pustel mag bei dieser Druckatrophie eine Rolle spielen. Die Folge ist eine leicht vertiefte Narbe, die nach Abfall des Schorfes zurückbleibt. In den meisten Fällen von Variola erleidet der Papillarkörper durch die spezifische Entzündung im Verein mit der Druckwirkung und der verdauenden Kraft des Pusteleiters bleibende Schädigungen, die sich in unregelmäßigen Defekten an seiner Oberfläche zeigen. Infolgedessen bleibt in der Regel eine strahlige Narbe zurück.

Das Konfluieren der einzelnen Pocken bei der Variola confluens erfolgt bei der enorm dichten Pockenaussaat dadurch, daß die trennenden Schranken zwischen den einzelnen Pocken infolge des Druckes und der verdauenden Eigenschaften des Eiters durchbrochen werden. Die einzelnen Effloreszenzen sind zwar durch die Zellwälle der benachbarten Randzone voneinander getrennt, aber bei zunehmendem Wachstum und Vermehrung des Pustelinhalts sind sie in ihrer Ausdehnung stark beengt, so daß die trennenden Zellwände unter der nagenden Wirkung der Eiterkörperchen um so leichter platzen. Die hämorrhagischen Pockeneffloreszen-

zen bei der Variola pustulosa haemorrhagica unterscheiden sich von den
beschriebenen Pocken nur durch ihren Blutgehalt. Die vielfachen Hautblutungen, die außer den hämorrhagischen Pusteln auf der Haut beobachtet werden, entstehen durch Diapedese der roten Blutkörperchen durch
die Gefäßwände. Sie sind in der Pars reticularis corii gelegen, reichen
bisweilen aber auch in die Papillarschicht hinein.

Autoptischer Befund.

Die spezifischen Pockeneffloreszenzen, die bei der Variola
vera über die äußere Haut verteilt sind, verlieren nach dem Tode ihren
entzündlich geröteten Hof. Dagegen treten die Petechien und größeren
Blutextravasate, wie sie bei den hämorrhagischen Formen vorkommen,
auf der blassen Haut um so deutlicher hervor.

Auf den Schleimhäuten der oberen Luftwege findet man spezifische Effloreszenzen und häufiger Erosionen und Geschwüre, die durch
Mazeration der Epitheldecke der Pustel entstanden sind. Durch Konfluenz
solcher oberflächlicher Geschwüre kann es zu sehr ausgedehnten Epithel-
defekten auf der Mund- und Zungenschleimhaut kommen. Die gleichen
Veränderungen beobachtet man auch auf den Tonsillen, am weichen
Gaumen und im Nasenrachenraum. Die spezifischen Schleimhautveränderungen steigen ferner in den Larynx und in die Bronchien hinab, wo sie
bis in die Bronchien zweiter und dritter Ordnung zu finden sind. Besonders die Schleimhaut der Bifurkationsstelle der Trachea zeigt oft
größere geschwürige Substanzverluste. Die feineren und feinsten Bronchien
sind frei von Pockenausschlag und zeigen nur die Zeichen mehr oder
weniger intensiver katarrhalischer Entzündung.

In den besonders malignen Pockenfällen, bei der Variola confluens
und bei den hämorrhagischen Formen, finden sich nicht selten nekro-
tisierende Prozesse auf der Schleimhaut der Tonsillen
und am weichen Gaumen, die auf den Larynx übergreifen können. Durch
schichtweise Nekrose des Gewebes kommt es dabei zu Schleimhaut-
defekten, die mit schmierigen, schmutzigbraunen Belägen bedeckt sind.

In den Lungen finden sich im Zusammenhang mit der erwähnten
Bronchitis häufig Bronchopneumonien; namentlich im Unter-
lappen sind bronchopneumonische Prozesse nichts Seltenes. Sie werden
durch Streptokokken, Staphylokokken, Influenzabazillen hervorgerufen.
Nicht selten sind Pleuritiden teils seröser, teils eitriger Natur. Kruppöse
Pneumonien als Komplikation sind nicht häufig; Lungenabszesse
kommen bisweilen in septischen Fällen zur Beobachtung.

Der Verdauungstraktus zeigt nur wenig spezifische Veränderungen. Im Ösophagus kommen pustulöse Effloreszenzen nur in seinen oberen Partien vor, Magen und Darm sind frei davon. Im untersten Teile des Rektums finden sich mitunter vereinzelte Pockenpusteln.

Im übrigen finden sich im Magen und Darm nur katarrhalische Erscheinungen und bei den hämorrhagischen Formen Blutungen in die Schleimhaut. Die Blutextravasate sind am reichlichsten im Magen anzutreffen. Vom Darm ist das Jejunum und Kolon am meisten davon befallen, während das Ileum häufig frei oder nur wenig beteiligt ist. Bisweilen findet sich Schwellung der Follikel und Mesenterialdrüsenschwellung.

Am Herzen findet sich bei den in der Suppurationsperiode gestorbenen Fällen in der Regel ein schlaffes Myokard. Es lassen sich Zeichen der Verfettung nachweisen. Endokarditische Auflagerungen kommen nur bei septischen Fällen vor.

Leber und Nieren bieten die Zeichen der trüben Schwellung oder Verfettung. Die Leber ist dementsprechend etwas vergrößert und von weicher Konsistenz und zeigt auf dem Durchschnitt undeutliche Läppchenzeichnungen. In Fällen, die in einem frühen Stadium der Krankheit ohne Komplikationen gestorben sind, kann sie auch ganz normalen Befund zeigen. Bisweilen kann die Verfettung wiederum solche Grade annehmen, daß man lebhaft an die Organe bei Phosphorvergiftung erinnert wird.

Die Milz ist namentlich bei Leichen aus dem ersten Stadium der Krankheit stark geschwollen. Ihre Kapsel ist stark gespannt und glänzend. Die Pulpa ist von weicher Konsistenz und braunroter Farbe. In späteren Stadien kann sie bereits wieder ganz normales Aussehen zeigen.

Bei der Purpura variolosa, wo ja der Tod schon in den ersten Tagen der Krankheit erfolgt, fehlen regelmäßig die parenchymatösen Veränderungen (Ponfick, Golgi, Curschmann). Der Herzmuskel ist derb und braunrot, fest konturiert und nicht dilatiert, die Leber ist von normaler Größe und dunkler Farbe, von derber Konsistenz und deutlicher Läppchenzeichnung, die Milz ist klein, derb, dunkelrot und glänzend, auf der Schnittfläche mit auffällig vergrößerten Follikeln. Auch bei den Nieren fehlen die Zeichen parenchymatöser Degeneration.

Dieser auffallende Unterschied zwischen dem Obduktionsbefunde der Variola vera und der Purpura variolosa erklärt sich aus dem frühen Stadium, in welchem die Kranken bei der Purpura variolosa zu Grunde gehen. Die parenchymatösen Veränderungen, die wir an den Fällen aus der Suppurationsperiode beobachten, sind einmal durch die längere Einwirkung der spezifischen Schädigungen und außerdem wohl durch die Mitwirkung der Toxine der Eiterkokken zu erklären.

Auf eine spezifische Wirkung des Pockenvirus führte Weigert kleine herdweis auftretende Nekrosen zurück, die er in Leber, Milz, Nieren und Lymphdrüsen, namentlich im frühen Stadium, fand. Die Organzellen solcher Herde waren dabei in kernlose, unregelmäßige Schollen verwandelt, während ein Teil der peripherwärts gelegenen Zellen zwar noch deutliche Konturen zeigte, aber opak und kernlos war. Weigert brachte diese nekrotischen Herde in Parallele zu den von ihm beobachteten Veränderungen in den Pockeneffloreszenzen, die er als Koagulationsnekrose auffaßte und sprach sogar von „pockenähnlichen Gebilden parenchymatöser Organe".

Keysselitz und M. Mayer fanden bei der Sektion eines Schwarzen, der an den Pocken gestorben war, die gleichen Veränderungen in Leber, Milz und Nieren, Knochenmark und Lungen. Die Herde machten sich auf der Oberfläche der Leber als kleine, bis über stecknadelkopfgroße, dunkelrote, hämorrhagische Stellen kenntlich.

Mikroskopisch waren in diesen Herden zwei allmählich ineinander übergehende Zonen zu unterscheiden, eine zentrale und eine periphere. In der zentralen Partie fanden sich kernlose Schollen, Detritus und Leukocyten. In der peripheren Zone schoben sich zwischen die normalen Leberzellenbalken in Umwandlung begriffene Zellen. Diese enthielten im Plasma sowohl als im Kern rundliche oder ovale Einschlüsse von sehr verschiedener Zahl und Größe. Keysselitz und Mayer halten diese Einschlüsse für Reaktionsprodukte der Zellen auf das Eindringen des Virus. Sie sind, wenigstens für die im Plasma beobachteten Einschlüsse, geneigt, sie für identisch mit den Guarnierischen Körperchen zu halten, die ebenso wie diese aus Plastin und Chromatin bestehen. Ob das zutrifft, müssen weitere Beobachtungen lehren.

In den Nieren fanden sie die Herde in der Marksubstanz und in der Umgebung der Papille. Sie entsprachen ganz den beschriebenen Veränderungen in der Leber.

Ähnliche zirkumskripte nekrotische Herde konnte Chiari im Knochenmark nachweisen. Er fand sie in 77 % aller Pockenleichen und bezeichnete sie als Osteomyelitis variolosa. Sie sind bereits während der Eruptionsperiode des Exanthems vorhanden und finden sich noch geraume Zeit nach Überstehen der Krankheit. Makroskopisch handelt es sich um kleine, mohnkorn- bis halberbsengroße Herde von weißlich-grauer oder gelblicher Farbe, die zuweilen von einem roten Hofe umgeben sind. Sie bestehen aus größeren polyedrisch abgeplatteten Zellen, die vermutlich aus einer Quellung der Markzellen hervorgegangen und die noch kernhaltig sind, aber bald ihre Kernfärbbarkeit verlieren. Sehr bemerkenswert ist ferner die reichliche Bildung von Fibrin in diesen osteomyelitischen Herden und die Anwesenheit mehr oder weniger zahlreicher Leukocyten. Es scheint sich um eine von dem Zentrum des Herdes peripherwärts fortschreitende Nekrose zu handeln. Eine Vereiterung der Herde findet nicht statt. Chiari vertritt die Anschauung, daß es sich bei dieser Osteomyelitis variolosa um einen spezifischen, durch den Pockenvirus verursachten Prozeß handelt und führt als Gründe die Häufigkeit ihres Auftretens, das Vorkommen schon in frühem Blatternstadium und ihre Ähnlichkeit mit den Vorgängen innerhalb der Hauteffloreszenzen ins Feld.

Daß bei verschiedenen Infektionskrankheiten spezifische Knochenmarksherde vorkommen, wissen wir durch die schönen Untersuchungen Eugen Fränkels, der z. B. beim Typhus abdominalis ganz charakteristische und für die Krankheit typische Herde nachweisen konnte. Auf meine briefliche Anfrage teilt mir Prof. Eugen Fränkel mit, daß er im Wirbelmark zweier Variolaleichen die von Chiari gesehenen Herde ebenfalls gefunden habe. Sie ließen sich von den bei Typhus auftretenden gut unterscheiden. Wegen des reichlichen Auftretens von echtem Fibrin halte er es jedoch nicht für angängig, sie in Parallele zu setzen mit den Hauteffloreszenzen.

Möglicherweise hängen die lebhaften Kreuz- und Gliederschmerzen im Initialstadium der Variola mit diesem Befunde zusammen.

Ganz ähnliche kleine disseminierte Herde kommen in den Hoden der Pockenleichen vor. Schon Béraud, Trousseau u. a. hatten über häufige Hodenaffektionen bei der Variola berichtet. Sehr eingehende Untersuchungen hat Chiari darüber gemacht. Er fand die Orchitis variolosa in einem äußerst hohen Prozentsatz der männlichen Pockenleichen. Im wesentlichen sind es auch hier nekrotische Herde, die schon in frühem Stadium der Krankheit erkennbar sind und die Höhe ihrer Entwicklung in der Suppurationsperiode erreichen. Sie heilen unter Zurücklassung kleiner Narben.

Makroskopisch sind es stecknadelkopfgroße bis kleinerbsengroße Bezirke von grau-weißlicher oder gelblicher Farbe, die hauptsächlich in der Zwischensubstanz ihren Sitz haben, aber auch auf das Parenchym der Samenkanälchen übergreifen. Histologisch findet man dabei eine Anhäufung von Rundzellen und feinfädigem Fibrin neben nekrotischen, ihres Kernes verlustig gegangenen Organzellen. Die Nekrose beginnt in der Mitte des Herdes und schreitet peripherwärts weiter, wobei sowohl die infiltrierenden Rundzellen als auch die Parenchymzellen und Bindegewebszellen zu Grunde gehen. Das nekrotische Zentrum ist umgeben von einem Hofe von Rundzellen und Fibrin. Oft ist durch diese Veränderung eine Schwellung des Hodens bedingt, doch kommt es niemals zur Eiterung.

Bei den hämorrhagischen Pocken finden sich außer den schon besprochenen Veränderungen noch in vielen inneren Organen Blutungen der verschiedensten Ausdehnung. An den serösen Häuten treten sie einmal in derselben Form wie auf der äußeren Haut auf in Gestalt von Petechien oder flächenhaften Ekchymosen. Dann aber finden sich hier auch hämorrhagische Exsudate, so z. B. in der Pleurahöhle oder im Perikard. Das Peritoneum ist weniger häufig befallen.

Noch massiger als in den serösen Häuten präsentieren sich die Hämorrhagien in dem lockeren Zellgewebe des vorderen und hinteren Mediastinums und im retroperitonealen Bindegewebe. Auch in den Zellgeweben des kleinen Beckens und in den Nierenkapseln sind gewöhnlich starke Blutungen vorhanden. Man hat deshalb die ungewöhnlich starken Kreuzschmerzen, die bei dieser Pockenform auftreten, vielleicht nicht mit Unrecht damit in Verbindung gebracht.

Auch in den Gelenken findet man außer den häufigen Hämorrhagien auf der Synovia gelegentlich Blutergüsse, so z. B. in den Kniegelenken. In den willkürlichen Muskeln kommen ebenfalls Blutungen vor. Das Nierenparenchym ist in der Regel frei, während Nierenbecken, Kelche und Ureteren fast stets mit Hämorrhagien bedeckt sind. Leber, Milz und Zentralnervensystem werden nur sehr selten von Blutungen befallen. In den Lungen sind bisweilen blutige Infarkte zu finden.

Das Urogenitalsystem beteiligt sich stark an der hämorrhagischen Diathese. Häufig sind die Hämorrhagien in der Uterus- und Tubenschleimhaut. Auch in die Graafschen Follikel der Ovarien hinein erfolgen sehr oft Blutungen. Seltener sind Hämorrhagien im Hodenparenchym. Außerordentlich stark ist gewöhnlich das Knochenmark von Blutungen durchsetzt. Es ist dabei von dunkelroter Farbe und nimmt eine breiartige Konsistenz an. Mikroskopisch zeigt sich eine enorme Vermehrung der roten Blutkörperchen und ein Zurücktreten der Markzellen. Die Veränderungen, die sich beim Hinzutreten von septischen Komplikationen einstellen, unterscheiden sich nicht von denen anderer septischer Erkrankungen.

Diagnose.

Die Diagnose ist in einem Falle von Variola vera bei gut entwickeltem Pustelausschlag außerordentlich leicht selbst für den, der noch niemals einen Blatternfall gesehen hat. Schwieriger ist die richtige Erkennung der Krankheit bei den Fällen von Variolois, die nach verschiedensten Richtungen hin atypisch verlaufen kann. Am schwersten aber ist die Diagnose im Initialstadium des Leidens und zur Zeit der beginnenden Eruption, und doch ist es von der größten praktischen Wichtigkeit, schon zur Zeit der Prodromalerscheinungen die Variola richtig zu erkennen, da schon in diesem Stadium Ansteckungen erfolgen können und durch eine rechtzeitige Isolierung des Kranken Unheil verhütet werden kann. Am ersten Tage des Initialstadiums wird es fast niemals möglich sein, mit Sicherheit die Diagnose „Pocken“ zu stellen. Der plötzliche Anstieg der Temperatur unter Frösteln oder Schüttelfrost, die starken Kreuzschmerzen, die Störungen des Sensoriums deuten auf eine schwere Infektionskrankheit hin. An Variola wird bei solchen Erscheinungen in Ländern, wo die Pocken eine Seltenheit geworden sind, erklärlicherweise in der Regel nicht gedacht werden, eher an Influenza, Pneumonie, Flecktyphus u. dgl. Der Blatternverdacht kann aber durch anamnestische Angaben geweckt werden. Sind in der Umgebung des Kranken Blatternfälle vorgekommen oder ist der Patient aus Ländern zugereist, wo die Blattern häufiger sind (Rußland, Brasilien), so rückt der Gedanke an die Möglichkeit einer Blatternansteckung näher. Es ist daher festzustellen, ob der Kranke schon einmal die Blattern überstanden hat, ob er geimpft ist oder nicht, und ob seit der letzten Impfung ein längerer Zeitraum verstrichen ist, der für einen ungenügenden Impfschutz sprechen würde. Stellen sich dabei verdächtige Momente heraus, die auf eine Disposition des Kranken für die Blattern schließen lassen, so kann der Verdacht eventuell verstärkt werden durch die hervorstechende Klage über starke Kreuzschmerzen. Sie spielen bei keiner anderen Infektionskrankheit eine so große Rolle unter den subjektiven Beschwerden der Patienten wie bei den Pocken. Bei der Influenza wird daneben noch über Gliederreißen und Schmerzen an den verschiedensten Körperstellen geklagt und auch bei der Zerebrospinalmeningitis sind

die Rückenschmerzen in der Regel nicht so ausgesprochen auf die Kreuz-
gegend lokalisiert wie bei der Variola.

Von größter Wichtigkeit für die Diagnose der Pocken kann das
Auftreten eines Initialexanthems werden. Geradezu pathognomonisch
für die echte Variola ist das hämorrhagische, in Petechienform auftretende Exanthem, das im Schenkeldreieck und bisweilen im Oberarmdreieck seinen Sitz hat. Es tritt zwar keineswegs regelmäßig auf, sondern
im Gegenteil verhältnismäßig selten und fehlt in Fällen von Variolois
stets, gestattet aber dort, wo es sich zeigt, mit großer Wahrscheinlichkeit die Diagnose einer echten Variola. Da es sich schon sehr früh entwickelt, so kann es unter Umständen schon am ersten Krankheitstage
die richtige Erkennung des Leidens ermöglichen. In einzelnen Fällen
freilich, wo die Petechien auf einem erythematösen Grunde stehen und
sich der Ausschlag als eine flammende Röte mit einzelnen purpurroten
Punkten und Flecken präsentiert (Purpura variolosa), liegt die Möglichkeit einer Verwechslung mit hämorrhagischem Scharlach nahe, um so
mehr, als auch dort Schenkeldreieck und Oberarmdreieck Lieblingssitze
des Ausschlages sind.

Die andere Art der charakteristischen initialen Exantheme, die
erythematös-roseolöse Form, die bald masern-, bald scharlachähnlich ist,
erscheint in der Regel am zweiten Tage und kann ebenfalls zu Fehl-
diagnosen führen.

Die Unterscheidung dieser initialen Exantheme der Pocken
von Masern oder Scharlach muß auf folgenden Überlegungen
beruhen: Bei den Masern, die ja auch schon in der Prodromalzeit am
zweiten oder dritten Tage kleinfleckige, papulöse Exantheme zeigen
können, stehen die katarrhalischen Erscheinungen der Bronchien, der
Nase und der Konjunktiva im Vordergrunde, die bei den Pocken in der
Regel um diese Zeit nicht vorhanden sind. Wichtig ist ferner die Beobachtung des Temperaturverlaufs. In der Prodromalzeit der Masern
steigt die Temperatur am ersten Tage bis auf 38 oder 39° an, um am
zweiten Tag abzufallen und erst mit der Eruption des Exanthems wieder
anzusteigen. Bei den Pocken fehlt dieser charakteristische Temperaturabfall. Hier steigt das Fieber im Gegenteil am zweiten und dritten Tag
immer mehr an, um mit der Eruption des spezifischen Pockenausschlages
plötzlich abzufallen. Schließlich haben wir in der Feststellung der
Koplikschen Flecke auf der Wangenschleimhaut ein wichtiges Er-
kennungszeichen der Masern.

Bei Scharlach erreicht die Temperatur mit dem Auftreten des
Exanthems ihr Maximum und hält sich zunächst auf dieser Höhe; bei den
Pocken dagegen fällt die Temperatur mit dem Auftritt des spezifischen
Pockenexanthems ab. Einen guten Anhaltspunkt für die Diagnose „Pocken"

erhält man dabei nicht selten durch die Untersuchung der Schleimhäute. Auf der Schleimhaut des weichen Gaumens sieht man bisweilen schon kurz vor oder zugleich mit dem Beginne der Hauteruptionen die charakteristischen Schleimhauteffloreszenzen.

In der Eruptionsperiode der Pocken, also namentlich am vierten Krankheitstage, wenn die ersten spezifischen, fleckig-papulösen Pockeneffloreszenzen erscheinen, kommen besonders Masern, Flecktyphus und Typhus abdominalis differentialdiagnostisch in Betracht. Masern und Pocken haben eine gleich lange Prodromalzeit. Da das Blatternexanthem zu Beginn papulös ist, so ist es von einem beginnenden Masernexanthem kaum zu unterscheiden. Für Masern könnte allenfalls sprechen, daß die Effloreszenzen mehr gruppenweise zusammenliegen und zwischen den einzelnen Gruppen normale Hautbezirke frei lassen, während die Pockeneffloreszenzen mehr regellos stehen. Auch beginnt der Ausschlag bei den Masern sehr oft gleichzeitig im Gesicht und am Rücken, während bei den Blattern der Beginn im Gesicht und das schubweise Weiterwandern auf Brust und Extremitäten charakteristisch ist. Aber diese Verhältnisse sind nicht so regelmäßig, als daß man darin ein sicheres Kriterium hätte. Wichtiger ist die Betrachtung der Fieberkurve, die, wie wir sahen, bei den genannten Krankheiten ein geradezu entgegengesetztes Verhalten aufweist. Bei den Pocken erfolgt mit Beginn der Eruption ein rapides Absinken des Fiebers, oft bis zur Norm, während die Temperatur bei den Masern auf der Höhe bleibt oder sogar noch steigt. Die Koplikschen Flecke kommen während der Eruptionsperiode weniger in Betracht, da sie meist schon verschwunden sind, wenn das Masernexanthem einsetzt.

In zweifelhaften Fällen kann eventuell das Blutbild zur Differentialdiagnose herangezogen werden. Bei ausgeprägten Pocken findet man mäßige Gesamtleukocytose, Lymphocytose, normale oder leicht vermehrte Menge der Neutrophilen, kein völliges Fehlen der Eosinophilen, bei schweren Fällen einige Markzellen und Normoblasten. Liegt Scharlach vor, so wird die Polynukleose und die meist schon am zweiten oder dritten Tag einsetzende Eosinophilie gegen Pocken sprechen. Masern würden im Gegensatz zur Variola durch Leukopenie, geringe Zahl der Lymphocyten und Mangel der Eosinophilen während des Exanthems charakterisiert werden.

Auch der Flecktyphus, der in den ersten drei Krankheitstagen schwer von den Pocken unterschieden werden kann, namentlich wenn er mit Kreuzschmerzen einhergeht, und der am vierten Krankheitstag ein ganz ähnliches roseolöses Exanthem darbietet wie das beginnende Blatternexanthem, kann durch die Fieberbeobachtung um die Eruptionszeit von der Variola unterschieden werden. Keine einzige akute exanthematische Krankheit außer den Pocken zeigt diesen charakteristischen Abfall des Fiebers zu Beginn der Eruptionsperiode.

Auch der Typhus abdominalis kann um diese Zeit differential-diagnostisch in Frage kommen, namentlich in den bisweilen vorkommenden Fällen, wo das roseolöse Pockenexanthem kurz vor dem Fieberabfall auftritt.

Ich erinnere mich an einen solchen Patienten, bei dem wir wegen des hohen Fiebers, der Milzschwellung und dem außer im Gesicht auf Brust und Bauch lokalisierten Roseolaeffloreszenzen einen Typhus annahmen, der sich zwei Tage später, als die Effloreszenzen zu Bläschen wurden, als Variolois entpuppte. Im allgemeinen wird das treppenförmig ansteigende Fieber und der mehr allmähliche Beginn vor einer Verwechslung des Typhus mit Blattern schützen.

Von anderen akuten Infektionskrankheiten, die mit der Variola im Initialstadium verwechselt werden können, kommen noch Influenza, Pneumonie, Zerebrospinalmeningitis, Rekurrens in Betracht.

Bei der Influenza werden die im Vordergrunde stehenden katarrhalischen Erscheinungen auf die richtige Fährte lenken.

Pneumonien, bei denen wegen des zentralen Sitzes der Entzündung die physikalischen Zeichen zuerst nichts Sicheres ergeben, können ebenso wie die Variola mit Schüttelfrost und hohem Fieber einsetzen und deshalb differentialdiagnostisch in Frage kommen. Die Art des Auswurfes kann hier Aufklärung bringen.

Manche Fälle von Variola, die mit intensiven Kopfschmerzen, Steifigkeit und Schmerzhaftigkeit im Nacken und Delirien einhergehen, können den Verdacht einer Meningitis erwecken. Hier klärt die Untersuchung der Lumbalflüssigkeit auf, die bei den eitrigen Formen ein trübes Exsudat mit den ätiologisch in Betracht kommenden Kokken enthält. Bei der tuberkulösen Meningitis, wo sich meist klare Spinalflüssigkeit findet, kann das Vorwiegen der Lymphocyten und der etwaige Nachweis von Tuberkelbazillen im Lumbalexsudat die Entscheidung bringen. Auch die Augenspiegeluntersuchung gibt diagnostische Fingerzeige.

Die Unterscheidung von Recurrens kann oft erst am vierten Krankheitstage mit dem Einsetzen der spezifischen Eruptionen möglich werden.

In der Suppurationsperiode ist die Diagnose bei typischer echter Variola die denkbar einfachste. Heute aber, wo in Ländern mit gut durchgeführtem Impfzwange mehr Varioloisformen mit ihren mannigfachen Krankheitsbildern zur Beobachtung kommen, ist die Unterscheidung von ähnlichen Exanthemen nicht ganz leicht. Namentlich die Varizellen machen mitunter große Schwierigkeiten. Als die Hauptunterscheidungsmerkmale des Varizellenausschlages gegenüber dem der Variola gelten herkömmlicherweise folgende: Die Varizellenbläschen entstehen innerhalb der kurzen Frist eines halben oder ganzen Tages direkt aus Roseolafleckchen ohne das Zwischenstadium eines Knötchens. Sie sind in der Regel dellenlos und haben einen klaren oder nur leicht getrübten Inhalt. Die Dauer der Bläschen ist kurz; schon nach einem Tage werden sie schlaff und platzen, und es bilden sich gelbbraune Borken. Die Eruption geschieht in verschiedenen Nachschüben, so daß stets gleichzeitig alle Entwicklungsstadien vorhanden sind: neben den Roseolafleckchen stehen die von einem roten Hof umgebenen Bläschen und daneben wieder sitzen eingetrocknete und verkrustete Effloreszenzen. Vgl. Fig. 6 auf Tafel II. Varizellen kommen vorwiegend nur bei Kindern vor.

Hiezu ist nun zu bemerken, daß die Anschauung, die Varizellen seien eine ausschließliche Kinderkrankheit, keineswegs richtig ist. Die Windpocken Erwachsener sind häufiger, als allgemein angenommen wird. Bei Kindern aber sowohl wie besonders bei Erwachsenen kommen Varizellenformen vor, deren Unterscheidung von der Variolois deshalb von der größten Wichtigkeit ist, weil die oben genannten Merkmale größtenteils für sie nicht zutreffen. Die Mehrzahl der Effloreszenzen zeigt dabei einen eitrigen Inhalt und ist gedellt. Sie nehmen dabei im Gegensatz zu den typisch verlaufenden Bläschen durch mehrere Tage an Größe zu und umgeben sich mit einem entzündlich geröteten Hof. In der Mitte bildet sich dann eine Delle und infolge der beginnenden Eintrocknung eine braune oder schwarz-rote kleine Kruste. Was beim Anblick des Exanthems für Varizellen spricht, ist zunächst die Buntheit des Bildes, die Anwesenheit aller Entwicklungsstufen. Genau dasselbe Bild kann aber auch bei der Variolois vorhanden sein; die Entscheidung kann in manchen Fällen durch die Anamnese erbracht werden. Bei der Variolois geht dem Auftreten des Exanthems ein dreitägiges Prodromalstadium mit Fieber, Kreuz- und Kopfschmerzen voraus. Bei den Varizellen ist ein Prodromalstadium nicht vorhanden, höchstens gehen dem Auftreten der Eruptionen einige kurze Fieberbewegungen voraus. Freilich sind bisweilen auch bei der Variolois die Prodromalerscheinungen sehr gering, so daß die Entscheidung schwer wird.

In zwei solchen Fällen bei Erwachsenen konnte ich die Diagnose variolaähnliche Varizellen dadurch erhärten, daß Kinder derselben Familie bald nachher an typischen Varizellen erkrankten. Beistehendes Bild Seite 102 zeigt einen Fall von variolaähnlichen Varizellen beim Erwachsenen. Sehr schön zeigt das Gesagte auch Fig. 7 auf Tafel III. Wo irgendwelcher Zweifel einer richtigen Diagnose herrscht, ist es ratsam, sich so zu verhalten, als ob Variola vorläge, also für Isolierung des Kranken zu sorgen. Die

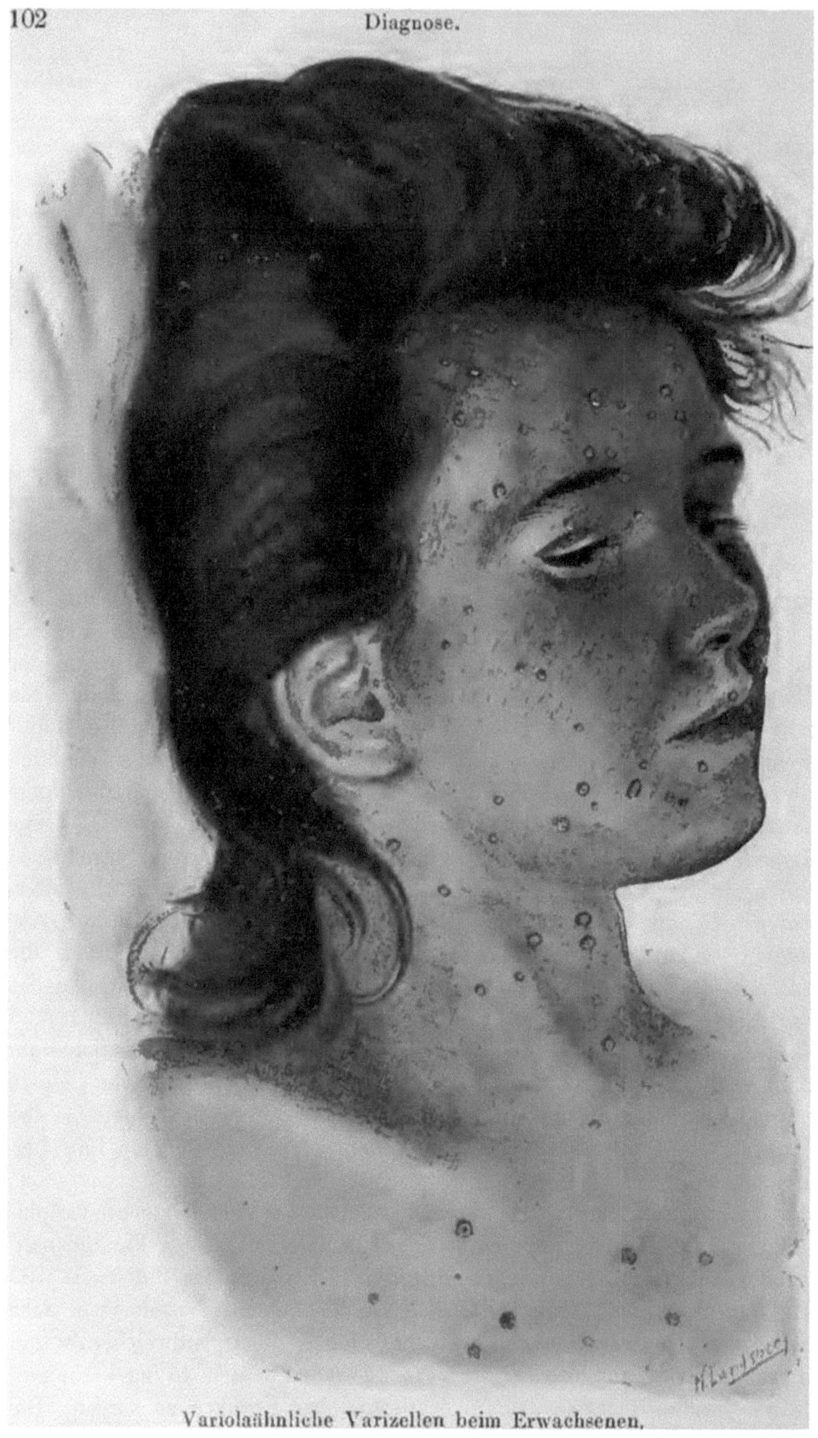

Variolaähnliche Varizellen beim Erwachsenen.

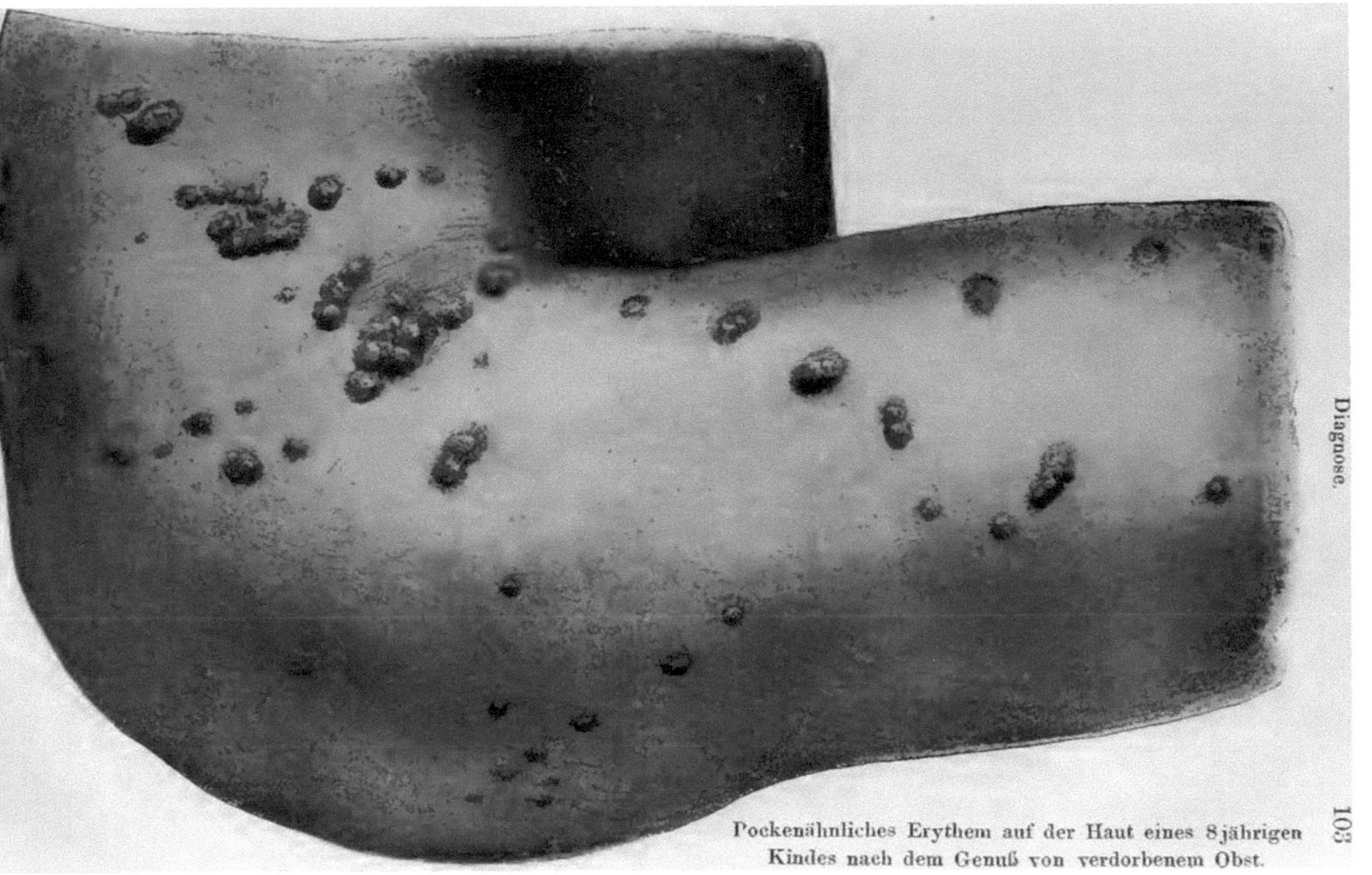

Pockenähnliches Erythem auf der Haut eines 8jährigen
Kindes nach dem Genuß von verdorbenem Obst.

seltenen hämorrhagischen Varizellen werden meist keinen Anlaß zur Verwechslung mit Variola geben, weil neben Effloreszenzen mit blutigem Inhalt noch Bläschen der typischen Varizellen vorhanden sind. Vgl. Fig. 5 Tafel I.

Von anderen pustulösen Exanthemen kommen differentialdiagnostisch noch in Frage: pustulöse syphilitische Ausschläge, Akne, Impetigo contagiosa, Erythema exsudativum multiforme und ähnliche Erytheme, ferner pustulöse Exantheme bei septischen Erkrankungen. So wurde mir z. B. ein junger Mann mit einem papulöspustulösen Syphilid unter der Diagnose Pocken zugeführt. Der über den ganzen Körper verbreitete pockenähnliche Ausschlag, der mit Fieber bis auf 39° einherging, ließ die Möglichkeit, daß es sich um

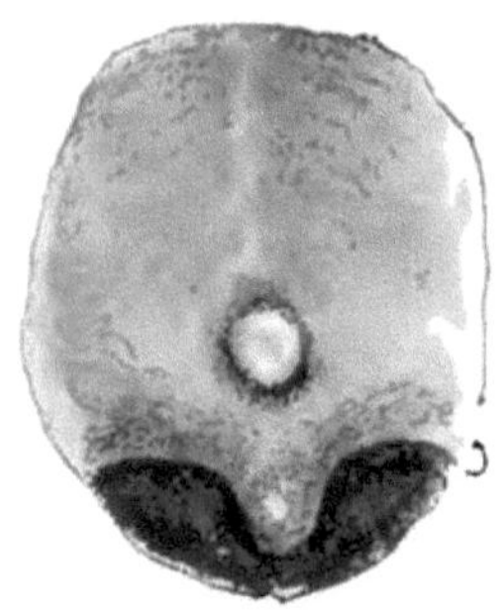

Pockenähnliches Erythem auf der Schleimhaut des weichen Gaumens. (Gehört zum Fall Seite 103.)

Variola handle, nicht ganz von der Hand weisen. Die auffällig dichte Aussaat an der Volarfläche der Hände, die in immer neuen Schüben auftretenden Eruptionen und die positive Wassermannsche Reaktion, sowie die anamnestischen Angaben gestatteten die Diagnose Syphilis.

Bei Akne und Impetigo contagiosa schützt das Fehlen von Initialerscheinungen, die dem Ausbruch des Exanthems vorangehen, vor der Verwechslung mit Pocken. Die Blasen der Impetigo contagiosa sind einkammerig, im Gegensatz zur Variola. Auch ist die entzündliche Röte in der Umgebung der Bläschen viel weniger ausgesprochen als bei den Pocken.

Auch bei dem Erythema exsudativum multiforme und ähnlichen z. B. auf Verdauungsstörungen beruhenden Erythemen die bisweilen sehr pockenähnliche Effloreszenzen auf der Haut des Gesichtes und der Extremitäten und sogar auf der Mundschleimhaut machen können, fehlt ein Initialstadium. Daß pustulöse Exantheme bei septischen Erkrankungen dem Diagnostiker bisweilen Kopfzerbrechen verursachen können, lehrt folgende Eigenbeobachtung:

Bei einer Pneumokokkensepsis nach Pneumonie sah ich ein über den ganzen Rücken und die Brust verbreitetes, auf den Extremitäten etwas spärlicher auftretendes Exanthem mit gedellten Eiterpusteln, das im höchsten Grade pockenähnlich aussah. Abgesehen davon, daß wir die Patientin schon seit drei Wochen im Krankenhause hatten und seit drei Monaten kein Pockenfall in Behandlung war, schützte auch die Anordnung des Exanthems, das Freibleiben des Gesichts und der Mundschleimhaut usw. vor der irrtümlichen Diagnose Variola.

Neben den genannten klinischen Unterscheidungsmerkmalen kann man in der Eruptions- und Suppurationsperiode auch biologische Momente zur Differentialdiagnose heranziehen. Gelingt es durch Verimpfung des Pustelinhaltes auf die Hornhaut eines Kaninchens Guarnierische Körperchen nachzuweisen, so spricht das mit Sicherheit für die Diagnose Variola.

Die Technik ist folgende: Mittels einer spitzen Lanzette, die mit Pustelinhalt infiziert ist, wird die Kornea des Kaninchenauges an mehreren Stellen oberflächlich geritzt. Die spezifischen Veränderungen sind nach Jürgens folgende: Nach 12 bis 24 Stunden bemerkt man bei guter Beleuchtung an den Impfstellen eine Wucherung des Epithels, ohne daß jedoch eine ausgesprochene Trübung vorhanden wäre. Am 2. Tage wird diese Wucherung so stark, daß die Impfstellen deutlich aus dem Niveau der Korneaoberfläche heraustreten und als kleine durchsichtige Höcker sichtbar werden. Bei Impfungen mit Material, das nicht aus Variola- oder Vaccinepusteln stammt, verändern sich die Impfstellen nicht in dieser Weise. Es erfolgt vielmehr sehr bald die Verheilung der Verletzung.

Mikroskopisch in einem Schnitt durch eine der gewucherten Stellen erscheinen die Guarnierischen Körperchen im frischen Präparat als helle glänzende rundliche Gebilde, die durch ihre Lage innerhalb der Zellen neben den Epithelkernen auffallen. Ist der Befund im frischen Präparat nicht sicher, so empfiehlt es sich, den Schnitt in Sublimatalkohol zu fixieren und mit Eisen-Hämatoxylin zu färben. Während es bei diesem Verfahren nötig ist, das Tier zu töten und den Bulbus zu enukleieren, kann man nach Wasielewski auch einfach in der Weise vorgehen, daß man nach Kokainanästhesierung etwas von den gewucherten Stellen der Hornhaut abschabt und das abgeschabte Zellmaterial entweder frisch oder nach der eben genannten Fixierung und Färbung untersucht. In den ersten Stunden nach der Impfung sind nur spärliche Guarnierische Körperchen vorhanden. Am 2. oder 3. Tage sind aber fast sämtliche Epithelzellen der Impfstellen damit besetzt. Es wird daher am 2. bis 3. Tage nach der Impfung der Kaninchenkornea in der Regel leicht gelingen, aus dem Auftreten der Guarnierischen Körperchen die Diagnose zu stellen.

Ob in Zukunft auch der Nachweis der von Paschen, Prowazek u. a. im Pustelinhalt gefundenen kleinsten runden kokkenähnlichen Gebilde sich diagnostisch wird verwerten lassen, müssen weitere Nachprüfungen ergeben. (Genaueres darüber siehe im Kapitel „Ätiologie".)

Prognose.

Die Prognose der Pocken ist sehr verschieden, je nach der Form, unter der sie auftreten, und der Disposition des Erkrankten. Außerdem spielen noch der Genius epidemicus und etwaige Komplikationen eine wichtige Rolle. Im allgemeinen hat die Variola im Vergleiche zu früheren Jahrhunderten ganz überraschend an Bösartigkeit eingebüßt. Noch im 18. Jahrhundert wurde der 10. bis 12. Teil aller Todesfälle durch Pocken verursacht. Wie sehr seitdem die Beteiligung der Blattern an der Gesamtsterblichkeit in Ländern mit durchgeführtem Impfzwang zurückgegangen ist, lehrt folgende Berechnung Kirchners: Wenn das deutsche Volk mit 64 Millionen Köpfen bei einer jährlichen Gesamtsterblichkeit von etwa 25 auf je 1000 Lebende noch dieselbe Pockensterblichkeit hätte wie damals, so würden in Deutschland jährlich 160.000 Menschen an den Blattern sterben; in Wirklichkeit sterben aber nach dem Durchschnitte der letzten zehn Jahre nur 38 Personen an Variola. Die Abnahme der Mortalität muß ausschließlich auf Rechnung der Vaccination und Revaccination gesetzt werden. Die zahlenmäßigen Beweise dafür sind in dem Kapitel „Erfolge der Schutzimpfung im Lichte der Statistik" nachzulesen. Hier sei nur folgendes angedeutet. Während früher 40—50 % der Pockenkranken, in einzelnen Epidemien sogar noch weit mehr, zu Grunde gingen, war die Sterblichkeit der in den Jahren 1906—1908 in Deutschland an Pocken erkrankten Personen nur 17 %. Dieses Zurückgehen der Mortalität hat seinen Grund in der Tatsache, daß nach der allgemeinen Durchführung der Impfung weit weniger Personen an den schweren Formen der Variola erkranken. Am meisten gefährdet sind ungeimpfte Menschen. Die einmal Geimpften und Wiedergeimpften, bei denen seit der letzten Impfung einige Zeit verstrichen ist, erkranken nach geschehener Infektion in der Mehrzahl der Fälle nur an Variolois, der abgeblaßten, milden Variolaform. So war z. B. die Sterblichkeit unter den 1906—1908 an Pocken Erkrankten bei Ungeimpften 38·4 %, bei einmal Geimpften 10·75 %, bei Wiedergeimpften 6·48 %. Während einer Variolaepidemie in Kobe (Japan) 1909 betrug nach Amako die Mortalität der Pockenkranken bei Geimpften $7·2\%$, bei Ungeimpften $45·8\%$.

Man kann also sagen, die Prognose hängt zu einem großen Teile vom Impfzustande der Erkrankten ab.

In Ländern, die sich noch nicht der Segnungen des allgemeinen Impfzwanges erfreuen, spielt bei der Prognose oft der Charakter der jeweiligen Epidemie, der Genius epidemicus, eine Rolle. Vor allem aber ist die klinische Erscheinungsform der Krankheit von größter Bedeutung für die Prognose. Eine günstige Prognose haben die Variolois und die Variola sine exanthemate; absolut letal dagegen ist die Prognose zu stellen bei der Purpura variolosa, auch bei der Variola pustulosa haemorrhagica ist fast stets ein ungünstiger Ausgang zu erwarten, wenn es sich um ausgebildete Fälle handelt. Dort, wo die Blutungen erst in späterer Periode der Krankheit einsetzen und nur spärlich auftreten, können vereinzelte Fälle in Genesung ausgehen.

Bei der Variola vera discreta spielen die verschiedensten Momente für die Prognosenstellung eine Rolle. Wichtig ist zunächst das Lebensalter; besonders gefährdet sind Kinder. Dies machte sich besonders vor der Einführung der Vaccination und Revaccination bemerkbar, wo die Pocken unter den Kindern ungeheure Opfer forderten. Aber auch in der Epidemie der Jahre 1871—1874 sah Curschmann eine Sterblichkeit von 58% bei den Kindern bis zu 10 Jahren. Heute kommt in Ländern mit gesetzlich durchgeführter Impfung nur selten noch ein Fall von Pocken bei Kindern zur Beobachtung. Bei ungeimpften Kindern aber, die an Blattern erkranken, ist nach wie vor die Prognose sehr schlecht. Ungeimpfte Kinder im 1. Lebensjahre sind stets gestorben. Ich habe in den letzten 10 Jahren dreimal ungeimpfte Säuglinge mit Variola im Krankenhause behandelt; alle drei kamen ad exitum. Auch im höheren Lebensalter ist die Prognose keine günstige. Personen von 50 Jahren und darüber sind mehr gefährdet als jüngere Individuen. Im Hinblick auf die Erfahrungen bei anderen Infektionskrankheiten, Influenza, Typhus abdominalis u. dgl., ist diese Beobachtung ja verständlich. Im mittleren Lebensalter zeigt das weibliche Geschlecht etwas größere Sterblichkeit als das männliche. Die Ursache liegt darin, daß Schwangerschaft, Wochenbett, Aborte und Frühgeburten den Verlauf der variolösen Erkrankung erfahrungsgemäß ungünstig beeinflussen. Man sieht unter diesen Umständen besonders häufig hämorrhagische Formen.

Unter den Männern sind wie bei anderen Infektionskrankheiten besonders die Potatoren gefährdet. Ein hinzutretendes Delirium tremens führt in den meisten Fällen zu ungünstigem Ausgang. Außerdem nehmen die Blattern bei Trinkern mit Vorliebe einen hämorrhagischen Charakter an. Aber selbst, wenn die Neigung zur hämorrhagischen Diathese ausbleibt, bringt der Alkoholabusus in der Regel eine sehr geringe Widerstandskraft mit sich, so daß die Aussicht auf Genesung solcher Kranken sehr gering ist.

Geschwächter Allgemeinzustand, Rekonvaleszens von anderen akuten Krankheiten, z. B. Typhus, Pneumonie, Influenza, trübt im Falle der Blatternerkrankung natürlich ebenfalls die Prognose. Auch Individuen, die an chronischen Krankheiten leiden (Syphilis, Tuberkulose usw.), bringen der Variola weniger Widerstandskraft entgegen als gesunde, kräftige Menschen.

Schließlich können im Einzelfalle aus den Symptomen des Krankheitsbildes gewisse Anhaltspunkte für die Prognose abgelesen werden. Schon das Initialstadium gibt hier wichtige Fingerzeige. Wer freilich aus einem schweren, mit hohem Fieber und starken Störungen des Allgemeinbefindens einhergehenden Initialstadium ohne weiteres eine ungünstige Prognose stellen wollte, würde häufig getäuscht werden. Im allgemeinen steht die Intensität der Krankheitserscheinungen der initialen Periode nicht in Beziehung zum Verlaufe der späteren Stadien. An eine schwere Initialperiode kann sich eine leichte Variolaform anschließen; dagegen ist man weit eher berechtigt, aus leichten Initialerscheinungen auf einen milden Verlauf zu schließen.

Wird im Initialstadium über ungewöhnlich heftige Kreuzschmerzen geklagt, so erhebt sich der Verdacht, daß hier hämorrhagische Pocken im Anzuge sind. Wichtige Aufschlüsse können etwaige Initialexantheme bringen. Ein erythematös-roseolöses Exanthem erscheint in der Regel als Vorläufer einer Variolois und ist somit von guter Vorbedeutung; das hämorrhagische, im Schenkel- oder Oberarmdreieck lokalisierte Initialexanthem geht meistens der Variola vera voraus und gibt deshalb eine weniger günstige Prognose. Ein ausgebreitetes, scharlachähnliches und zugleich hämorrhagisches Exanthem mit mehr oder minder ausgedehnten Hautblutungen, das am zweiten Krankheitstage auftritt und von anderen Zeichen der hämorrhagischen Diathese begleitet wird, gestattet im Hinblick auf andere Pockenerkrankungen in der Umgebung die Diagnose Purpura variolosa und gibt eine letale Prognose.

In der Eruptionsperiode ist die Beobachtung der Fieberkurve und die Art des Pockenexanthems von Bedeutung. Prompter Abfall des Fiebers zugleich mit dem Auftreten des spezifischen Pockenexanthems deutet in der Regel auf das Vorliegen eines relativ leichten Pockenfalles. Unvollkommener Abfall des Fiebers in der Eruptionsperiode bedeutet schwere Variola, dauernd normale Temperatur nach erfolgter Eruption spricht für Variolois und gibt eine günstige Prognose.

Das spärliche und unregelmäßig entwickelte Exanthem der Variolois läßt einen günstigen Ausgang erwarten.

Je größer die Zahl der eiternden Pockenpusteln ist, desto schwerer das Krankheitsbild. Konfluenz der Pockenpusteln in größerer Ausdehnung ist stets ein bedenkliches Zeichen, ebenso natürlich der hämorrhagische Charakter der Pockeneffloreszenzen und sonstige Zeichen hämorrhagischer Diathese.

Bei der Variola vera ist die Prognose dubia und hängt von der Widerstandskraft der Kranken und der Art der Komplikationen ab. Schwere zerebrale Erscheinungen, Delirien, Koma und Konvulsionen während der Suppurationsperiode sind ein signum mali ominis. Plötzliche Fiebersenkungen während des Eiterstadiums deuten auf einen Herzkollaps hin und müssen starke Besorgnis erwecken. Ebenso sind hyperpyretische Temperaturen in der Suppurationsperiode sehr bedenklich. Zeigt die Fieberkurve des Eiterstadiums nach dreitägiger Dauer noch keine Tendenz zum Abfall, so erweckt das den Verdacht auf Komplikationen.

Die Prognose der Komplikationen ist je nach ihrer Art natürlich sehr verschieden. Bedenklich sind bronchopneumonische und pleuritische Komplikationen. Multiple kleinere Abszesse, so quälend sie für den Kranken auch sein mögen, brauchen das Leben noch nicht zu gefährden, doch droht natürlich stets die Gefahr der Sepsis. Zeigen sich Zeichen einer septischen Allgemeinerkrankung, eitrige Metastasen in einem Gelenk, Lungenabszesse, oder werden beim Verdacht einer Sepsis Eitererreger im Blute nachgewiesen, so ist die Prognose sehr ungünstig zu stellen.

Schwerere Schleimhautveränderungen, wie Angina necroticans, bilden eine große Gefahr, weil von hier aus häufig septische Allgemeininfektionen zustande kommen.

Bei Kindern können die spezifischen Pockeneruptionen auf Mund- und Rachenschleimhaut dadurch verhängnisvoll werden, daß die Kinder der Schmerzen wegen nicht mehr saugen und schlucken und dadurch immer schwächer werden.

Geht die Variola in Genesung aus, so ist die Dauer der Rekonvaleszenz abhängig von der Schwere der überstandenen Krankheit und der Art der Komplikationen. Eine Variolois kann in wenigen Tagen abgeheilt sein, in anderen Fällen zieht sie sich unter Einwirkung komplizierender Momente bis zu 4 Wochen hin. Die Variola vera braucht mindestens 5 bis 7 Wochen bis zur völligen Genesung. Allerlei Komplikationen, namentlich Hautabszesse, können die Rekonvaleszenz monatelang hinziehen.

Ein letaler Ausgang kann in jeder Periode des Pockenprozesses eintreten. Im allgemeinen aber kann man sagen: Sofern der Tod nicht schon in den ersten Tagen der Krankheit eintritt infolge der Giftwirkung

des Pockenvirus, wie bei der Purpura variolosa, ist es meist die 2. Krankheitswoche, in der die Kranken zu Grunde gehen. Schon Sydenham
bezeichnete den 11. Krankheitstag, den 9. nach Beginn des Ausschlages,
als kritischen Tag. Unmittelbare Todesursache ist in den meisten Fällen
allgemeine Erschöpfung und Herzschwäche, entweder bedingt durch die
Schwere der Infektion und die damit einhergehenden nervösen Störungen
oder verursacht durch septische Komplikationen. Bei den gegen Ende
der 2. Woche letal endigenden Fällen handelt es sich meist um septische
Sekundärinfektionen, die entweder unter hyperpyretischen Temperatursteigerungen oder unter plötzlicher Fiebersenkung im Kollaps zu Grunde
gehen.

Prophylaxe.

Bei keiner Infektionskrankheit steht uns ein so wirksames prophylaktisches Mittel zu Gebote wie bei den Pocken. Die Jennersche Schutzimpfung hat es bewirkt, daß die Pocken in Ländern mit gut durchgeführter Vaccination und Revaccination eine seltene Krankheit geworden sind. Die wenigen Pockenfälle, die z. B. in Deutschland noch auftreten, sind fast durchgehends durch Einschleppung aus Ländern mit unzureichenden Impfverhältnissen verursacht. Damit solche Fälle aber nicht zum Ausgangspunkt von Epidemien werden, sind die strengsten prophylaktischen Maßnahmen geboten. Zwar wird in Deutschland jedes Kind vor dem Ablauf des auf sein Geburtsjahr folgenden Kalenderjahres und zum zweiten Male im zwölften Lebensjahre geimpft; auch muß jeder Militärpflichtige beim Eintritt in die Armee der Impfung unterzogen werden; aber die Möglichkeit einer Verbreitung der Blattern ist trotzdem gegeben. Denn der Impfschutz reicht nicht länger als durchschnittlich zehn Jahre, so daß die meisten Männer jenseits des 30. Lebensjahres und die meisten Frauen schon jenseits des 22. Lebensjahres keinen genügenden Impfschutz mehr besitzen. Die Mittel, die uns zu Gebote stehen, um einer Weiterverbreitung der Seuche vorzubeugen, sind: 1. Isolierung der Kranken, 2. Desinfektion aller mit dem Kranken in Berührung gekommenen Gegenstände, 3. Zwangsimpfung aller mit dem Kranken in Berührung gekommener Personen, soweit sie nicht erst vor kurzem geimpft sind.

In Deutschland sind die zur Bekämpfung der Blattern notwendigen Maßregeln, ebenso wie für andere gemeingefährliche Krankheiten gesetzlich festgelegt [1]). Detaillierte Ausführungsbestimmungen regeln das gebotene Vorgehen bis ins einzelne. Jeder Erkrankungs- oder Todesfall an Blattern, sowie jeder Fall, der den Verdacht dieser Krankheit erweckt, muß der zuständigen Polizeibehörde angezeigt werden. Zur Anzeige verpflichtet sind alle mit der Behandlung oder Pflege des Kranken beschäftigten Personen. Die Polizei-

---

1) Gesetz, betreffend die Bekämpfung gemeingefährlicher Krankheiten.

behörde sorgt nach Kenntnisnahme dieser Mitteilung durch beamtete Ärzte für die Durchführung aller erforderlichen Maßnahmen.

Jeder Pockenkranke oder -verdächtige ist aufs strengste zu isolieren. Als „pockenverdächtig" sind Personen mit Krankheitserscheinungen aufzufassen, die den Ausbruch der Pocken erwarten lassen. Kann die Isolierung im Privathause nicht in ausreichender Weise geschehen, so ist die Überführung des Kranken oder Verdächtigen in ein speziell dazu eingerichtetes Krankenhaus dringend geboten. Fahrzeuge und andere Beförderungsmittel, die zur Fortschaffung von Kranken- oder Krankheitsverdächtigen gedient haben, müssen vor anderweitiger Benutzung aufs sorgfältigste desinfiziert werden.

Auch ansteckungsverdächtige Personen, d. h. solche, die mit einem Kranken in unmittelbare Berührung gekommen sind, ohne irgendwelche Krankheitssymptome zu zeigen, sind nach den in Deutschland geltenden Bestimmungen für die Dauer der Inkubationszeit (14 Tage) zu isolieren:

„a) wenn anzunehmen ist, daß sie weder mit Erfolg geimpft sind, noch die Pocken überstanden haben,

b) wenn sie mit einem Pockenkranken in Wohnungsgemeinschaft leben oder sonst mit einem solchen Kranken oder mit einer Pockenleiche in unmittelbare Berührung gekommen sind. In diesem Falle kann jedoch die Absonderung unterbleiben, sofern der beamtete Arzt die Beobachtung für ausreichend erachtet."

Zur Isolierung in einem Krankenhause eignen sich am besten Isolierpavillons oder Baracken, die etwas abseits von anderen mit Kranken belegten Gebäuden gelegen sind. Pockenkranke in einem nach dem Korridorsystem gebauten Krankenhause unterzubringen, ist wegen der Flüchtigkeit des Kontagiums nicht angängig. Bei solchen Krankenhäusern muß daher für eine besondere Baracke Sorge getragen werden.

Da außer den Pockenkranken auch die Pockenverdächtigen und Ansteckungsverdächtigen isoliert werden sollen, so ist es für größere Krankenhäuser erforderlich, stets drei verschiedene, voneinander getrennte Pavillons oder Baracken für drohende Pockengefahr zur Verfügung zu halten. Die Pavillons enthalten zweckmäßig nicht einen einzigen großen Saal, sondern vielmehr neben einem größeren Raum zu sechs Betten auch Zimmer zu vier und zwei Betten und vor allem mehrere Einzelzimmer. Unter diesen Bedingungen wird auch der Bessersituierte sich leichter dazu entschließen, in einem Krankenhause sich isolieren zu lassen, wenn ihm die Möglichkeit gegeben wird, in einem Einzelzimmer untergebracht werden zu können. Namentlich in größeren Städten sollten mehr als bisher Gelegenheiten geschaffen werden, wo auch anspruchsvollere durchreisende

Fremde, die an den Pocken erkranken, in standesgemäßer Weise isoliert
und behandelt werden können.

Die Isolierung muß so frühzeitig wie möglich einsetzen, da
die Blattern schon im Initialstadium anstecken können. Meist wird
zwar freilich erst mit dem Beginn der Eruption die sichere Erkennung
des Leidens möglich sein. Der Kranke darf nicht eher entlassen werden,
als bis alle Krusten und letzten Reste der eingetrockneten Pusteln abgestoßen sind. Am längsten halten sich die eingedorrten Borken in der
dicken Epidermis der Fußsohle, auf die deshalb besonders zu achten
ist. Durch lauwarme Seifenbäder kann man den Abstoßungsprozeß etwas
beschleunigen.

Das um den Kranken beschäftigte Pflegepersonal muß den Verkehr
mit anderen Personen tunlichst vermeiden und darf das Krankenzimmer
nur nach sorgfältiger Reinigung und Desinfektion verlassen. Am zweckmäßigsten ist es für Arzt, Schwestern und Pfleger, vor Betreten des
Pockenpavillons lange weiße, bis zu den Füßen reichende Leinwand-
mäntel mit hochliegendem Kragen anzuziehen, die beim Verlassen des
Krankenzimmers wieder abgelegt werden. Der Arzt, der gezwungen ist,
nach dem Besuch eines Pockenkranken noch andere Patienten zu besuchen, muß sich der Verantwortung bewußt sein, die er dabei trägt
und alle Ansteckungsmöglichkeiten vermeiden. Die Reinigung darf sich
nicht nur auf die Hände erstrecken; auch Gesicht, Haupt- und Barthaar muß sorgfältig gewaschen werden.

Nur solche Personen dürfen zur Pflege und Behandlung von
Pockenkranken zugelassen werden, die durch Impfung hinreichend
geschützt sind oder sich unmittelbar vor Antritt der
Pflege der Wiederimpfung unterziehen.

Neben der Isolierung des Kranken ist vor allem eine sorgfältige
Desinfektion aller mit ihm in Berührung gekommenen Gegenstände
erforderlich. Bett- und Leibwäsche, Kleidungsstücke, Eß- und Trinkgeschirre, Verbandstoffe, Hautabgänge und Ausscheidungen (Kot, Urin,
Auswurf), Wasch- und Badewasser sowie der Fußboden des Krankenzimmers kommen dabei in Betracht.

Die Leichen der an den Pocken Verstorbenen sind natürlich
hochgradig infektiös und müssen daher ohne vorherige Waschung sofort
in Tücher eingehüllt werden, die mit einer desinfizierenden Flüssigkeit
(verdünntes Kresolwasser oder 3%ige Karbollösung) getränkt sind. Sie
sind in dichte Särge zu legen, die am Boden mit einer reichlichen
Schicht Sägemehl, Torfmull oder anderen aufsaugenden Stoffen bedeckt
sind. Der Sarg ist alsbald zu schließen. Die Ausstellung der Leiche im
Sterbehaus oder im offenen Sarg ist zu untersagen, das Leichengefolge
möglichst zu beschränken und dessen Eintritt in das Sterbehaus zu

verbieten. Die Bestattung der Pockenleichen muß nach Möglichkeit beschleunigt werden. Nach der Verbringung des Kranken in ein Krankenhaus, nach seiner Genesung oder dem Ableben ist eine Schlußdesinfektion vorzunehmen. Diese hat sich auf die Ausscheidungen des Kranken sowie auf alle mit ihm in Berührung gekommenen Gegenstände zu erstrecken.

Ganz besondere Aufmerksamkeit ist der Desinfektion infizierter Räume, ferner der Kleidungsstücke, der Bett- und Leibwäsche des Kranken oder Gestorbenen sowie der Hautabgänge, der Verbandstoffe des Kranken und der bei der Wartung und Pflege benutzten Kleidungsstücke zuzuwenden. Nach der Genesung ist auch der Kranke selbst einer Desinfektion zu unterziehen.

Desinfektionsanweisungen.

Die in Deutschland üblichen Vorschriften über die Anwendung der Desinfektionsmittel zur Bekämpfung der Pocken sind nach den Ausführungsbestimmungen des Bundesrates folgende:

1. Besonders gefährlich sind die Hautabgänge des Kranken. Der aus den Pockenpusteln stammende Eiter enthält, auch wenn er eingetrocknet ist und zerstäubt, den Ansteckungsstoff in wirksamer Form. Deshalb muß die Desinfektion nicht nur nach Ablauf der Krankheit, sondern schon während des Bestehens der Krankheit gehandhabt werden. Die Hautabgänge (Schorfe usw.) sind sorgfältig zusammenzusuchen und zu desinfizieren oder zu verbrennen.

Der Fußboden des Krankenzimmers ist täglich mit desinfizierenden Flüssigkeiten aufzuwaschen, Kehricht ist zu desinfizieren oder zu verbrennen.

Alle Ausscheidungen der Kranken (Wund- und Geschwürsausscheidungen, Auswurf und Nasenschleim, etwaige bei Sterbenden aus Mund und Nase hervorgequollene schaumige Flüssigkeit, Blut und Urin, Erbrochenes und Stuhlgang) sind mit verdünntem Kresolwasser[1]) oder durch Siedehitze zu desinfizieren. Es empfiehlt sich, solche Ausscheidungen unmittelbar in Gefäßen aufzufangen, welche die Desinfektionsflüssigkeit in mindestens gleicher Menge enthalten und sie hiermit gründlich zu verrühren. Verbandgegenstände und Läppchen, welche zweckmäßig an Stelle von Taschentüchern zur Reinigung von Mund und Nase der Kranken verwendet werden, sind, wenn das Verbrennen derselben nicht angängig ist, unmittelbar nach dem Gebrauch ebenfalls in solche, mit verdünntem Kresolwasser beschickte Gefäße zu legen, so daß sie von der Flüssigkeit vollständig bedeckt sind.

Die Gemische sollen mindestens zwei Stunden stehen bleiben und dürfen erst dann beseitigt werden.

---

[1]) Zur Herstellung des verdünnten Kresolwassers wird 1 Gewichtsteil Kresolseifenlösung (Liquor Cresoli saponatus des Arzneibuches für das Deutsche Reich) mit 19 Gewichtsteilen Wasser gemischt. 100 Teile enthalten annähernd 2·5 Teile rohes Kresol. Das Kresolwasser (Aqua cresolica des Arzneibuches für das Deutsche Reich) enthält in 100 Teilen 5 Teile rohes Kresol, ist also vor dem Gebrauche mit gleichen Teilen Wasser zu verdünnen.

Schmutzwässer sind mit Chlorkalk oder Kalkmilch[1]) zu desinfizieren, und zwar ist vom Chlorkalk so viel zuzusetzen, bis die Flüssigkeit stark nach Chlor riecht, von Kalkmilch so viel, daß das Gemisch rotes Lackmuspapier stark und dauernd blau färbt. In allen Fällen darf die Flüssigkeit erst nach zwei Stunden abgegossen werden. Badewässer sind wie Schmutzwässer zu behandeln.

2. Hände und sonstige Körperteile müssen jedesmal, wenn sie mit infizierten Dingen (Ausscheidungen der Kranken, beschmutzter Wäsche usw.) in Berührung gekommen sind, durch gründliches Waschen mit verdünntem Kresolwasser oder Karbolsäurelösung[2]) desinfiziert werden.

3. Bett- und Leibwäsche sowie waschbare Kleidungsstücke und dergleichen sind entweder auszukochen oder in ein Gefäß mit verdünntem Kresolwasser oder Karbolsäurelösung zu stecken. Die Flüssigkeit muß in den Gefäßen die eingetauchten Gegenstände vollständig bedecken. In dem Kresolwasser oder der Karbolsäurelösung bleiben die Gegenstände wenigstens zwei Stunden. Dann werden sie mit Wasser gespült und weiter gereinigt. Das dabei ablaufende Wasser kann als unverdächtig behandelt werden.

4. Kleidungsstücke, die nicht gewaschen werden können, Matratzen, Teppiche und alles, was sich zur Desinfektion eignet, sind in Dampfapparaten in strömendem Wasserdampf zu desinfizieren.

5. Alle diese zu desinfizierenden Gegenstände sind beim Zusammenpacken und bevor sie nach den Desinfektionsanstalten oder -apparaten geschafft werden, in Tücher, welche mit Karbolsäurelösung angefeuchtet sind, einzuschlagen und, wenn möglich, in gut schließenden Gefäßen zu verwahren.

6. Zur Desinfektion der infizierten Räume empfiehlt sich die Raumdesinfektion mit Formaldehyd mit dem Breslauer oder Berliner Apparat. Zum Zustandekommen der desinfizierenden Wirkung sind erforderlich:

ein vorgängiger allseitig dichter Abschluß des zu desinfizierenden Raumes durch Verklebung, Verkittung aller Undichtigkeiten der Fenster und Türen, der Ventilationsöffnungen und dergleichen;

Entwicklung von Formaldehyd in einem Mengenverhältnisse von wenigstens 5 g auf je 1 m^3 Luftraum;

gleichzeitige Entwicklung von Wasserdampf bis zu einer vollständigen Sättigung der Luft des zu desinfizierenden Raumes (auf 100 m^3 Raum sind 3 Liter Wasser zu verdampfen);

wenigstens 7 Stunden andauerndes ununterbrochenes Verschlossenbleiben des mit Formaldehyd und Wasserdampf erfüllten Raumes; diese Zeit kann bei Entwicklung doppelt großer Mengen von Formaldehyd auf die Hälfte abgekürzt werden.

Formaldehyd kann in Verbindung mit Wasserdampf von außen her durch Schlüssellöcher, durch kleine, in die Tür gebohrte Öffnungen und dergleichen in den zu desinfizierenden Raum geleitet werden. Werden Türen und Fenster ge-

---

[1]) Zur Herstellung der Kalkmilch wird 1 Liter zerkleinerter, reiner gebranter Kalk, sogenannter Fettkalk, mit 4 Liter Wasser gemischt, und zwar in folgender Weise: Es wird von dem Wasser etwa $3/4$ Liter in das zum Mischen bestimmte Gefäß gegossen und dann der Kalk hineingelegt. Nachdem der Kalk das Wasser aufgesogen hat und dabei zu Pulver zerfallen ist, wird er mit dem übrigen Wasser zu Kalkmilch verrührt.

[2]) 1 Gewichtsteil verflüssigte Karbolsäure (Acidum carbolicum liquefactum) wird mit 30 Gewichtsteilen Wasser gemischt.

schlossen vorgefunden und sind keine anderen Öffnungen (z. B. für Ventilation, offene Ofentüren) vorhanden, so empfiehlt es sich, die Desinfektion mittels Formaldehyds auszuführen, ohne vorher das Zimmer zu betreten, beziehungsweise ohne die vorherigen Abdichtungen vorzunehmen; für diesen Fall ist die Entwicklung wenigstens viermal größerer Mengen Formaldehyds, als sie für die Desinfektion nach geschehener Abdichtung angegeben sind, erforderlich.

Die Desinfektion mittels Formaldehyds darf nur nach bewährten Methoden ausgeübt und nur geübten Desinfektoren anvertraut werden, die für jeden einzelnen Fall mit genauer Anweisung zu versehen sind. Nach Beendigung der Desinfektion empfiehlt es sich, zur Beseitigung des den Räumen noch anhaftenden Formaldehydgeruchs Ammoniakgas einzuleiten.

Die Desinfektion mit Formaldehyd stellt nur eine Oberflächendesinfektion dar; nur die Wände, die Zimmerdecke, die freien, glatten Flächen der Gerätschaften, können nach vorangegangener Desinfektion mit Formaldehyd als desinfiziert gelten. Alles übrige, namentlich diejenigen Teile, welche Risse und Fugen aufweisen, sind in anderer Weise zu desinfizieren.

Gegenstände aus Leder, Holz- und Metallteile von Möbeln sowie ähnliche Gegenstände werden sorgfältig und wiederholt mit Lappen abgerieben, die mit verdünntem Kresolwasser oder Karbolsäurelösung befeuchtet sind. Die gebrauchten Lappen sind zu verbrennen.

Pelzwerk wird auf der Haarseite bis auf die Haarwurzel mit verdünntem Kresolwasser oder Karbolsäurel"sung durchweicht. Nach zwölfstündiger Einwirkung der Desinfektionsflüssigkeit darf es ausgewaschen und weiter gereinigt werden.

Plüsch- und ähnliche Möbelbezüge werden nach Ziffer 3 und 4 desinfiziert oder mit verdünntem Kresolwasser oder Karbolsäurelösung durchfeuchtet, feucht gebürstet und mehrere Tage hintereinander gelüftet und dem Sonnenlicht ausgesetzt.

Von Kranken benutzte Eß- und Trinkgeschirre oder Geräte sind entweder auszukochen oder mit heißer Kaliseifenlösung[1]) eine halbe Stunde lang stehen zu lassen und dann gründlich zu spülen. Waschbecken, Spucknäpfe, Nachttöpfe u. dgl. werden nach Desinfektion des Inhalts (Ziffer 1) gründlich mit verdünntem Kresolwasser ausgescheuert.

Gegenstände von geringem Werte (Inhalt von Strohsäcken, gebrauchte Lappen und dergleichen) sind zu verbrennen.

Soll sich die Desinfektion auch auf Personen erstrecken, so ist dafür Sorge zu tragen, daß sie ihren ganzen Körper mit Seife abwaschen und ein vollständiges Bad nehmen.

Bei gehäuftem Auftreten der Pocken muß die Bevölkerung darauf aufmerksam gemacht werden, daß die Schutzpockenimpfung das wirksamste Mittel zur Bekämpfung darstellt. Wo auf Grund landesrechtlicher Bestimmungen Zwangsimpfungen beim Ausbruch einer Pockenepidemie zulässig sind, ist darauf hinzuwirken, daß gegebenenfalls alle der Ansteckung ausgesetzten Personen, sofern sie nicht die

---

[1]) 3 Gewichtsteile Kaliseife (sogenannte Schmierseife oder grüne Seife oder schwarze Seife) werden in 100 Gewichtsteilen siedend heißem Wasser gelöst (z. B. $\frac{1}{2}$ kg Seife in 17 Liter Wasser). Die Lösung ist heiß zu verwenden.

Pocken überstanden haben oder durch Impfung hinreichend geschützt sind, sich impfen lassen. Wo Zwangsimpfungen nicht zulässig sind, ist in geeigneter Weise auf die Durchführung der Schutzpockenimpfung hinzuwirken. Dies gilt besonders für die Bewohner und Besucher eines Hauses, in welchem die Pocken aufgetreten sind, wie für das Pflegepersonal, die Ärzte, die Studierenden der Medizin, welche klinische Vorlesungen besuchen, ferner die bei der Einsargung von Pockenleichen beschäftigten Personen, schließlich für Leichenschauer, Seelsorger, Urkundspersonen, Wäscherinnen, Desinfektoren sowie für Arbeiter in gewerblichen Anlagen, welche den Ausgangspunkt von Pockenerkrankungen gebildet haben.

Von großer Wichtigkeit ist es, daß in den bedrohten Ortschaften u n e n t g e l t l i c h e Impfungen vorgenommen werden.

Die J e n n e r sche Schutzimpfung, die vornehmste prophylaktische Maßregel gegen die Pocken, wird an anderer Stelle dieses Buches ausführlich dargestellt.

Therapie.

Ein spezifisches Mittel zur Behandlung der ausgebrochenen Blattern ist nicht bekannt. Daß die Versuche, durch die nachträgliche Vaccination im Initialstadium oder in der Eruptionsperiode die Krankheit noch zu kupieren oder abzuschwächen, fehlschlagen mußten, ist schon aus theoretischen Erwägungen erklärlich. (Vgl. das Kapitel „Praktisches über den Impfschutz".)

Auch alle anderen Mittel, die früher in der Initialperiode gegeben wurden, um einen abortiven Verlauf der Krankheit zu bewirken, sind ohne Einfluß auf den Verlauf des Pockenprozesses geblieben. Größere Dosen von Chinin, Salizylsäure, Schwitzprozeduren, Emetika oder Purgantien führten nicht zu dem erstrebten Ziele.

Die Behandlung bleibt also eine rein symptomatische. Durch eine sorgfältige Krankenpflege gilt es, Sekundärinfektionen zu verhüten, denen bei den Pocken mehr als bei jeder anderen Infektionskrankheit Tür und Tor geöffnet sind. Leib- und Bettwäsche, die durch den aussickernden Pustelinhalt verunreinigt werden, sind häufig zu wechseln. Großer Wert ist auf eine sorgfältige Pflege des Mundes zu legen. Wichtig ist die Verhütung des Dekubitus, der sich namentlich in der Suppurationsperiode leicht entwickelt. Die Kranken sind deshalb von vornherein auf ein Wasserkissen zu legen und aufs peinlichste sauber zu halten.

Variolakranke müssen in einem luftigen Krankenraum untergebracht werden. Durch die Zersetzung des beim Platzen der Pusteln an der Luft trocknenden Eiters in der Suppurationsperiode kommt es zu einem höchst widerlichen Geruch, der nur durch beständige Zuführung guter Luft erträglich werden kann. Die Ventilation kann durch Klappfenster oder künstliche Ventilationseinrichtungen geschehen. Die Temperatur des Krankenzimmers soll 14° R nicht überschreiten. Die Bedeckung muß leicht und nicht zu warm sein. Die Wärme schwerer Bettstücke und überhitzter Zimmerluft, wie sie in früheren Zeiten verordnet wurde, um das Herauskommen des Ausschlages zu befördern, ist nur dazu angetan, die Beschwerden des Kranken zu steigern. (Vgl. auch „Geschichte der Pocken".)

Solange das Fieber anhält, ist außer Bettruhe eine leicht verdauliche, im wesentlichen flüssige Diät anzuraten (Milch, Kakao, Milchsuppen, Grießbrei, Reisbrei oder dgl.), Apfelmus, später, wenn die Temperatur absinkt, kann daneben leicht verdauliches, gewiegtes Fleisch und durchgerührtes Gemüse gereicht werden, soweit es die entzündeten Schleimhäute gestatten.

Von kühlenden und durststillenden Getränken eignen sich am besten: frisches Leitungswasser event. Zitronenlimonade. Alkohol ist in mäßiger Menge gestattet, bei Potatoren sogar erwünscht. Als Arznei ordnen wir gewöhnlich eine Mixtura acida (acid. hydrochlor. 2·5, aqua dest. 170, Sir. simpl. 20) an. Bei Neigung zu Erbrechen gibt man Eisstückchen zum Schlucken. Heftige Kreuzschmerzen werden durch Aspirin, Phenazetin oder andere Antineuralgika bekämpft. Bisweilen ist sogar Morphium notwendig. Bei starken Kopfschmerzen ist eine Eisblase oder kalte Kompressen auf den Kopf wohltuend. Das hohe Fieber der Initialperiode gibt nur selten Anlaß zum Einschreiten. Geht es mit starken Störungen des Sensoriums, Delirien, großer Apathie oder Benommenheit einher, so kann es durch abkühlende Bäder, ähnlich wie beim Typhus, günstig beeinflußt werden. Das Badewasser wird dabei innerhalb von 10 Minuten von 35 " C auf 28 " C abgekühlt. Bei schwachem Herzen begnügt man sich lieber mit kühlen Abwaschungen. Wird beides schlecht vertragen, so kann auch gelegentlich Antipyrin oder Pyramidon zur Herabsetzung abnorm hoher Temperaturen gereicht werden.

Bei heftigen Aufregungszuständen in der Initialperiode kann es notwendig werden, mit Chloralhydrat (per Klysma), Bromkalium, eventuell auch mit Morphium oder Skopolamin einzuschreiten.

In der Eruptionsperiode ist die Therapie je nach der Schwere der Erscheinungen verschieden. Bei leichteren Varioloisformen wird häufig überhaupt keine Behandlung erforderlich sein. Bettruhe und leicht verdauliche Kost genügen vollständig. In anderen Fällen wird es nötig werden, wenigstens die Haut- und Schleimhautaffektionen lokal zu behandeln und bei der Diät auch insofern Rücksicht auf die Effloreszenzen in Mund und Rachen zu nehmen, als scharf gewürzte und gesalzene Speisen wegen der örtlich irritierenden Wirkung zu vermeiden sind.

Größer sind die Aufgaben, die dem Therapeuten bei der Behandlung der schwereren Formen der Variola erwachsen. Hier gilt es, vor allem die lokalen Entzündungserscheinungen auf Haut und Schleimhaut zu mildern, die Störungen des Allgemeinbefindens zu berücksichtigen und begleitende Komplikationen zu bekämpfen. Die Behandlung des Pustelausschlages bezweckt einmal, das Spannungsgefühl und die Schmerzen zu lindern, die durch die Pusteln und ihre infiltrierte Umgebung ausgelöst werden, ferner nach Möglichkeit einer sekundären Infektion der geplatzten

Pockenpusteln vorzubeugen und schließlich, wenn möglich, die Ausbildung der entstehenden Narben zu verhindern.

Ein schon von den alten arabischen Ärzten geübtes Verfahren bestand darin, einzelne Pusteln, namentlich im Gesicht, anzustechen und den Eiter zu entleeren. Auch wurde empfohlen, nach dem Aufstechen den Boden der eröffneten Pustel noch mit dem Lapisstein zu verätzen. Diese Methode, die natürlich bei konfluierendem oder sehr reichlichem Ausschlag gar nicht durchzuführen ist, wird jetzt wohl sehr selten noch geübt.

Auch die verschiedenen chemischen Mittel, denen man eine spezifische Beeinflussung des Pockenexanthems und durch Desinfektionswirkung eine Verhinderung der Eiterung zuschrieb, erfreuen sich keiner allgemeinen Anerkennung mehr. Bepinseln mit Jodtinktur (tinct. jod. und spir. vini rectif. ââ), wie sie von Martius, Eimer, Knecht empfohlen wurde, oder mit Höllensteinlösungen, haben sich bei ausgedehnten Nachprüfungen nicht bewährt. Auch die Einwirkung des Quecksilbers in den verschiedensten Formen als Unguentum cinereum oder als Pflaster (Emplastrum mercur.) hat sich als illusorisch herausgestellt. Ebenso die innerliche Darreichung des als Spezifikum gepriesenen Sarracenia purpurea. Vielfach werden noch jetzt Einreibungen mit $10\,^0/_0$igem Ichthyolglyzerin oder $1\,^0/_0$iger Höllensteinsalbe empfohlen. Auch die Schwimmersche Karbolpaste wird noch öfter angewendet (Acid. carbol. 4·0—10·0, Olei oliv 40·0, Cret. opt. trit. 60·0 auf Lindläppchen zu streichen und auf die von Pusteln bedeckte Haut zu legen).

Aus eigenen Erfahrungen muß ich sagen, daß ich für bei weitem am wirksamsten und angenehmsten die Anwendung von feuchter Kälte halte, wie sie bereits Hebra empfohlen hat. Häufig gewechselte eisgekühlte Borwasserkompressen, die auf die mit Pusteln bedeckte Haut gebracht werden, lindern noch am besten die Schmerzen und das Spannungsgefühl während der Eiterung. Namentlich im Gesicht wird dieses Verfahren angenehm empfunden. Sublimatkompressen halte ich nicht für ratsam, da bei der großen Zahl offener Stellen unkontrollierbare Mengen von Sublimat resorbiert werden können.

Sind Brust und Rücken stark mit Pusteln übersät und schmerzhaft, so verschaffen häufig gewechselte Prießnitzumschläge mit kaltem Wasser Erleichterung. Besonders an Händen und Füßen tragen solche hydropathischen Wicklungen viel zur Linderung der oft unerträglichen Spannung bei. Auch prolongierte lauwarme Hand- und Fußbäder verschaffen vorübergehende Erleichterung.

Ist die Eiterung schon weit vorgeschritten und macht sich der durch die Zersetzung des Eiters entstehende penetrante Geruch bemerkbar, so kann man dem für die Umschläge und Überschläge verwendeten Wasser mit Vorteil etwas Thymol zusetzen.

Durch die Anwendung der häufiger gewechselten kühlen Umschläge um die Brust wird neben der Linderung des Schmerzgefühls noch eine gewisse abkühlende Wirkung erzielt. Kühlende Bäder, wie sie in der Initialperiode bei höheren Temperaturen und Störungen des Sensoriums am Platze sind, werden während des fieberhaften Suppurationsstadiums sehr unangenehm empfunden.

Sind die Kranken sehr unruhig und widerspenstig, so daß Kompressen und Umschläge nicht geduldet werden, so empfiehlt Bäumler, durch einfaches Aufpinseln von Olivenöl der entzündeten Haut eine dünne schützende Decke zu geben. Lenhartz verwendet dazu Glyzerin.

Fangen die Pusteln an aufzuplatzen und zu fließen, so muß die Bildung dicker, zusammenhängender Krusten nach Möglichkeit verhindert werden. Das kann durch vorsichtiges Abtupfen, eventuell auch durch Aufpudern von Salizylstreupuder geschehen.

Während bei den vorgenannten Verfahren lediglich eine Linderung der subjektiven Beschwerden des Kranken erreicht wird, hat neuerdings eine Methode viel von sich reden gemacht, die den Zweck verfolgt, die Eiterung einzuschränken oder ganz zu verhüten und die Narbenbildung zu verhindern. Niels Finsen vertritt die Anschauung, daß es gelingen müsse, durch Fernhaltung der chemisch wirksamen, stark reizenden Lichtstrahlen den Entzündungsprozeß herabzusetzen. Er empfahl deshalb für die Pockenkranken den dauernden Aufenthalt in einem Raume mit rotem Licht bis zur erfolgten Eintrocknung der Pusteln. Die Nachprüfungen dieses Verfahrens haben widersprechende Resultate ergeben. Neben begeisterten Anhängern sind ebensoviele Stimmen laut geworden, die keinen sinnfälligen Erfolg gesehen haben. Naunyn[1] z. B. sah bei 19 schweren Pockenfällen vorzügliche Resultate, da es nirgends zur Entwicklung kutaner Eiterungen kam. Auch Rahm[2] hatte gute Erfolge. Selbst bei Schwerkranken waren kaum Spuren von bleibenden Hautnarben zu beobachten. Ricketts und Byles[3] dagegen konnten bei 13 Kranken keinen Einfluß auf die Eiterung konstatieren.

Ich habe bisher alle meine Pockenkranken nach dieser Methode behandelt, indem ich Fenster aus rotem Glas und rote Vorhänge im Krankenzimmer anbringen ließ; aber einen deutlichen Einfluß konnte ich nicht konstatieren, da mehrere der Patienten trotzdem multiple Abszesse und Narben bekamen.

Dreyer empfand als Übelstand der Rotlichtbehandlung im Hospital für Infektionskrankheiten zu Kairo, daß dabei die Ventilation danieder-

---

[1] Naunyn, Deutsche mediz. Wochenschrift 1903. V. Bd. pag. 306.

[2] Rahm, Schweizer Korrespondenzblatt 1903. Nr. 7.

[3] Ricketts & Byles, Lancet, 4222, 1903.

liegt, da seine Pavillons künstliche Lüftung nicht besitzen und die mit rotem Glas versehenen Fenster natürlich nicht geöffnet werden dürfen, um die Behandlung mit roten Strahlen nicht illusorisch zu machen. So war der Ventilation eine enge Grenze gezogen und die Luft wurde im Krankenraume durch die Zersetzung des Pockeneiters fast unerträglich. Er verlegte deshalb das Lichtfilter der Fensteröffnung gewissermaßen auf die Haut des Kranken, indem er Pinselungen mit einer Lösung von Kalium permanganat. vornahm.

Man bereitet sich eine gesättigte wässerige Lösung von Kalium permanganat und überstreicht mit dieser mit Hilfe eines weichen Pinsels alle Teile des Körpers, welche Pusteln, Blasen oder Papeln aufweisen. Am besten nimmt man diese Operation am völlig entkleideten Patienten vor, den man auf eine wasserdichte Unterlage gebettet hat. Am ersten Tage und manchmal auch noch am zweiten muß die Pinselung 2—3 mal wiederholt werden, um eine tiefbraune Färbung der Haut zu erzielen; später genügt ein einmaliger Anstrich täglich. Die anfänglich braune Farbe macht nach einigen Tagen einer fast schwarzen Platz.

Dreyer will mit diesem Vorgehen zweierlei erzielen. Einmal soll die Verfärbung der Haut ähnlich wie die Rotlichtbehandlung Finsens günstig auf den Eiterprozeß wirken, und zweitens soll eine desodorierende Wirkung damit erreicht werden. Die Resultate sind angeblich vorzüglich. Bei Kranken, die mit dem Ausbruch des Exanthems oder womöglich noch vor dessen Auftreten in Pflege genommen werden, wird die Eiterung auf ein Minimum reduziert. Jauchige oder stinkende Zersetzungsprodukte fehlen bei sachgemäßer Ausführung der Behandlung ganz. Auch das Eiterungsfieber soll dadurch beeinflußt werden, „indem einmal die Temperatur nicht die zu erwartende Höhe erreicht, andererseits auch die Zeit des Fiebers gewöhnlich abgekürzt wird" Nachprüfungen dieses Verfahrens sind entschieden erwünscht.

Die spezifischen Affektionen der Mund- und Rachenschleimhaut behandelt man mit kühlen und adstringierenden oder desinfizierenden Mundwässern. Zu Spülungen des Mundes und Gurgelungen, die recht häufig vorgenommen werden sollen, eignen sich besonders Lösungen von essigsaurer Tonerde oder Wasserstoffsuperoxyd (1 % ig), eventuell abwechselnd mit einfachen Salbeiteeabkochungen. Curschmann empfahl dünne Lösungen von Liquor ferri sesquichlorati und von Kal. chloricum. Bei Kindern, die nicht gurgeln können, ist der Mund mehrmals am Tage mit solchen Lösungen auszuspritzen. Bei unbesinnlichen Schwerkranken muß der Mund vom Pflegepersonal durch Auswischen und Bürsten der Zähne sauber gehalten werden. Wohltuend wird das Einnehmen von Eisstückchen empfunden. Bei starker Schmerzhaftigkeit und Schlingbeschwerden gebe man nur flüssige Kost, am besten eisgekühlte Milch und schleimige Suppen, Haferschleim, Gerstenschleim, geschlagene Eier und dgl. Daneben empfehlen sich sämige Dekokte z. B. von Radix altheae und Species flor. malv. Bei sehr hochgradigen Schmerzen ist es eventuell notwendig, vor der Nahrungsaufnahme eine Pinselung der wunden Stellen mit 2%iger Kokainlösung vorzunehmen oder Anästhesinpulver einzublasen.

Abszesse der Mandeln oder der Zunge müssen geöffnet werden. Bei akutem Glottisödem ist sofort die Tracheotomie vorzunehmen.

Empfehlenswert ist es, die Nasenschleimhaut durch Einpinselung von Borvaseline von Verkrustungen möglichst frei zu halten. Wichtig ist auch die Pflege der Augen des Kranken. Bei starker Ödembildung an den Lidern, wobei die Augen fest geschlossen gehalten werden, kann es zu Stagnation konjunktivalen Sekretes kommen, wodurch die Konjunktivitis gesteigert und ernstere Störungen verursacht werden können. Die Augen müssen deshalb mehrmals am Tage mit Borwasser ausgewaschen und mit Borwasserkompressen bedeckt werden. Bei schwereren Störungen ist spezialistische Behandlung erforderlich.

Hat man das Bedürfnis, während der Suppurationsperiode zu Antipyreticis zu greifen, also namentlich bei hohen Temperaturen, die mit Störungen des Sensoriums oder Delirien einhergehen, so empfiehlt sich Pyramidon (0·3), Laktophenin (0·5), Antipyrin (0·5), Phenazetin (0·5), 1—2 mal täglich. Aufregungszustände können mit Chloralhydrat (am besten als Klysma), Bromkalium, Pantopon, Skopolamin bekämpft werden. Auch protrahierte lauwarme Bäder wirken sehr beruhigend. Nicht zu vergessen ist eine ständige Überwachung Delirierender durch geschultes Personal, um Unglücksfälle zu verhüten.

Zeigen sich Erscheinungen von akuter Herzschwäche, so empfiehlt sich die subkutane Einverleibung von Coffeinum natriobenzoicum oder Kampfer; auch die intramuskuläre Injektion von Digalen oder Strophantin kommt in Frage. Ein beliebtes Exzitans während der Suppurationsperiode ist der Alkohol. Immermann empfiehlt den gleichzeitigen Gebrauch großer Alkoholdosen (Kognak) und starker Chinarindendekokte. Dazu ist freilich zu bemerken, daß die Kranken Alkohol oft verweigern, weil die Berührung mit den exkoriierten Partien im Munde lebhafte Schmerzen verursacht. Eine beliebte Form, bei der diese Wirkung durch die Vermischung mit Eigelb etwas gemildert wird, ist die Mixtura Stokes (Vitelli ovi Nr. 2, spir. e vino 60, sir. simpl. 30, aqua dest. q. s. ad 200, 2—3 mal stündlich einen Eßlöffel). Bei Potatoren ist die Zufuhr von etwas Alkohol während der Suppurationsperiode auf jeden Fall sehr wünschenswert, da durch Abstinenzwirkungen nicht selten unangenehme Aufregungszustände ausgelöst werden. Als Chinadekokt ist gebräuchlich: decoct. cortic. chinae 10 : 170, spir. aur. cort. 25, ac. hydrochlor. dil. 1·5.

Komplikationen müssen nach den allgemeinen Regeln behandelt werden. Die so häufigen multiplen Abszesse sind frühzeitig zu inzidieren.

Im Stadium der Eintrocknung steht die Hautpflege im Vordergrunde der Behandlung. Tägliche oder ein um den anderen Tag verabfolgte lauwarme Bäder, eventuell mit einem Zusatz von Kleie, lindern den oft unerträglichen Juckreiz und beschleunigen den Abfall der Borken. Im übrigen ist das Einpudern mit Salizylstreupuder zu empfehlen. Die letzten Reste der noch haftenden Schorfe, die besonders an Händen und Füßen lange zurückbleiben, weichen oft wiederholten Seifenbädern. Vor künstlicher, gewaltsamer Ablösung der Borken ist zu warnen, weil dadurch der Heilungsprozeß nur eine Verzögerung erfährt. Ist der Juckreiz und das Spannungsgefühl an einer oder der anderen Stelle besonders lästig, so kann es sich auch empfehlen, einen Verband mit Vaseline oder Borsalbe zu applizieren, der die Stelle vor den kratzenden Fingern der Kranken schützt und gleichzeitig den Juckreiz lindert. Demselben Zwecke dienen auch Einreibungen mit 1%igem Menthollanolin an den Stellen mit besonders lästigem Juckreiz. Um das Abkratzen der Borken zu verhüten, ist es empfehlenswert, Kindern die Hände mit Flanell zu umwickeln und anzubinden. Die zurückbleibenden Narben sind der Beeinflussung wenig zugänglich. Buri empfiehlt, durch wiederholte Applikation einer Resorzinsalbe auf die betreffenden Partien die Oberhaut wiederholt zur Abschälung zu zwingen, die Reste des Papillarkörpers allmählich zu heben und nachher unter Zinkleimverband die Abheilung sich vollziehen zu lassen. Ob dadurch eine wesentliche Besserung der Narbe bewirkt wird, vermag ich nicht zu entscheiden. Unna empfiehlt die wiederholte Abreibung mit feinem Sande.

Bei den hämorrhagischen Pockenformen sind wir mit unseren therapeutischen Mitteln gänzlich machtlos. Wir können nur alles aufbieten, um durch tonisierende Mittel die Herzkraft so lange wie möglich zu erhalten.

B. VACCINATIONSLEHRE.

Geschichtliches über die Vorläufer der Vaccination: Pockeninokulation im Orient, „Pockenkaufen", Variolation.

Die Beobachtung, daß der einmal geblatterte Mensch in der Regel für sein ganzes Leben gegen eine Wiedererkrankung an den Pocken geschützt bleibt, hat schon in grauer Vorzeit zu der Überlegung geführt, daß es zweckmäßig sein müsse, die Erkrankung in abgeschwächter Form künstlich hervorzurufen und so die sonst fast unvermeidliche Seuche mit ihren eigenen Waffen zu bekämpfen. Die primitivste Form dieser künstlichen Inokulation der Pocken (Variolation) war schon in den ältesten Zeiten in China im Gebrauch. Die Krusten der Pockenpusteln wurden dort mit Moschus vermischt und in der Umhüllung eines Baumwollbäuschchens in die Nase eingeführt, nachdem sie zur Milderung der Wirkung jahrelang aufbewahrt und mit Dämpfen von Heilkräutern durchräuchert waren. Auch war es hie und da üblich, den Impflingen Hemden anzulegen, die mit Blatterneiter behaftet waren.

Zweckentsprechender war bereits die in Indien unter den Brahminen gebräuchliche Form der künstlichen Variolation. In Hindostan übten die Priester nach Holwell schon vor Beginn unserer Zeitrechnung folgende Art der Inokulation aus: Wer sich dem Verfahren unterziehen wollte, mußte sich zunächst einer vierwöchigen Vorbereitung unterwerfen, die in der Abstinenz von Milch und Butter bestand. Die Operation wurde unter freiem Himmel vorgenommen. Der Brahmine ritzte die Haut an der Außenfläche des Oberarmes mit einer Nadel 15 bis 16 mal, bedeckte die skarifizierte Partie für 6 Stunden mit einem in Blatternstoff getauchten Bausch aus Baumwolle und sprengte einige Tropfen heiligen Gangeswassers darauf. Als Impfstoff diente ein Jahr alter, niemals frischer Stoff, der aus inokulierten, nicht von spontan entstandenen Blattern stammte. Der Inokulierte mußte während des Ablaufes der nun folgenden Variolaerkrankung beständig im Freien bleiben und wurde vom Verkehr mit anderen Menschen geschieden. Als Nahrung wurde leichte Kost, Früchte, Mohnsaft, Reis gereicht. Die Impfpocken wurden sorgfältig ausgedrückt, noch bevor das allgemeine Pockenexanthem zum Vorschein kam. Diese Art der Inokulation soll gute Erfolge gehabt und nur äußerst selten einen Todesfall verursacht haben.

Auch in Afrika waren schon, lange bevor die Inokulation nach Europa kam, ähnliche Verfahren im Gebrauch, so bei den Berbern und bei den Anwohnern des Senegal. Bei den Massainegern ist die Impfung echten Pockenstoffes in die Stirn noch jetzt weit verbreitet. Sie sehen darin ein ihrem Stamm eigentümliches Geheimmittel, das sie vor den benachbarten Negerstämmen sorgfältig hüten.

In Vorderasien übten die Zirkassier und die Georgier die prophylaktische Inokulation aus. Sie waren es, die um das Ende des 17. Jahrhunderts das Verfahren nach Konstantinopel brachten, von wo es seinen Weg auch nach dem westlichen Europa fand. Hier war eine sehr primitive Form der Inokulation schon um das Ende des 17. Jahrhunderts im Gebrauch. Man schickte die Kinder, welche die Krankheit durchmachen sollten, in ein Blatternhaus, wo sie gegen Entgelt etwas Blatternschorf empfingen und in der Hand fest zusammendrücken mußten. Glaubte man auf solche Weise die Ansteckung bewirkt zu haben, so versuchte man von vornherein auf den Verlauf der Krankheit günstig einzuwirken, indem man schon im Inkubationsstadium eine leichte Diät durchführte, für Leibesöffnung sorgte und sogar Blutentziehungen anwandte. Man nannte diesen Gebrauch das „Pockenkaufen"

Die ersten Mitteilungen über das Verfahren der im Orient gebräuchlichen Variolation gelangten nach dem westlichen Europa durch den griechischen Arzt Timoni. Er berichtete darüber aus Konstantinopel in einem Briefe nach London, der im Jahre 1714 in den „Philosophical Transactions" erschien und gab darin an: „Man nehme flüssigen Blatternstoff von einem Falle diskreter Pocken, mische diesen mit dem Blute einiger leichter Stichwunden am Oberarm und binde zum Schutz eine Walnußschale über die Operationsstelle. Es folgte dann eine sehr leichte Erkrankung; gewöhnlich entstünden 20 bis 30 über den Körper verstreute Blattern, welche schnell verheilten. Schwerer erkrankte Fälle seien äußerst selten. Dagegen seien Personen, die sich dem Verfahren unterworfen hätten, für die Zukunft gegen eine neue Erkrankung durch Ansteckung sicher geschützt." Ganz ähnliche Berichte wurden in London im Jahre 1715 von dem schottischen Arzte Kennedy und von Pylarini aus Venedig veröffentlicht. Aber diese Mitteilungen, so lebhaft sie auch in den wissenschaftlichen Kreisen diskutiert wurden, vermochten noch nicht den Anstoß zur allgemeinen Aufnahme der Variolation in Europa zu geben. Das geschah erst durch Lady Wortley Montagu, die Gemahlin des englischen Botschafters in Konstantinopel. Diese mutige Frau beschrieb im Jahre 1717 ihre Eindrücke, die sie in der Türkei empfangen hatte, in einem aus Adrianopel an eine Freundin in London adressierten Brief mit folgenden Worten:

„Die Pocken, bei uns so verheerend und allgemein verbreitet, sind hier infolge der sogenannten Impfung vollkommen harmlos. Eine Masse alter Frauen vollzieht diese Operation gewerbsmäßig alljährlich im Herbst, im Monat September, wenn die große Hitze vorüber ist. Alsdann schickt einer zum andern, um zu fragen, ob vielleicht eine Familie Pocken haben möchte. Es bilden sich Gruppen, und wenn dieselben, gewöhnlich 15 bis 16 an der Zahl, beisammen sind, kommt die alte Frau mit einer Nußschale, gefüllt mit Stoff der besten Gattung von Pocken. Sie sagt: ‚Welche Ader soll ich Ihnen öffnen?‘ öffnet dieselbe sofort mit einer langen Nadel, was nicht mehr Schmerz verursacht, als wenn man sich einfach ritzt, bringt in die Wunde so viel Stoff, als auf dem Nadelkopf haftet und verbindet die kleine Wunde mit einem Stückchen Nußschale. In dieser Weise öffnet sie vier bis fünf Adern. Kinder und junge Personen spielen den Rest des Tages wohl und munter miteinander, bis zum 8. Tage. Dann werden sie vom Fieber ergriffen und hüten zwei, sehr selten drei Tage das Bett. Im Gesichte treten selten mehr als 20 bis 30 Pusteln auf, die keine Narben hinterlassen, und in 8 Tagen sind die Kranken so munter wie vor der Impfung. Die Impfstellen bleiben während der Krankheitsdauer eiternde Geschwüre, was zweifellos eine große Erleichterung schafft. Alljährlich lassen Tausende diese Operation an sich vollziehen, und der französische Botschafter sagte scherzweise, man nehme hier die Pocken zur Zerstreuung, wie man in anderen Ländern Brunnen trinke. Ein tödlicher Verlauf ist noch niemals beobachtet worden, und glaube mir, ich bin von der Sicherheit des Experimentes so vollkommen befriedigt, daß ich die Absicht habe, dasselbe an meinem lieben kleinen Sohn zu versuchen.“

Voller Vertrauen in das neue Verfahren ließ Lady Montagu in Konstantinopel im März 1718 ihren 5 Jahre alten Sohn unter Aufsicht des Gesandtschaftsarztes Maitland durch eine griechische Frau inokulieren. Nach London zurückgekehrt, unterwarf sie dann im April 1721 ihr sechsjähriges Töchterchen derselben Prozedur; beide Fälle verliefen glücklich. Die kühne Tat machte in London nicht geringes Aufsehen und regte zur Nachahmung an. Die Prinzessin von Wales, Karoline, die kurz vorher eine Tochter an den Pocken verloren hatte, sprach den Wunsch aus, ihre Kinder ebenfalls inokulieren zu lassen. Vorher wurde jedoch auf Befehl des Königs Georg I. eine Probeimpfung an sechs zum Tode Verurteilten vorgenommen. Da die Inokulation glücklich verlief und weitere Versuche an Waisenkindern ebenfalls den gewünschten Erfolg hatten, so wurden im Jahre 1722 die königlichen Prinzessinnen geimpft. Der günstige Verlauf veranlaßte zahlreiche Familien der Aristokratie, dem Beispiele zu folgen. Nun verbreitete die Methode sich weiter in England, vermochte jedoch nur langsam Fortschritte zu machen, da ihr überall neben Anhängern auch zahlreiche Gegner erwuchsen. Die Geistlichkeit predigte dagegen, weil sie es für sündige Vermessenheit ansah, in das Walten der Vorsehung einzugreifen und warnte vor der Gewissensschuld, welche die Eltern der inokulierten Kinder beim tödlichen Ausgang der künstlichen Blattern auf sich lüden. Aber auch unter den Ärzten erhoben sich warnende Stimmen; die beiden Einwände, die damals erhoben wurden, waren die:

1. Die Methode sei keineswegs gefahrlos für den Inokulierten, und

2. verleihe sie keinen sicheren Schutz gegen eine spätere Erkrankung an natürlichen Blattern.

Der erste Einwand hat insofern eine gewisse Berechtigung, als doch zweifellos auch schwere und sogar tödlich verlaufende Fälle bei der Inokulation vorkamen, wenn auch im allgemeinen der Charakter der künstlichen Pocken ein sehr milder war. Von den 845 in acht Jahren bis zum Jahre 1729 in England inokulierten Fällen starben nach Newrin 17.

Der zweite Einwand, der die Unsicherheit des Schutzes gegenüber den natürlichen Pocken betraf, stützte sich auf einzelne Beobachtungen von Reinfektionen Inokulierter. Zweifellos war die Regel, daß Inokulierte vor einer Erkrankung an natürlichen Blattern geschützt blieben. Einige wenige Ausnahmen konnten die Regel nur bestätigen und waren Analoga zu den vereinzelten Fällen, die trotz des Überstehens der natürlichen Blattern später noch einmal an den Pocken erkrankten. Aber auch vereinzelte Fälle ungenügenden Impfschutzes reichten hin, um den warnenden Stimmen der Ärzte das größte Gewicht zu verleihen, und so kam es, daß die Inokulation in den nächsten zwei Jahrzehnten gar keine Fortschritte in England machte. Unterdessen wurde das Verfahren in Amerika durch Kirk Patrick mit günstigem Erfolge geübt. Seit 1743, wo in London eine große Blatternepidemie herrschte, wurde dann auch hier wieder häufiger inokuliert. Das Verfahren wurde sehr zum Schaden der Sache mit allerlei vorbereitenden Kuren, Blutentziehungen, Verordnungen von Brech- und Abführmitteln verbunden, um den Körper empfänglicher für den Impfschutz zu machen und wurde von den Impfärzten zu einer sehr kostspieligen Methode ausgebaut, die schließlich nur den Reichen ihre Anwendung erlaubte. Um der ärmeren Bevölkerung die Möglichkeit der Inokulation zu verschaffen, wurde in London ein besonderes Hospital für solche Zwecke errichtet.

Auf dem europäischen Festlande vermochte die Inokulation

bis um die Mitte des 18. Jahrhunderts nicht viele Anhänger zu gewinnen. Erst als G a t t i , P r o f e s s o r i n P i s a , 1760 das Verfahren wesentlich verbessert hatte, begann eine neue Ära der Inokulation. Er brachte zunächst die schwächenden Vorkuren in Fortfall in der richtigen Erwägung, daß für das Gelingen der Prozedur nichts wichtiger sei als ein ungeschwächter Organismus. Als Lymphe verwendete er den k l a r e n , n o c h u n g e t r ü b t e n I n h a l t der Pockenbläschen von leichten Erkrankungen, wobei er Wert auf eine möglichst geringe Quantität legte. Später benutzte er nur noch die Lymphe von inokulierten Blattern. Dadurch gelang es ihm, durchgehends nur sehr leichte Formen von Impfvariola zu erzielen und so die Weiterverbreitung der Methode zu fördern.

In F r a n k r e i c h trat d e l a C o n d a m i n e um 1755 aufs wärmste für die Inokulation ein, so daß das Verfahren nach dreißigjähriger Vergessenheit wieder mehr angewendet wurde. 1763 wurde es jedoch in Paris verboten, weil der Ausbruch einer schweren Epidemie den in der Stadt vorgenommenen Impfungen zugeschrieben wurde. Nachdem später Ludwig XV. an den Pocken gestorben war, ließ sich sein Nachfolger mit seiner ganzen Familie inokulieren und gab dadurch ein Beispiel, das vielfach Nachahmung fand.

In Ö s t e r r e i c h interessierte sich die Kaiserin Maria Theresia auf das lebhafteste für die Einführung der Inokulation, um so mehr, als sie selbst noch mit 50 Jahren eine schwere Pockenerkrankung durchgemacht hatte. Eine allgemeinere Anwendung fand das Verfahren jedoch nicht, obgleich auch Unbemittelten Gelegenheit gegeben wurde, sich der Impfung zu unterziehen.

Die Aufnahme der Inokulation in D e u t s c h l a n d wird am besten durch folgende Worte G o e t h e s aus dem ersten Kapitel seiner „Dichtung und Wahrheit" illustriert:

„Die Einimpfung der Pocken wird bei uns noch immer sehr problematisch angesehen, und ob sie gleich populäre Schriftsteller schon faßlich und eindringlich empfohlen, so zauderten doch die deutschen Ärzte mit einer Operation, welche der Natur vorzugreifen schien. Spekulierende Engländer kamen daher aufs feste Land und impften gegen ein ansehnliches Honorar die Kinder solcher Personen, die sie wohlhabend und frei von Vorurteil fanden. Die Mehrzahl jedoch war noch immer dem alten Unheil ausgesetzt; die Krankheit wütete durch die Familien, tötete und entstellte viele Kinder, und wenige Eltern wagten es, nach einem Mittel zu greifen, dessen wahrscheinliche Hilfe doch schon durch den Erfolg mannigfaltig bestätigt war."

Wenn deutsche Ärzte wie D e H a h n u. a. sich immer wieder gegen die Einführung des Verfahrens erklärten und in Wort und Schrift dagegen eiferten, so war das wohl weniger die Besorgnis, der Natur vorzugreifen,

wie G o e t h e schreibt, als vielmehr die Scheu vor den Gefahren, die dem
Geimpften und seiner Umgebung daraus erwachsen konnten. Es unterlag
gar keinem Zweifel, daß man trotz aller Vorsicht und Sorgfalt einen
ungünstigen Ausgang der künstlich erzeugten Blattern nicht verhindern
konnte. Die Möglichkeit von Komplikationen, besonders Infektionskrankheiten und anderen Folgezuständen, die den Kranken für lange schädigten,
waren nie ganz auszuschließen; selbst Todesfälle kamen vor, wenn auch
im ganzen die Mortalität der inokulierten Blattern erheblich geringer war,
als die der künstlich erworbenen. A u f j e 300 I n o k u l i e r t e k a m e i n
T o d e s f a l l.

Von weit größerer Bedeutung aber war d i e G e f a h r, d i e d e r
G e i m p f t e f ü r d i e A l l g e m e i n h e i t bedeutete. Jeder Inokulierte
konnte für seine nächste Umgebung eine Quelle der Ansteckung werden,
denn die künstlich inokulierten Blattern sind wegen ihres flüchtigen Kontagiums nicht weniger infektiös als die spontan entstandenen Pocken.
Jeder einzelne Inokulierte konnte so zum Ausgangspunkt ganzer Epidemien
werden. Dieses Moment war in England vielfach unterschätzt worden.
Bei mehreren Epidemien in Frankreich sowohl wie in Deutschland hatte
man jedoch den sicheren Eindruck, als ob sie auf inokulierte Personen
zurückzuführen seien. So berichtet H u f e l a n d über eine Blatternepidemie
in Weimar im Jahre 1788, die im Anschluß an die Inokulation aufgetreten sein sollte. Auf die gleiche Ursache wurde eine Epidemie in
Hamburg im Jahre 1794 von W o l f f zurückgeführt. Nicht ganz mit
Unrecht erklärten deshalb viele Ärzte, so z. B. F a u s t, die Inokulation
nur unter der Bedingung vornehmen zu können, daß besondere Häuser
dafür eingerichtet wurden.

So wertvoll demnach die Variolation bei gutem Verlauf der Impfpocken für den einzelnen werden konnte, so waren doch die Mängel,
die ihr anhafteten, zu groß, als daß ihre allgemeine Einführung wünschenswert gewesen wäre. Von einem idealen Prophylaktikum gegen die Pocken
mußte man verlangen, daß es den Impfling vor den Blattern schützte,
ohne ihm zu schaden und ohne die Gefahr der Ansteckung für die Allgemeinheit heraufzubeschwören. Die Hoffnung auf ein solches Mittel hat
in der Zeit der Pockennot am Ausgange des 18. Jahrhunderts, da die
Blattern wie eine Volksgeißel durch das Land zogen und das Glück der
Familien zerstörten, unzählige Gemüter beschäftigt. Einem schlichten Land-
arzte blieb es vorbehalten, das ideale Prophylaktikum zu finden. Mit der
Entdeckung der V a c c i n a t i o n hatte die V a r i o l a t i o n ihre Rolle aus-
gespielt. Sie hatte ihre Schuldigkeit getan. Sie hatte den Weg bereitet
für die Einführung der größten Kulturtat aller Zeiten, für die Durchführung
der Schutzimpfung. Mit der allgemeinen Durchführung der Vaccination
mußte sie daher vom Schauplatz abtreten. Ihre Anwendung wurde all-

mählich in allen Staaten verboten, wo die Jennersche Schutzimpfung Eintritt fand. Bayern erließ das Verbot der Inokulation schon 1807, Preußen 1835, England 1840. Um die Bedeutung der Variolation aber in gerechter Weise zu würdigen, muß hervorgehoben werden, daß sie ein wichtiges Glied in der Kette der Beobachtungen war, die zur Entdeckung der Kuhpockenimpfung führte. Ohne die Variolation, ohne die Gedankengänge, die zu ihrer Durchführung leiteten, hätte auch Jenner nicht den großen Wurf getan. Erst dadurch, daß er durch die Schule der Variolation hindurchgegangen war, konnte er ein Verfahren schaffen, das im Besitze ihrer Vorzüge war, aber frei von ihren Fehlern. Die Variolation ist überholt; aber ihr gebührt doch ein Ehrenplatz in der Geschichte der Bekämpfung der Infektionskrankheiten, und zwar nicht nur als einer Vorläuferin der Vaccination, sondern als der ältesten unserer Immunisierungsmethoden. Sie war ein grundlegendes Beispiel dafür, daß man durch die künstliche Erzeugung einer Erkrankung Immunität gegen die gleiche Krankheit erwirken kann; sie immunisierte gegen die Pocken mit dem Pockengift und lehrte so die später so fruchtbar gewordene Lehre, den Feind mit eigenen Waffen zu bekämpfen.

Klinik der Variolation.

Obgleich die Variolation heute nicht mehr ausgeübt wird, hat sie, abgesehen von dem historischen Interesse, für uns vor allem noch eine wissenschaftliche Bedeutung, denn das Krankheitsbild der inokulierten Variola unterscheidet sich von den schon beschriebenen Formen der Pocken durch besondere Züge, die ihm eine Mittelstellung zwischen der Variola vera und der Vaccine des Menschen geben. Genaue Beschreibungen davon finden wir in den Schriften des 18. Jahrhunderts (Gatti, Tyssow, Drimsdale, Rosenstein, Hufeland u. a.). Als Lymphe verwendete man nach dem Vorgange von Gatti den klaren Inhalt der Bläschen von künstlich inokulierten Blattern. Zur Übertragung auf die Haut wurden seichte Schnitte oder Stiche mit einer Impflanzette vorgenommen (Drimsdale), oder man verrieb die Lymphe auf wunde Hautstellen, die durch die Applikation von Blasenpflastern erzeugt wurden (Hufeland).

Die Inokulation geschah in der Regel im Kindesalter; über den genaueren Termin schwanken die Anschauungen. Während die einen die Inokulation schon beim Säugling vornahmen, pflegten die anderen bis zur Beendigung der ersten Zahnperiode zu warten, und wieder andere impften erst zwischen dem 8. und 10. Lebensjahre. Die Variolation Erwachsener galt für bedenklicher. Schwangere und Wöchnerinnen wurden von allen vorsichtigen Inokulatoren von dem Verfahren ausgeschlossen.

In dem Verlauf der inokulierten Pocken konnte man verschiedene Stadien unterscheiden. In den ersten drei Tagen nach der Impfung waren keinerlei örtliche Veränderungen an den Impfstellen erkennbar; auch blieb das Allgemeinbefinden des Geimpften ungestört (Stadium der Inkubation). Am 4., spätestens am 5. Tage entstanden lokale Reaktionserscheinungen an der Impfstelle in Gestalt roter pustulöser Erhebungen, die sich in den nächsten Tagen zu vielkammrigen Bläschen mit klarem Inhalte verwandelten. Am 7. Tage begann der Inhalt der Bläschen sich eitrig zu trüben, während in der nächsten Umgebung eine mächtige entzündliche Rötung und Schwellung der Haut auftrat. In der nächsten Umgebung der Inokulationspusteln hatte sich mittlerweile ein dichter Kranz von Neben- oder Beipocken entwickelt, die schnell heranreiften und die Inokulationspusteln in ihrer Entwicklung einholten. Gleichzeitig wurden die Inokulierten von heftigem Fieber und Störungen des Allgemeinbefindens, wie Kopfschmerzen, Schwindel, Schlaflosigkeit, Erbrechen befallen. Dieses Stadium der lokalen Suppuration umfaßt ungefähr drei Tage. Am 9. Tage (gerechnet vom Tage der Inokulation an) erreichten das Fieber und die Störungen des Allgemeinbefindens meist den Höhepunkt, um dann am 10. Tage abzufallen und völligem Wohlbefinden Platz zu machen. Um die Zeit des Fieberabfalles am 10. Tage begann dann der Ausbruch eines über den ganzen Körper verbreiteten Pockenexanthems, während die Impfpusteln selber bereits einzutrocknen anfingen.

Der weitere Verlauf entsprach meist dem einer abgeblaßten Variola, einer Variolois. Die Zahl der sekundären Hautpocken war meist gering (zwischen 50 und 500, selten mehr). Mitunter blieb das sekundäre Exanthem überhaupt aus. Die Effloreszenzen des allgemeinen Pockenexanthems machten zwar die bekannten Stadien der Pustelbildung, Bläschenbildung und Eiterung durch, aber es kam in der Regel nicht zu stärkeren, lokalen Eiterungssymptomen oder zu einem Suppurationsfieber. Nur in den Fällen mit stärkster Ausbildung des Exanthems stellte sich um die Zeit der Suppuration Temperatursteigerung ein, die dem um diese Zeit bei der echten Variola auftretenden Fieber entsprach. Das Exanthem heilte in der Mehrzahl der Fälle ab, ohne Narbenbildung zu hinterlassen. An der Stelle der Impfpocken selbst blieben jedoch nach Abstoßung der Borken weiße Narben zurück.

Vergleicht man diesen Verlauf der inokulierten Variola mit der Variola vera, so fällt vor allem der Unterschied in der Inkubationszeit auf. Während bei den echten Pocken 10 bis 13 Tage bis zum Auftreten der ersten Krankheitserscheinungen verstreichen, erscheinen bei der inokulierten Variola schon nach drei Tagen die lokalen Eruptionen und nach acht Tagen die ersten Fieber- und Allgemeinerscheinungen. Ort und Art der primären Infektion scheinen also eine große Rolle zu spielen. Wenn dem Virus Gelegenheit gegeben wird, sich sofort in dem Organ zu entwickeln, zu dem es eine bestimmte Avidität hat, nämlich im Hautorgan, scheint sich die Entwicklung der Krankheitserscheinungen schneller abzuspielen, als wenn es zuerst auf den Schleimhäuten deponiert wird. Außerdem erfolgt bei der künstlichen Inokulation zweifellos eine massigere Infektion als bei natürlicher Ansteckung.

Im übrigen gleicht die Variola inoculata der leichten Form der Variola vera, der Variolois.

Mit der beim Menschen durch Kuhpockenimpfung erzeugten Vaccine verglichen, besitzt die Variola inoculata dieselbe Inkubationszeit. Dagegen fehlt bei der Vaccine alles, was die inokulierte Variola mit den echten Pocken gemein hat: das hohe Fieber auf der Höhe der Impfpocken und vor allem der Ausbruch eines sekundären allgemeinen Pockenexanthems.

Beziehungen der Variola zu den Tierpocken.

Zum Verständnis des Wesens der Vaccination ist die Kenntnis der Beziehungen der Variola zu den Tierpocken unerläßlich. Namentlich die Kuhpocken (Vaccine), die eine so ungeahnte Bedeutung für die Bekämpfung der Variola gewonnen haben, bedürfen einer genaueren Besprechung. Daß pockenartige Erkrankungen bei verschiedenen Säugetieren vorkommen, namentlich bei solchen, die als Haustiere gehalten werden, ist schon seit langem bekannt. Die Beziehungen zu diesen Tierpocken waren jedoch selbst zu Jenners Zeiten und noch lange nachher keineswegs klar. Dank den Fortschritten der experimentellen Pathologie sind diese Verhältnisse in der Hauptsache jetzt geklärt. Vor allem besteht heute über den Ursprung der sogenannten originären Kuhpocken kein Zweifel mehr. Das rätselhafte Dunkel, das über dem Zusammenhange der Kuhpocken und der menschlichen Blattern gelegen hat, ist gelichtet, und die Forschungen, die dazu führten, haben nicht nur wissenschaftliches Interesse, indem sie uns über die Tierpathogenität der Variolaerreger aufklärten, sondern gewannen im Hinblick auf die Gewinnung animaler Lymphe vor allem auch praktische Bedeutung.

Um über die Beziehungen der menschlichen Pocken zu den Tierpocken Klarheit zu gewinnen, kann man mit Bollinger zwei Gruppen unterscheiden: 1. Erkrankungen, die unter dem Bilde einer schweren, fieberhaften Allgemeininfektion und vor allem mit der Ausbildung eines über den ganzen Körper verbreiteten Blatternausschlages verlaufen; dazu gehört die menschliche Variola und die ihr analogen Schafpocken, die Ovine. 2. Erkrankungen, bei denen der Pockenprozeß sich lediglich am Orte der Infektion abspielt, ohne daß es zu einer Generalisation des Exanthems oder zu stärkeren Allgemeinerscheinungen kommt. Hiezu gehören die Kuhpocken, die Vaccine und die Pferdepocken, die Equine[1]). Abgesehen von ihrer klinischen Erscheinungsform, unterscheiden sich diese Gruppen aber noch dadurch, daß die Vertreter der ersten Art, die

---

[1]) Nicht zu verwechseln mit der bei Pferden nicht ganz seltenen und sehr ähnlichen kontagiösen Dermatitis pustulosa.

Variola und die Ovine, die Neigung haben, seuchenhaft, **e p i d e m i s c h**, bzw. **epizootisch** aufzutreten, während die Vertreter der zweiten Art, die Vaccine und die Equine, mehr **s p o r a d i s c h** zu finden sind. Das Virus der ersten Gruppe tritt als **f l ü c h t i g e s** Kontagium auf, das der zweiten Gruppe als **f i x e s**.

Nach unserer heutigen experimentell gestützten Auffassung liegen die Verhältnisse so, daß die Vertreter der zweiten Gruppe, die Vaccine und die Equine, nichts anderes sind als Abkömmlinge der echten Variola. Die Stellung der Ovine bedarf noch weiterer Klärung. Das **V a c c i n e - virus** ebensowie das **E q u i n e v i r u s** ist ein **durch Tierpassage abgeschwächtes Variolagift**. Durch Überimpfung auf den Körper des Rindes wird der Variolaerreger in seiner Virulenz herabgesetzt; es kommt daher beim Rinde nicht mehr zu einem generalisierten Pocken- ausbruch wie beim Menschen, sondern nur zu einer lokalen Eruption.

Der scheinbare Gegensatz in der Art der Verbreitung des Kontagiums — bei den echten Poeken ein exquisit flüchtiges Virus, bei der Vaccine und Equine ein fixes Kontagium — erklärt sich teils aus dem großen Virulenzunterschiede, teils aus der Differenz der klinischen Erscheinungen. Die Variola führt bekanntlich nicht nur zur Ent- wicklung eines allgemeinen Pustelexanthems auf der Haut, sondern auch zu spezifischen **S c h l e i m h a u t e r s c h e i n u n g e n**. Die Efflores- zenzen, die im Munde auftreten, besitzen nur eine zarte Epithelhülle und zerfallen unter dem mazerierenden Einflusse des Speichels sehr schnell, so daß das Virus beim Sprechen, Husten, Niesen, **f l ü c h t i g** werden und durch Tröpfcheninhalation auf die Schleimhäute empfäng- licher Menschen gelangen kann. Das Vaccinevirus dagegen ist nicht flüchtig, sondern fix, weil es lediglich zu einer lokal bleibenden Pocken- eruption der äußeren Haut, nicht aber zu Schleimhautveränderungen führt, und weil es nur dort haften kann, wo **E p i t h e l l ä s i o n e n** vor- handen sind.

Nach diesen allgemeinen Vorbemerkungen sollen hier kurz die verschiedenen Typen der Tierpocken besprochen werden.

Die S c h a f p o c k e n (**O v i n e, sheep-pox**) beginnen nach 8 bis 9 tägigem Inkubationsstadium unter katarrhalischen Erscheinungen, Ausfluß aus der Nase, Tränen der Augen, Husten und Fieberbewegungen. Nach mehrtägigem Fieber fällt die Temperatur zur Norm ab und es verbreitet sich ein papulo-vesikulöses Exanthem über den ganzen Körper des Tieres. Die Bläschen machen einen ganz ähnlichen Entwicklungsgang durch, wie die der menschlichen Variola. Sie gehen in Eiterung über und hinterlassen Narben, die in vielen Fällen das Wollkleid schädigen. Die Seuche hat eine Sterblichkeit von $25\,^0/_0$ und mehr und kann große Verluste unter den Schafherden anrichten. Diese in ihrer Erscheinungsform der echten Variola analoge Krankheit kann durch flüchtiges Kontagium auf Ziegen und in seltenen Fällen auch auf Schweine übertragen werden. Auf den Menschen wird sie auf natürlichem Wege durch flüchtiges Virus niemals übertragen. Dagegen ist eine künstliche Inokulation der Ovine auf den Menschen möglich; der Versuch gelingt jedoch keineswegs regelmäßig. Sakko und Legni u. a. haben schon in dem ersten Dezennium des 19. Jahrhunderts Ovinationen beim Menschen ausgeführt. Es kommt dabei nur zu einer lokalen Pusteleruption nach Art der Vaccine. Interessant und für die Verwandtschaft der Erreger sprechend ist aber die Tatsache, daß die Ovination ganz ähnlich wie die Vaccination dem Menschen Immunität gegenüber der Variola verleiht.

Auch beim Rinde und beim Kaninchen ruft die Übertragung der Ovine nur lokale Pockeneruptionen hervor. Rückimpfungen der Ovine vom Menschen auf das Schaf erzeugen auch hier meist lokale und keine allgemeine Erscheinungen. Es gelingt jedoch noch nicht, so gesetzmäßig wie bei der Variola-Vaccine das Ovinevirus in eine für Schafe dauernd abgeschwächte Form umzuwandeln.

Die Übertragung von Variola und Vaccine auf Schafe und Ziegen ruft nicht die seuchenhafte Ovine hervor. Meist verhalten sich die Schafe refraktär gegen das Variola-Vaccinevirus, und in den seltenen Fällen, wo eine Übertragung gelingt, kommt es lediglich zu einer lokalen Pusteleruption. Bei gelungener Impfung kommt nur eine unvollständige Immunität gegenüber der nachfolgenden Infektion mit Ovine zustande. Daß Ovine und Vaccine sich verwandtschaftlich nahestehen, ist nach dem Gesagten nicht zu verkennen, wenn auch eine so enge Zusammengehörigkeit wie zwischen Variola und Vaccine oder Equine nicht konstatiert werden kann.

Die Equine oder Mauke (grease) entsteht durch Übertragung der Variola auf das Pferd und kennzeichnet sich als eine lokal bleibende Pockenform. Nach einem dreitägigen Initialfieber entstehen in der Regel an den Fesselgelenken der Hinterfüße zahlreiche, gedrängt stehende Bläschen mit anfänglich klarem, später trübem Inhalt, während die umgebende Haut entzündlich anschwillt. Eine Eintrocknung der Pusteln erfolgt in der Regel nicht. Sie platzen vielmehr teils spontan, teils infolge mechanischer Insulte und verwandeln sich in oberflächliche, unregelmäßige Geschwüre, die unter Narbenbildung langsam verheilen. Die Equinelymphe kann auf Menschen, Schafe und Rinder weiterverimpft werden und ruft auch dort lokale Eruptionen, ganz ähnlich den Vaccineeffloreszenzen hervor. Solche Equineimpfungen bewirken genau denselben Schutzeffekt wie die Vaccination, ein Beweis für die Identität des Erregers. Rückübertragungen der Equine vom Menschen, Schaf oder Rind auf das Pferd erzeugen auch dort wieder lokalisierte Pockeneruptionen.

Die Ansteckung des Pferdes erfolgt wohl in der Regel so, daß Variola- oder Vaccinevirus durch die Hand des Menschen in zufällig vorhandene Epithelläsionen übertragen wird. Von historischem Interesse ist, daß Jenner die Pferdemauke, die damals entsprechend dem häufigen Vorkommen der menschlichen Variola öfter gesehen wurde als heute, für die Mutter der Vaccine angesehen hat. Die durch das Variolavirus bedingte Equine darf nicht verwechselt werden mit einer sehr ähnlichen Affektion der Pferde, der Dermatitis pustulosa contagiosa (Ellenberger).

Die wichtigste Form der Tierpocken ist die Vaccine, weil sie zum Ausgangspunkt der Schutzpockenimpfung geworden ist. Man muß heute unterscheiden zwischen originären oder natürlichen Kuhpocken, die scheinbar spontan beim Rinde zur Entwicklung gelangen, und künstlich inokulierten Kuhpocken, die durch Übertragung des Variola-Vaccinevirus auf das Rind zustande kommen.

Die originäre Vaccine ist charakterisiert durch ein lokales, pockenartiges Exanthem, das scheinbar spontan bei Kühen am Euter auftritt. Sie ist eine relativ seltene Krankheit, die man fast nur bei milchenden Kühen, außerordentlich selten bei Kälbern und männlichen Tieren findet. Sie wird am häufigsten im Frühling beobachtet, wo die Milchsekretion der Kuh am ergiebigsten ist und am meisten gemolken wird. Sie führt niemals zu einem generalisierten Exanthem, sondern bleibt stets lokalisiert auf diejenigen Stellen des Euters, die beim Milchgeschäft mit den Händen des Melkers in Berührung kommen. Das Milchgeschäft spielt zweifellos die größte Rolle beim Zustandekommen der Krankheit und bei der Weiterübertragung von Kuh zu Kuh.

Nach einer etwa 6 bis 7 tägigen Prodromalzeit, während der die Tiere verminderte Freßlust und etwas Fieber zeigen können, machen sich an den Zitzen etwa erbsengroße rote Flecken bemerkbar, aus denen zunächst derbe Papeln hervorgehen. Diese wachsen rasch an, umgeben sich mit einem roten Hof und verwandeln sich in runde, vielkammrige Bläschen mit klarem Inhalt, die bald gedellt, bald ungedellt sind. Am 9. Tage pflegt unter lebhafter Rötung der umgebenden Haut und leichten Fiebererscheinungen die eitrige Umwandlung des Bläscheninhalts zu beginnen. Vom 12. Tage an beginnt dann die Eintrocknung; die braunen Schorfe fallen nach etwa 14 Tagen ab und hinterlassen rundliche oder ovale seichte Narben, die oft noch jahrelang sichtbar sind.

Bisweilen erfolgt der Ausbruch der einzelnen Effloreszenzen nicht so gleichzeitig, wie das eben geschildert wurde. Es kommen auch Nachschübe von Pockeneruptionen vor, so daß zwischen einzelnen eingetrockneten Pusteln noch frische Pocken sichtbar werden.

Im ganzen stellt die Affektion eine relativ harmlose Erkrankung dar, die nur bei Komplikationen Abweichungen von dem beschriebenen Bilde zeigen kann. So können sekundäre Infektionen, die nach mechanischen Schädigungen der Pusteln, z. B. durch die melkende Hand entstanden sind, Geschwürsbildung verursachen, die zu Funktionsunfähigkeit der Zitzen führen kann.

Eine Kuh, die einmal die natürlichen Kuhpocken überstanden hat, ist geschützt gegen eine Wiedererkrankung an derselben Infektion; dasselbe gilt von der künstlich von Rind zu Rind übertragenen Vaccine. Die Immunitätsverhältnisse gestalten sich also bei der Vaccine für das Rind ganz analog wie die der Variola für den Menschen. Einmaliges Überstehen verleiht in der Regel dauernden Schutz. Es unterliegt keinem Zweifel, daß es sich bei den natürlichen oder originären, scheinbar spontan entstandenen Kuhpocken in den meisten Fällen um eine durch die Hand des Melkers von einem Rinde auf das andere übertragene Krankheit handelt. Ursprünglich stammt sie, das kann man wohl jetzt mit Sicherheit sagen, von der menschlichen Variola. Sie ist also nicht als eine originäre Krankheit der Kuh aufzufassen, sondern als ein Abkömmling der menschlichen Pocken. Nachdem es mit Sicherheit gelungen ist, die echten menschlichen Pocken auf das Rind zu übertragen und dort Vaccine zu erzeugen, und die hier entstandenen Bläschen, auf den Menschen zurückübertragen, tatsächlich Vaccinebläschen verursachen, ist ein Zweifel daran nicht mehr möglich.

Daß die Vaccine sehr leicht auf den Menschen übertragbar ist, war schon lange vor Jenners Zeiten unter der Landbevölkerung wohl bekannt. Es kam gar nicht selten vor, daß Melker und Melkerinnen, wenn sie kleine Verletzungen an den Fingern hatten, beim Melkgeschäft an dem Euter kranker Kühe sich infizierten und an den Händen kleine Bläschen bekamen, die in Pusteln übergingen und dann eintrockneten. Bei dem immer selteneren spontanen Vorkommen der Kuhpocken sind solche Ereignisse heute nicht sehr häufig. Die Beobachtung, daß Menschen, die eine solche lokale Kuhpockeninfektion durchgemacht hatten, gegen die Erkrankung an den echten Pocken geschützt waren, lebte im Volke schon vor Jenner als eine überlieferte Tradition und wurde zum Anstoß der ganzen Vaccinationsbewegung. (Genaueres darüber siehe im Kapitel „Über die Entdeckung und Geschichte der Kuhpockenimpfung“).

Die nahen Beziehungen der Variola zur Vaccine, die Tatsache, daß die Kuhpocken beim Rinde durch Inokulation menschlicher Blatternlymphe erzeugt werden können und der daraus resultierende Schluß, daß auch die originäre Vaccine nichts anderes ist als ein Abkömmling der menschlichen Variola, war lange Zeit umstritten. Die ersten Versuche, Variolalymphe von Pockenkranken auf das Rind zu übertragen, machte Gäßner, Stadtphysikus zu Günzburg in

Bayern, im Jahre 1807. Er beobachtete danach bei 11 Kühen am Orte der Inokulation lokale Eruptionen, die nicht von einem allgemeinen Ausschlage gefolgt waren und völlig das Bild der Kuhpocken zeigten. Als er nun mit dem Pustelinhalt dieser Variolaeffloreszenzen vier noch nicht vaccinierte Kinder impfte, erzielte er gutentwickelte Vaccinepusteln ohne nachfolgendes Allgemeinexanthem. Die gleichen Resultate soll später B r o w n in England und M a c p h a i l erzielt haben, doch blieben solche Versuche fürs erste noch vereinzelt. In zielbewußter Weise erfaßte das Problem T h i e l e in Kasan und C e e l y in Ailsbury. Wenn es gelang, durch Übertragung des Variolavirus auf das Rind Kuhpocken zu erzeugen, so war es nicht mehr nötig, zum Zwecke der Lymphegewinnung nach den seltenen originären Kuhpocken zu fahnden, sondern man konnte die Lymphe solcher künstlich erzeugter Vaccine zur Vaccination beim Menschen benutzen. T h i e l e nahm deshalb solche Versuche in großem Maßstabe vor und verimpfte den Pustelinhalt von echter Variola auf das Euter oder die Vulva von Kühen stets mit dem gleichen Erfolge, daß sich lediglich ein lokaler Pockenausschlag, niemals aber ein allgemeines Exanthem entwickelte. Verwendete er die Lymphe solcher Variola-Vaccine zur Impfung von Kindern, so zeigten sich zwar etwas i n t e n - s i v e r e E n t z ü n d u n g s e r s c h e i n u n g e n als bei der Übertragung der gewöhnlichen Vaccine, aber, was das wichtigste war, der a l l g e m e i n e A u s s c h l a g b l i e b a u s. Es kam auch hier nur zur Entwicklung lokaler Pusteln. Bei der Weiterübertragung dieser Lymphe von Arm zu Arm, die in beliebig vielen Generationen vorgenommen werden konnte, kam es gleichfalls niemals zu einem Rückschlag in Variola. T h i e l e, der in dieser Weise mehr als 3000 Menschen mit Erfolg impfte, hatte also bereits erkannt, daß die Übertragung des Variolavirus auf das Rind eine Virulenzabschwächung herbeiführte. E i n m a l i g e T i e r p a s s a g e g e n ü g t e, um das V a r i o l a v i r u s so zu v e r ä n d e r n, daß es dadurch die d a u e r n d e E i g e n s c h a f t gewann, a u c h b e i m M e n - s c h e n s t e t s n u r V a c c i n e zu erzeugen.

Unabhängig davon war auch C e e l y zu ganz gleichen Resultaten gelangt. Auch er hatte Variolalymphe auf Kühe verimpft mit dem Erfolge, daß dort nur lokale Eruptionen von dem Charakter der originären Kuhpocken entstanden und hatte den Pustelinhalt dieser Variola-Vaccine auf den Menschen und dann von Arm zu Arm weiterübertragen, ohne jemals dabei einen Rückschlag in Variola zu erleben. Etwa 2000 Menschen waren auf diese Art geimpft worden. Den Beweis dafür, daß die Impfung mit solcher Variola-Vaccinelymphe genau dieselbe Schutz-kraft nach sich zieht wie die Vaccination mit der Lymphe originärer Kuhpocken, brachte T h i e l e sowohl wie C e e l y noch dadurch, daß sie ihren Impflingen n a c h t r ä g l i c h n o c h d e n P u s t e l i n h a l t e c h t e r

Blattern inokulierten. Die Geimpften erwiesen sich stets als immun. Obwohl durch diese in so großem Umfange durchgeführten Experimente in einwandfreier Weise erwiesen war, daß dasselbe Virus beim Menschen Variola und beim Rinde Vaccine erzeugt, daß die Kuhpocken also nichts anderes sind als ein Abkömmling der menschlichen Blattern, bedurfte es noch längerer Zeit, ehe sich diese Tatsache allgemeine Anerkennung verschaffte. Die Übertragung der Variolalymphe auf Rinder gelang in der Folgezeit keineswegs immer so glatt, wie das nach den Mitteilungen von Thiele und Ceely vielleicht anzunehmen war. Sakko, Fröhlich u. a. hatten dabei negative Resultate. Von besonderem Gewicht für die allgemeine Lehrmeinung aber waren die Mitteilungen der Lyoner Kommission, die im Jahre 1865 eigens zu dem Zweck eingesetzt wurde, um die Beziehungen zwischen Variola und Vaccine klarzulegen. Die Kommission, welcher Chauveau, Viennois und Megniet angehörten, kam zu dem Resultat, daß Variola und Vaccine ätiologisch voneinander verschieden seien, und daß die eine Krankheit nicht in die andere übergehe. Sie hatten bei der Verimpfung von Variolalymphe auf Rinder stets nur eine rudimentäre Pockenbildung an der Impfstelle erzielt und hatten bei der Verimpfung einer solchen Variola-Vaccine auf ein drei Monate altes Kind einen schweren Variolaausbruch erlebt. Die Lehre von der einheitlichen Ätiologie der Variola und der Vaccine wurde durch die autoritativen Äußerungen dieser drei Forscher schwer erschüttert.

Eine endgültige Klärung dieser Frage wurde von deutscher Seite durch die Experimente von Fischer (Karlsruhe), Freyer, Éternot und Haccius-Voigt u. a. erbracht. Die Übertragung der Variola auf das Rind gelingt, wenn man das Impfmaterial der echten Blattern schon in einem frühen Stadium der Pockenpustel entnimmt und nicht nur den flüssigen Inhalt, sondern die ganze Pocke mitsamt dem Mutterboden verwendet. Dabei ist von Wichtigkeit, nicht nur einfache Impfschnitte anzulegen. sondern den Impfstoff auf große Kontaktflächen (Schabeflächen) der Epidermis zu applizieren. Daß die Überführung von Variola in Vaccine trotz dieser Technik doch nicht ganz leicht ist, geht aus der Tatsache hervor, daß auf etwa 6 bis 10 Übertragungsversuche ein positiver Erfolg kommt. Es zeigte sich, daß die direkte Rückimpfung solcher Variola-Vaccine auf den Menschen etwas intensivere Reaktionen auslöst, als die Impfung mit der gewöhnlichen Vaccine. Gebrauchte man aber die Vorsicht, die Variola-Vaccine erst noch mehrere Male von Rind zu Rind weiter zu impfen, bevor man die Lymphe zur Vaccination des Menschen benutzte, so war schließlich ein Unterschied in der Impfwirkung dieser Variola-Vaccine und der originären Vaccine nicht mehr zu erkennen. Der Rückschlag in Variola, den die

Lyoner Kommission einmal beobachtete und den auch R e i t e r und später L a y e t gesehen hatten, war bei diesem vorsichtigen Vorgehen nicht mehr zu befürchten.

Obgleich die Lehre von der ätiologischen Einheit der Variola und Vaccine durch die Forschungen der genannten Autoren eine sichere Begründung erfahren hat, ist doch auch in allerneuester Zeit von französischer Seite daran gezweifelt worden. K e l s c h , T e i s s i e r und C a m u s (1909) behaupten, eine Übertragung der Variola auf das Rind, bzw. eine Überführung der Variola in Vaccine sei unmöglich, und alle positiven Ergebnisse der erwähnten Forscher seien zurückzuführen auf z u f ä l l i g e S t a l l i n f e k t i o n e n der Tiere mit Vaccine. Dagegen ist zu bemerken, daß die Experimente von F i s c h e r und von F r e y e r außerhalb der Lymphegewinnungsanstalten vorgenommen wurden, unter Vermeidung jeglicher Infektionsmöglichkeit durch Vaccine. Auch L. V o i g t hat 1904 die Überführung der Variola in Vaccine unter ganz einwandfreien Bedingungen bewiesen. Er übertrug Variolavirus auf ein Kaninchen, das in einem sterilen Käfig und in einem von Vaccine niemals berührten Stall gehalten wurde, zu einer Zeit, in der seit mehreren Wochen keine Kälberimpfung stattgefunden hatte, und in der es der Jahreszeit wegen keine Fliegen gab. Die Möglichkeit einer zufälligen Vaccineinfektion des Tieres war also ausgeschlossen. Das Resultat war die Gewinnung eines Variola-Vaccinestammes, der alle Charaktere der Vaccine hatte und beim Menschen sowohl wie beim Tiere nur Vaccine erzeugte.

Die Variola-Vaccinepusteln der ersten Generationen reifen nach L. V o i g t langsam bis zum 7. und 8. Tage, während die der gewöhnlichen animalen Vaccine bis zum 5. Tage bereits gereift sind. Sie wachsen zu ansehnlicherer Größe, behalten länger ihre perlgraue Farbe und trocknen langsamer ab, als die Pusteln der gewöhnlichen Vaccine. Im Laufe einiger Generationen wird die Variola-Vaccine zur gewöhnlichen, in 4 bis 5 Tagen reifenden Vaccine. Sie bleibt aber auffällig lange ein haftsicherer und dauerhafter Impfstoff. Die W a h r z e i c h e n d e r V a r i o l a - V a c c i n e sind also h o c h g r a d i g e V i r u l e n z, l a n g s a m e r e s H e r a n - r e i f e n und e r h e b l i c h e r e G r ö ß e.

Die Lehre von der ätiologischen Einheit der Variola und Vaccine erklärt das sporadische, räumlich und zeitlich getrennte Auftreten der originären Kuhpocken weit besser als die Annahme eines durchgehenden Unterschiedes beider Krankheiten. Es erscheint durchaus plausibel, daß die hie und da zerstreut, ohne einen nachweisbaren Zusammenhang untereinander auftretenden Fälle von originärer, scheinbar spontaner Vaccine durch Infektion mit dem Virus der menschlichen Variola erzeugt werden. Dieser Infektionsweg ist natürlich heutzutage in Ländern mit gut durchgeführter Schutzimpfung ein seltenes Ereignis, spielte aber in früheren Zeiten sicher die Hauptrolle. Heute kommen als weitere Infektionsquelle für die Entwicklung der Vaccine des Rindes vor allem noch die menschlichen Schutzpocken in Betracht. Der Weg wird dann in der Regel der sein, daß eine frisch geimpfte Person beim Melkgeschäft den Inhalt ihrer eigenen Vaccinepusteln auf das Euter des Rindes überträgt.

Die bei dem Pferde vorkommende Pockenform, die Equine, die ebenfalls der Übertragung von Variola- oder Vaccinevirus ihre Entstehung verdankt, dürfte für das Zustandekommen der originären Kuhpocken weniger in Betracht kommen, da das Virus ja nicht flüchtig ist, und zu einer direkten oder indirekten Kontaktinfektion wenig Gelegenheit gegeben wird.

Von anderen Tierarten, die noch für Vaccine empfänglich sind, seien hier außer dem Pferde noch die Affen, Esel, Kamele, Büffel, Hasen, Hunde und Kaninchen (Lapine) erwähnt. Alle reagieren bei der künstlichen Inokulation des Vaccinevirus mit lokalen Eruptionen, ohne daß sich ein allgemeines Exanthem entwickelt. Schweine und Ziegen dagegen, die ebenfalls empfänglich sind, bekommen außer der lokalen Eruption zuweilen noch einen Allgemeinausschlag, namentlich bei der Weiterübertragung von Tier zu Tier. Einige der genannten Tiere werden hie und da zur Gewinnung animaler Lymphe verwendet. (Vgl. das Kapitel über die Lymphegewinnung.)

Entdeckung und Geschichte der Kuhpockenimpfung (Vaccination).

Nach dem geschichtlichen Überblick über das Schicksal der Variolation konnte man von ihr sagen: „Von der Parteien Haß und Gunst bewegt, schwankt ihr Charakterbild in der Geschichte." Wir sahen, daß die Gründe, die ihre Feinde gegen sie erhoben, zweifellos stichhaltig genug waren, um ihrer allgemeinen Einführung hinderlich zu sein, wenn auch bei gutem Ausgange der inokulierten Variola der Nutzen, den der einzelne davon hatte, nicht zu unterschätzen war. Die Variolation mußte fallen in dem Augenblicke, als Jenner ein Verfahren der Öffentlichkeit übergab, das die Vorzüge dieser Inokulation besaß, d. h. vor der Erkrankung an den Blattern schützte, aber weder den Impfling noch die Umgebung gefährdete. Während die Variolation außer den lokalen Impfeffloreszenzen eine mit allgemeinem Pockenexanthem einhergehende Erkrankung erzeugte, die unter ungünstigen Umständen das Bild der schwersten Variola annehmen konnte, rief die Kuhpockenimpfung lediglich die Eruption lokaler Impfpocken hervor und hatte stets einen ungefährlichen Charakter. Während die Variolation mit einem flüchtigen Virus arbeitete, das im höchsten Grade ansteckend war und deshalb die Umgebung gefährdete, war das Vaccinevirus nicht durch die Luft übertragbar, so daß jede Gefahr für die Umgebung des Impflings fortfiel. Die Schutzpockenimpfung Jenners basierte auf der Erkenntnis, daß das Überstehen der sogenannten Kuhpocken[1]) oder Vaccine Schutz gegen die menschliche Variola gewährt.

Es war schon seit langem bekannt, daß die Kuhpocken, die in den Zeiten des pandemischen Auftretens der Menschenblattern häufiger als jetzt beim Rindvieh vorkamen, nicht nur von Tier zu Tier verbreitet werden, sondern auch für den Menschen ansteckend sind. Melker und Melkerinnen infizierten sich, wenn sie kleine Verletzungen an der Hand hatten, häufig an dem Euter der kranken Kühe und bekamen an

---

1) Über die Kuhpocken (Vaccine) siehe Genaueres in dem Kapitel „Beziehungen der Variola zu den Tierpocken".

den Händen kleine Bläschen, die in Pusteln übergingen und dann eintrockneten. Auch an anderen Körperstellen konnten sich solche Kuhpocken entwickeln, doch nur dann, wenn der erkrankte Finger den In-
fektionsstoff dorthin übertragen hatte. Die Erkrankung war im übrigen
immer eine rein lokale, niemals mit einem allgemeinen Exanthem
einhergehende Affektion.

Unter der Landbevölkerung der verschiedensten Länder galt es
schon lange vor Jenner als eine Erfahrungstatsache, daß Personen,
die an den Kuhpocken gelitten hatten, gegen eine spätere
Erkrankung an echten Pocken gefeit waren. So sollen nach
Alexander v. Humboldt die indianischen Hirtenstämme der Kordilleren
Mexikos schon seit Menschengedenken von der schützenden Wirkung
der Kuhpocken gegenüber den echten Blattern überzeugt gewesen sein.
Aber auch in Europa war diese Kenntnis verbreitet. In den „allgemeinen
Unterhaltungen von Göttingen“ vom Jahre 1769 schreibt der Amtmann
Jobst Böse: „Im Vorbeigehen muß ich doch sagen, daß hierzulande
die, die Kuhpocken gehabt haben, sich gänzlich schmeicheln, vor aller
Ansteckung mit unseren gewöhnlichen Blattern gesichert zu sein, wie ich
selbst, so oft ich mich nach der Sache erkundigte, mehrmalen von ganz
reputierlichen Personen ihres Mittels gehört habe.“

Auch in Frankreich und in England war damals die Schutzkraft
der Kuhpocken schon bekannt. So teilen z. B. Fewster und Sutton
schon im Jahre 1765 der medizinischen Gesellschaft in London Beobachtungen darüber mit. Auch fügten sie bereits hinzu, daß bei
Personen, welche die Kuhpocken überstanden hatten, die
Variolation durchgehends versagt; Rolph in Gloucestershire
bezeichnete ebenfalls diese Erfahrung als eine vielen Impfärzten bekannte
Tatsache. Diese Erkenntnis von der Schutzwirkung, die das Überstehen
der Kuhpocken gegenüber der echten Variola verleiht, war der erste
Schritt zur Entdeckung der Vaccination; aber auch der zweite Schritt,
die absichtlich herbeigeführte Erkrankung an Kuhpocken zum Zwecke
der Erlangung dieses Schutzes, wurde bereits vor Jenner getan.

So berichtet Hellwag aus Eutin im Nordischen Archiv für Natur-
und Arzneiwissenschaft (Kopenhagen 1801), daß schon im Jahre 1772 eine
Frau Sevell versucht hatte, sich durch Melken mit Kuhpocken zu
infizieren; da ihr das nicht gelungen war, so ritzte sie sich absichtlich
mit einem Messer und verrieb sich in die Wunde Kuhpockenlymphe. —
Ein Schullehrer Plett in Starkendorf bei Kiel impfte im Jahre 1791
drei Kinder mit dem Inhalte von Kuhpocken mit dem Erfolge, daß die
Kinder bei einer Blatternepidemie allein unter ihren Geschwistern gesund
blieben. — Sehr bekannt geworden ist auch der Impfversuch des Pächters
Jesty in Yetminster, der im Jahre 1774 seiner Frau und seinen beiden

Söhnen Kuhpocken künstlich einimpfte. Alle drei blieben von den echten Pocken verschont, und einer der Söhne wurde 15 Jahre später und sogar noch einmal nach weiteren 16 Jahren erfolglos mit echten Pocken inokuliert.

Alle diese erst nach dem Hervortreten Jenners durch die historischen Forschungen ans Licht gezogenen und gesammelten Versuche lehrten, daß der Gedanke, eine Blatternimmunität durch künstliche Erzeugung von Kuhpocken zu erzielen, im Volke schon lange schlummerte, bevor Jenner den Anstoß zur allgemeinen Einführung der Vaccination gab. Aber während jene genannten Vorläufer sich nur auf einzelne Versuche beschränkten, ohne die Tragweite dieser Impfmethode zu ermessen und ihrer wissenschaftlichen Begründung nachzugehen, hat Jenner das Verdienst, durch das Studium eines in langer Arbeit sorgfältig gesammelten kasuistischen Materials und durch zielbewußte Experimente die Schutzkraft der Kuhpockenimpfung, sowie ihre absolute Unschädlichkeit wissenschaftlich fundiert zu haben.

Edward Jenner wurde als der Sohn eines Geistlichen am 17. Mai 1749 zu Berkeley in der Grafschaft Gloucestershire geboren. Im Alter von 14 Jahren kam er nach dem damaligen Brauch zu dem Wundarzt Ludloff in Sodbury in die Lehre, um sich in der ärztlichen Kunst ausbilden zu lassen. Dort hörte er eines Tages im Jahre 1768 von einer jungen Bäuerin die Bemerkung, daß sie die Blattern nicht bekommen könne, da sie die Kuhpocken durchgemacht habe: „I cannot get small-pox for I have had cow-pox." Diese Äußerung machte einen tiefen Eindruck auf den jungen Mediziner; er hat sie nie wieder vergessen und machte seitdem das Studium der Wechselbeziehungen zwischen Kuhpocken und echten Blattern zu seiner Lebensaufgabe. Mit dem zwanzigsten Jahre kam er nach London zu dem berühmten Chirurgen John Hunter, der seine weitere Ausbildung übernahm und für seine wissenschaftliche Entwicklung von großem Einfluß wurde. Im Jahre 1773 ließ sich Jenner in seiner Heimatstadt Berkeley als Arzt nieder. Hier begann er bald seine Studien über das Wesen der Kuhpockenimmunität. Er ging zunächst dem Ursprunge der originären Kuhpocken, die er mit der sogenannten Pferdemauke in ursächlichen Zusammenhang brachte, einem bläschenförmigen Ausschlag, der bisweilen an der Fesselbeuge der Pferde beobachtet wurde, nach. Die heute feststehende Tatsache, daß sowohl die Pferdepocken wie die Kuhpocken von der echten menschlichen Variola abstammen, blieb ihm noch unbekannt. Zu ungeahnten Erfolgen jedoch führten seine Forschungen über die Schutzwirkung der Kuhpocken. In über 20 jähriger Arbeit stellte Jenner alle Erfahrungen und Beobachtungen, die darüber existierten, zusammen; vor allem suchte er sich durch das Experiment Klarheit über diese Frage zu verschaffen.

Er führte bei Personen, die vor kürzerer oder längerer Zeit Kuhpocken durchgemacht hatten, die Inokulation mit echter Pockenlymphe aus und konnte in allen Fällen (bei 16 Versuchen) die Tatsache konstatieren, daß die Variolation mißlang, daß also die geimpften Personen gegen Blattern immun waren. Wohl hatten schon früher englische Impfärzte, z. B. Sutter und Fewster, bereits die gleichen Versuche mit demselben Resultate gemacht, wenn auch in geringerer Zahl. Aber jene blieben bei ihrer Beobachtung stehen; für Jenner war sie dagegen nur eine Bekräftigung seiner inneren Überzeugung und ein Ansporn, auf seinem Wege zum Ziel weiterzuschreiten. Der nächste Schritt war der entscheidende und bedeutete etwas grundsätzlich Neues. Am 14. Mai 1796 impfte Jenner den Arm eines gesunden 8jährigen Knaben James Phipps mit der Lymphe von Kuhpockenpusteln, die sich an der Hand der Melkerin Sarah Nelmes entwickelt hatten. Damit führte er zum ersten Male eine Impfung mit humanisierter Lymphe aus. Es entwickelten sich typische Kuhpocken. Als experimentum crucis nahm dann Jenner an demselben Knaben am 1. Juli desselben Jahres die Inokulation mit echter Variola vor, die, wie er erwartete, negativ verlief. Einige Monate später wurde dieser Versuch mit demselben Ergebnis wiederholt. Damit war zum ersten Male bewiesen, daß die Kuhpockenlymphe nicht nur vom Rind auf den Menschen, sondern auch von einem Menschen zum anderen weiterübertragen werden kann, und daß auch die Übertragung solcher humanisierter Vaccine dieselbe schützende Kraft gegenüber den Pocken verleiht wie die natürliche Kuhpockenlymphe.

Nach diesen glänzenden Versuchen schloß Jenner seine Untersuchungen ab und legte die Ergebnisse der Royal Society in London vor, die ihm das Manuskript jedoch mit der Warnung zurückschickte, er möge seinen, durch frühere Arbeiten erlangten wissenschaftlichen Ruf durch eine solche Veröffentlichung nicht gefährden. Jenner wartete nun noch einen weiteren Fall von originären Kuhpocken ab, der ihm die Möglichkeit gab, das Experiment zu wiederholen und zu vervollständigen. Erst im Frühjahre 1798 bot sich aufs neue diese Gelegenheit. Jenner impfte mit der einer Pustel der Kuh entnommenen Lymphe den fünfjährigen Knaben Summers und übertrug nach gelungener Vaccination das Virus von diesem Kind auf ein zweites, von diesem auf ein drittes, durch fünf Generationen hindurch. Alle Impfungen hatten positive Erfolge und die nachträgliche Variolation versagte in allen Fällen. Die damit bewiesene Tatsache, daß man auch die humanisierte Lymphe von Mensch zu Mensch mit gleichem Erfolge weiterübertragen kann, ohne daß damit etwa die Schutzkraft abnimmt, war von größter Bedeutung. Denn nun war es für die Lymphgewinnung nicht mehr nötig, erst einen

Fall von spontanen Kuhpocken abzuwarten; man konnte die humanisierte Lymphe von Arm zu Arm weiterübertragen. Damit erst war für die damalige Zeit die allgemeine Verwendbarkeit des Verfahrens gewährleistet. Nun endlich übergab Jenner seine Resultate der Öffentlichkeit mit einer für alle Zeiten denkwürdigen Arbeit, die den Titel führte:

AN INQUIRY
into
The Causes and Effects
of
THE VARIOLAE VACCINAE.
A Disease
Discovered In Some Of The Western Counties of England
Particularly
Gloucestershire,
And Known By The Name Of
The COW POX.

BY EDWARD JENNER M. D. F. R. S. &c.

Quid Nobis Certius Ipsis
Sensibus Esse Potest, Quo Vera Ac Falsa Notemus. Lucretius.

LONDON
Printed For The Author
By Sampson Low, No. 7 Berwick Street, Soho:
And Sold By Law, Ave Maria Lane: And Murray And Highley, Fleet Street.
1798.

Er faßte darin seine Ergebnisse in der Schlußfolgerung zusammen, daß die Einimpfung der Kuhpocken der Variolation vorzuziehen sei, „weil sie bei dem Impfling eine besondere Vorbereitung nicht erfordert und eine nur kurz dauernde, leichte und gefahrlose Erkrankung erzeugt, die Personen seiner Umgebung der Ansteckung nicht aussetzt und gleichwohl einen nicht geringeren Schutz gegen das Erkranken an Blattern gewährt als die Einpfropfung echten Blatternstoffes."

Die Publikation erregte ungeheures Aufsehen und wurde schon im nächsten Jahre in die deutsche und in alle lebenden Sprachen übersetzt. Trotz mancher Anfeindungen wurde das Verfahren in England sofort in größtem Stile nachgeprüft und überall bestätigt. Allein in London waren bis zum Jahre 1801 bereits 1000 Menschen geimpft. Viele davon wurden, um die Probe auf das Exempel zu machen, nachträglich mit Variola inokuliert, stets mit negativem Erfolge. Eine vorübergehende Trübung erlitt die allgemeine Begeisterung, als durch Pearson und

Woodwill, zwei Ärzte, die erst zu den größten Anhängern Jenners zählten, Fälle veröffentlicht wurden, bei denen nach der Impfung allgemeine Blatternausschläge aufgetreten waren. Jenner konnte sich diesen Zusammenhang gar nicht anders erklären, als daß der benutzte Impfstoff mit echtem Blatternimpfstoff verunreinigt gewesen war und vertrat diese Ansicht in einer Schrift: „A continuation of facts and observations relative to the variolae vaccinae or cowpox." Er hatte dann auch bald die Genugtuung, daß Woodwill und Pearson die beobachteten Ausschläge selbst auf eine gleichzeitig mit der Impfung erfolgte Ansteckung mit echten Pocken zurückführten. Bereits 1799 wurde in London ein öffentliches Impfinstitut gegründet, das unter Pearsons Leitung stand, und 1803 das königliche Institut zur Ausrottung der Blattern, das Jenner selbst leitete. Hier wurden unentgeltlich Impfungen ausgeführt. Eine der wichtigen und segensreichen Funktionen dieser Anstalt bestand darin, Lymphe nach auswärts zu versenden und so die Verbreitung der Vaccination zu fördern.

Aber nicht nur in England fand das Verfahren rascheste Verbreitung, auch auf dem Kontinent trat es alsbald seinen Siegeslauf an und wurde überall mit Begeisterung aufgenommen. Zwar erhoben sich hie und da Zweifel und Widersprüche und selbst fanatischer Haß gegen die Einführung der neuen Methode. Aber alle Bedenken und alle Anwürfe mußten verstummen vor der Wucht der Tatsachen. So konnte Jenner mit Stolz bereits im März 1801 in einer kleinen Schrift: „On the origin of the vaccine inoculation" sagen: „Das Mißtrauen und die Zweifel, welche natürlich auf meine erste Mitteilung einer so unerwarteten Entdeckung bei den Ärzten entstehen mußten, sind jetzt fast gänzlich verschwunden. Viele Hunderte von ihnen haben auf Grund tatsächlicher Erfahrungen bestätigt, daß die Kuhpockenimpfung einen vollkommenen Schutz gegen die Pocken verleiht; und ich übertreibe jedenfalls nicht, wenn ich sage, daß Tausende bereit sind, ihrem Beispiele zu folgen; denn die Verbreitung, welche diese Impfung genommen hat, ist unermeßlich groß. Nach der geringsten Schätzung sind 100.000 Personen in diesem Reiche geimpft worden. Die Zahl derer, die in Europa und anderen Erdteilen dieser Wohltat teilhaftig geworden sind, ist nicht abzuschätzen. Und nun zeigt es sich mit einer über jeden Streit erhabenen Deutlichkeit, daß die Ausrottung der Pocken, der furchtbarsten Geißel des Menschengeschlechts, das Endergebnis der Impfung sein muß."

Ausbreitung der Vaccination.

Die über Erwarten schnelle Verbreitung des J e n n e r schen Verfahrens und die glänzenden Resultate, die damit allenthalben gezeitigt wurden, schienen diesen stolzen Worten bald Erfüllung zu verheißen.

Die wohltätige Wirkung der Schutzimpfung machte sich überall bemerkbar, wo die Vaccination unter der Bevölkerung größere Verbreitung gefunden hatte. Die Erkrankungen an der früher für unabwendbar gehaltenen Seuche nahmen ab, die Mortalität wurde geringer und diese Wirkung war so eklatant, daß sich bald die verschiedensten Staaten dazu entschlossen, die Vaccination in ihren Landen gesetzlich zu machen, und so durch einen staatlichen Zwang der Ausbreitung der Pocken ein Ziel zu setzen.

Das kleine F ü r s t e n t u m P i o m b i n o und L u c c a, das von B a c i o c c h i, einem Schwager N a p o l e o n s, regiert wurde und vom Jahre 1805—1815 existierte, ging mit gutem Beispiele voran: es erließ am 25. Dezember 1806 ein Impfgesetz.

In Deutschland gebührt B a y e r n der Ruhm, als erster Staat den Impfzwang eingeführt zu haben. Am 26. August 1807 wurde durch königliche Verordnung bestimmt, daß alle Kinder ohne Ausnahme im ersten Lebensjahre zu impfen seien. Außerdem brachte das Impfgesetz genaue Bestimmungen über die Zwangsimpfung bei Blatternepidemien, sachverständige Kontrolle usw.

Andere deutsche Bundesstaaten folgten bald nach. In B a d e n wurde im Jahre 1808 die Impfung zur Bedingung für den Schulbesuch und für den Genuß öffentlicher Fonds gemacht, seit 1815 auch für die Eheschließung. 1818 führte W ü r t t e m b e r g den Impfzwang ein, nachdem es schon 1814 durch Errichtung öffentlicher Impfanstalten und durch unentgeltliche Gewährung der Vaccination an Kinder der Armen ihre Ausbreitung gefördert hatte. Auch K u r h e s s e n (1815), N a s s a u (1818) und H e s s e n (1821) führten die amtliche Impfung der Kinder gesetzlich ein.

In P r e u ß e n wurde fürs erste noch von der Einführung der gesetzlichen Impfung abgesehen, aber die Behörden ließen sich die Förderung der Schutzblatternimpfung in jeder Weise angelegen sein. 1802 wurde in Berlin im Friedrich Wilhelms-Waisenhause eine von H u f e l a n d und

Bremer geleitete Impfanstalt eröffnet, in der unentgeltlich Impfungen ausgeführt und sogar Denkmünzen an die Eltern der geimpften Kinder verteilt wurden. Ähnliche Institute entstanden in den Jahren 1801—1805 in Breslau, Göttingen usw. Ein öffentliches Reglement vom Jahre 1803 bezeichnet die Förderung der Vaccination als ein wichtiges Ziel der Staatsgewalt; unter anderem wurde darin berichtet, daß bereits 17.741 Impfungen von praktischen Ärzten und Regimentschirurgen veranstaltet und sorgfältig beobachtet seien, und daß der Schutzwert der Kuhpocken durch 8000 nachträgliche Ansteckungsversuche mit echten Blattern bestätigt worden sei. Durch Stiftung einer großen silbernen Medaille für Personen, die sich um die Schutzimpfung Verdienste erworben hatten, durch Hinzuziehung von Geistlichen und Lehrern für die Impfpropaganda zeigten die Behörden ihr reges Interesse für die Verbreitung der Vaccination.

Ähnlich lagen die Verhältnisse in Österreich. Hier führte man im Jahre 1801 einen indirekten Impfzwang ein, indem man die Aufnahme in die kaiserlichen Bildungsanstalten von der Vorweisung eines Impfattestes abhängig machte. Auf Veranlassung de Carros wurde in Wien 1801 die kaiserliche Findelanstalt zum Hauptimpfinstitut der österreichischen Monarchie bestimmt. Neben der Vornahme unentgeltlicher Impfungen machte es sich de Carro zur Aufgabe, eine gute humane Lymphe fortzuzüchten und damit auch auswärtige Ärzte zu versorgen. Der Impfstoff wurde an Elfenbeinlanzetten eingetrocknet und so verschickt.

In Schweden, Norwegen und Dänemark fand die Vaccination die günstigste Aufnahme. 1816 wurde der Impfzwang für Kinder unter zwei Jahren eingeführt. In Norwegen und Dänemark wurde die Impfung auf indirektem Wege durchgesetzt; die Aufnahme in die Schule, die Zulassung zur Konfirmation und zur kirchlichen Trauung wurde von der Beibringung eines Impfscheines abhängig gemacht. Zwangsimpfungen wurden vorgenommen bei epidemischem Auftreten der Seuche; beim Eintritt in das Heer sollten alle nichtgeimpften oder geblatterten Rekruten geimpft werden. Die Erfolge dieser Maßregel waren glänzende, da die Mortalität an den Pocken rapide zurückging.

In Italien wurde die Impfung zuerst durch den englischen Arzt Marson eingeführt; einen ihrer begabtesten Anhänger aber fand sie in Alois Sacco aus Mailand. Er machte die erste Impfung an sich selbst und ließ dann als Probe noch eine Inokulation mit echten Blattern folgen, die negativ verlief. Er trat darauf in tatkräftigster Weise für die Sache der Impfung ein und soll in 8 Jahren allein $1^1/_2$ Millionen Menschen geimpft haben. Zu wiederholten Malen gelang es ihm, im Entstehen begriffene Epidemien durch große Massenimpfungen zum Stillstande zu bringen und durch diese Propaganda der Tat Tausende zu überzeugten

Anhängern des Verfahrens zu machen. Neben ihm waren es besonders Moreschi in Venedig, Skarpa in Pavia und Scasso in Genua, die wie er in Wort und Schrift für die Schutzpockenimpfung eintraten. Dank diesen Vorkämpfern für die gute Sache wurde das Verfahren bei der Bevölkerung Italiens populär und wurde fast allgemein angewendet, ohne daß ein gesetzlicher Zwang dafür bestand.

In den Niederlanden fand die Vaccination große Verbreitung, ohne daß ein gesetzlicher Impfzwang eingeführt wurde.

In Frankreich wurde die Vaccination anfangs mit großem Eifer aufgenommen; später fehlte es an der nötigen Konsequenz in der Durchführung des Verfahrens. Schon im Mai 1800 wurde durch ein nationales Komitee eine Impfstelle in Paris gegründet, 1805 wurde die Vaccination aller Soldaten der Armee befohlen, welche die Blattern noch nicht durchgemacht hatten, und 1811 ließ Napoleon seinen Sohn, den König von Rom, mit Kuhpocken impfen. Dem Beispiele folgte ein großer Teil der Bevölkerung. Die allgemeine Durchführung der Impfung ließ in der Folgezeit sehr zu wünschen übrig. Ein Impfgesetz bestand nicht, und so wurde die Schutzimpfung im allgemeinen mit großer Lässigkeit betrieben, obgleich Männer wie Trousseau, Bousquet u. a. wiederholt ihre warnenden Stimmen erhoben. Die Folgen blieben nicht aus: zu wiederholten Malen traten im 19. Jahrhundert verheerende Epidemien auf.

Nach Rußland gelangte die Vaccination schon im Jahre 1801. Die verwitwete Kaiserin Marie interessierte sich auf das lebhafteste für das neue Verfahren und gab dem ersten Kinde, das geimpft wurde, den Namen Vaccinoff. Auch Kaiser Alexander tat, so viel er konnte, um dem Verfahren allgemeine Verbreitung in seinem weiten Reiche zu verschaffen. Bis zum Jahre 1814 sollen fast zwei Millionen Menschen in Rußland geimpft worden sein. In der Folge ließen die Impfverhältnisse in Rußland sehr zu wünschen übrig, da ein gesetzlicher Impfzwang niemals eingeführt wurde. So blieben weite Kreise der Bevölkerung, namentlich auf dem Lande, ohne den Segen der Schutzimpfung.

In Spanien wurde die Vaccination schon frühzeitig von Frankreich aus eingeführt und mit lebhafter Begeisterung aufgenommen. Die Regierung nahm sich der guten Sache in tatkräftiger Weise an und sandte sogar Expeditionen aus, um auch den Kolonien den Nutzen der Schutzimpfung zuteil werden zu lassen. An Bord des ersten Expeditionsschiffes, das den ganzen Erdkreis umsegelte, um überall den Impfstoff hinzutragen, wurden 22 „pockenfähige", d. h. noch ungeblatterte Kinder eingeschifft, die sukzessive vacciniert wurden. Auf die Weise hatte man bei der Ankunft in den Kolonien frische animale Lymphe zur Verfügung. Ein anderes Verfahren, wirksame Lymphe durch so weite Entfernungen zu transportieren, war damals noch nicht bekannt.

So hatte die Vaccination in der gesamten Kulturwelt ihren erfolgreichen Einzug gehalten. Morbidität und Mortalität der Pocken waren
überall gesunken, wo das Verfahren in konsequenter Weise durchgeführt
wurde. Trotz alledem waren von Anfang an Mächte am Werke, die der
Vaccination den Tod geschworen hatten und unablässig bemüht waren.
den Zweifel an der Gefahrlosigkeit und an der Schutzkraft des Jennerschen
Verfahrens zu erwecken. Namentlich in den Kreisen der englischen Inokulatoren herrschte Verdruß über die Beeinträchtigung ihres Erwerbs-
zweiges und machte sich in den wüstesten Schmähschriften Luft. Ein
Mitglied des Ärztekollegiums, Mosley, warnte vor den schrecklichen
Folgen, die Körper und Seele aus der Einverleibung tierischer Flüssig-
keiten erwachsen müßten. Hörner würden dem Geimpften wachsen. und
Vierfüßlerneigungen müßten in dem durch eine tierische Lymphe erhitzten
Körper entstehen. Ein Arzt Jones erzählte unter dem Pseudonym
Sqirrell die wunderlichsten Märchen von den Folgen der Impfung.
Ein Kind in Peckham hatte angefangen auf allen vieren zu laufen, wie
eine Kuh zu brüllen und wie ein Stier mit dem Kopfe zu stoßen. Das
Gesicht eines Mädchens hatte begonnen, dem eines Ochsen ähnlich zu
werden, und eine Dame habe nach der Impfung wie eine Kuh gehustet
und Haare am ganzen Leibe bekommen. Solche Entgleisungen vermochten
natürlich der Sache nicht ernstlich zu schaden. Bedenklicher waren schon
Stimmen, die die Schutzkraft der Vaccination bezweifelten.
Immer wieder wurden von den Gegnern der Methode Fälle berichtet. wo
trotz vorangegangener Impfung Pocken vorgekommen waren. Diese Beobachtungen waren in einem Teil der Fälle zweifellos auf mangelhafte
Technik zurückzuführen. Die Lymphe war schwer zu beschaffen und
deshalb keineswegs immer einwandfrei. Wollte man englische Lymphe
aus dem Jennerschen Institut aus London beziehen, so mußte 1 Guinee
(= 21 Mark), später $^{1}/_{2}$ Guinee für eine einzige bestrichene Lanzette
bezahlt werden; auch mag es bisweilen vorgekommen sein, daß völlig
unwirksame Lymphe zur Verwendung kam. Es war dies um so eher
möglich, als das Impfgeschäft keineswegs immer von Ärzten besorgt
wurde, sondern auch von Geistlichen und Lehrern; aber auch ungebildete
Personen, Barbiere, Hebammen, befaßten sich mit der Methode. Oft mag
auch Betrug im Spiele gewesen sein, wenn, wie in Oberhessen, vaga-
bundierende Kurpfuscher für Geld Impfungen vornahmen und, ohne den
Erfolg abzuwarten, von Dorf zu Dorf weiterzogen. Vielen war es gar
nicht bekannt, daß die Haltbarkeit der Lymphe nur gering war. Die
Aufbewahrung an Fäden oder Läppchen war unzweckmäßig und brachte
Verunreinigungen mit sich, die zuweilen zu Entzündungen führten, ohne
daß spezifische Impfpocken sich entwickelten.

Aber nicht in allen Fällen lagen nur technische Mängel dem Ver-

sagen des Impfschutzes zu Grunde. Es gab eine große Zahl von Pockenerkrankungen bei Geimpften, deren erfolgreiche Impfung sicher beglaubigt
und verbürgt war. Schon während des ersten Dezenniums nach Entdeckung der Impfung tauchten hie und da Vermutungen auf, daß der
Impfschutz vielleicht nur ein zeitlich begrenzter sei, und
daß dadurch einzelne der Pockenerkrankungen bei früher Geimpften zu erklären seien. Jenner selbst verwarf diesen Gedanken und blieb bis an sein
Lebensende der Überzeugung treu, daß der durch die Vaccination erlangte
Schutz ein lebenslänglicher sei. Dieses Dogma war jedoch auf die Dauer
nicht zu halten. Als gegen Ende des zweiten Dezenniums nach Entdeckung
der Schutzimpfung infolge der zunehmenden Empfänglichkeit der Bevölkerung wieder größere Epidemien einsetzten, nahm die Zahl der Pockenkranken auch bei früher Geimpften in erschreckender Weise zu. Im Londoner
Pockenhospital hatte Gregory die Zahl der Geimpften unter den Pockenkranken von Jahr zu Jahr steigen sehen. So fanden sich im Jahre

1809 unter	146 Pockenkranken		4 Geimpfte,
1819	97	schon	17
und 1825 „	305	bereits	147

also fast die Hälfte.

In Dublin waren in den Jahren 1823—1824 unter 584 Kranken
94 Geimpfte; in Marseille zählte man im Jahre 1828 unter rund 6000
Kranken ungefähr 2000 Geimpfte.

So mehrten sich die Zweifel an der Wirksamkeit des Impfschutzes.
Andererseits konnte aber um dieselbe Zeit bei dem Wiedererscheinen der
Pocken gezeigt werden, daß man durch Vornahme von Massenimpfungen
beginnende Epidemien im Keime ersticken konnte. Die Freunde der
Impfung kamen durch so entgegengesetzte Resultate in nicht geringe
Verlegenheit, denn schon begannen die Gegner zu triumphieren und
viele Anhänger des Verfahrens wurden der Sache untreu. Man versuchte
auf die mannigfaltigste Weise die Erkrankungen geimpfter Personen an
Blattern zu erklären. Die mangelhafte Technik der vorangegangenen
Impfung konnte nicht in allen Fällen als Ursache angesprochen werden.
Es mußte ein anderer Grund vorliegen. Auf der Suche nach einer plau-
siblen Erklärung war den Freunden der Impfung die Beobachtung will-
kommen, daß fast durchgehends die Blatternerkrankungen geimpfter Personen auffallend mild verliefen, rasch abklangen und fast niemals zum
Tode führten. Sofort zog man daraus den Schluß: Die Krankheit, an
der die geimpften Personen erkranken, sind gar nicht die echten Pocken.
Es ist ein pockenähnliches Krankheitsbild, ein Varioloid (von Variola
und *εἶδος*). Die Vaccination schützt aber nur gegen die echten Pocken
und nicht gegen pockenähnliche Affektionen.

Diese Lehre vom Varioloid beherrschte eine Zeitlang alle Gemüter

und hemmte die wahre Erkenntnis, daß Variola vera und Varioloid
ätiologisch nicht zu trennen sind. „Um die Ehre der Impftheorie zu
retten, mußte entweder die Impfung oder mußten die Blattern falsch
sein", bemerkte B o u s q u e t mit berechtigtem Sarkasmus. Ja, man ließ
sich im Übereifer für eine für gut gehaltene Sache sogar zu Verheim-
lichungen und Fälschungen der Sachlage verleiten. So erzählt E i m e r
(Die Blatternkrankheit, Leipzig 1853), daß man im „Deutschen Reichs-
anzeiger" schon im Jahre 1805 Fälle meldete, wo bei Vaccinierten Blattern
ausbrachen, daß aber diese unliebsamen Erscheinungen, um die Ehre der
Vaccination zu retten, für Varizella erklärt wurden.

In Frankreich nahm man an, es handle sich bei dem Varioloid um
eine neue, aus China eingeschleppte Pockenform, gegen die auch die
Geimpften nicht geschützt seien.

In Deutschland faßten J ä g e r und S c h ö n l e i n das Varioloid
geradezu als eine neue Krankheit auf, die von den echten Pocken
unterschieden sei: durch Abkürzung der Krankheitsdauer, geringere Zahl
und Grade der Pusteln, schnelle Eintrocknung ohne Eiterung, leichteren
Verlauf und günstigen Ausgang.

T h o m s e n in Edinburgh sprach dagegen die Überzeugung aus,
d a ß   d i e   h e i l k r ä f t i g e   M a c h t   d e r   K u h p o c k e n   d i e s e   U m -
w a n d l u n g   d e s   K r a n k h e i t s b i l d e s   i n   e i n e   m i l d e   F o r m   v e r -
a n l a ß t   h a b e. Auch H u f e l a n d nahm eine solche Mittelstellung ein.
Er betrachtet die Variola modificata oder Variolois vaccinica als eine
ganz neue, erst durch die Vaccination möglich gewordene Pockenform,
die dadurch zustande komme, daß die Empfänglichkeit gegen das
variolöse Kontagium noch nicht vollkommen vernichtet sei. Aber erst
das Experiment am Menschen brachte die Irrlehre von der ätiologischen
Differenz zwischen der Variola und dem Varioloid zu Falle. Der Beweis,
daß das Varioloid nichts anderes als eine milde Pockenform ist, wurde
im Jahre 1825 von verschiedenen Seiten dadurch erbracht, daß Impfungen
mit dem Inhalt der Varioloidpusteln echte Blattern beim Menschen
erzeugten. Nun konnte sich endlich die Erkenntnis Bahn brechen, d a ß
d i e   E r k r a n k u n g   g e i m p f t e r   P e r s o n e n   a n   d e n   B l a t t e r n
d u r c h   e i n e   A b n a h m e   d e s   f r ü h e r   e r l a n g t e n   I m p f s c h u t z e s
v e r u r s a c h t   s e i. Der Rest der im Körper noch vorhandenen Schutz-
stoffe konnte zwar die Erkrankung nicht mehr verhindern, aber doch
in vielen Fällen insofern segensreich wirken, als die Form der Erkrankung gemildert und abgeschwächt wurde. Ein Beweis für die Richtigkeit
dieser Anschauung lag in den Altersverhältnissen der Pockenkranken.
Es fiel bei den häufiger werdenden Epidemien des dritten Dezenniums
des Jahrhunderts immer mehr auf, daß die Pockenerkrankungen der
Geimpften in der Regel Erwachsene betrafen, bei denen seit der Vacci-

nation schon eine Reihe von Jahren verstrichen war, während die kürzlich geimpften Kinder meist der Ansteckung entgingen. Die Pocken hörten auf, eine Kinderkrankheit zu sein. Die Möglichkeit, an Pocken zu erkranken, wuchs für die Geimpften mit der Länge der Zeit, die seit der Vornahme der Schutzimpfung verstrichen war. Diese Anschauung von der begrenzten Dauer des Impfschutzes, wie sie als erste Hodenpyl in Rotterdam (1818) und Elsässer in Stuttgart (1820) vertraten, drang trotz vielen Widerstands allmählich immer mehr durch. Das Jennersche Dogma von der lebenslänglichen Dauer des Impfschutzes war überwunden, und es erhob sich als logische Konsequenz die Forderung der Revaccination.

Revaccination bis 1830.

Die Lehre von dem absoluten, d. h. das ganze Leben während Impfschutz der Vaccination hatte, gestützt auf die Autorität Jenners, für die Freunde der Impfung bisher als ein unumstößliches Dogma gegolten. Was Wunder, daß die Idee der Revaccination von vielen nur mit großem Widerstreben begrüßt wurde! Die Pariser medizinische Akademie antwortete im Jahre 1838 auf die Anfrage des Ministers, ob die Schulkinder nicht revacciniert werden sollten, mit einem glatten Nein, ohne sich zu einer Motivierung herbeizulassen. Auch in England, der Heimat der Schutzimpfung, fand sie keine Anerkennung. In dieser Situation war es ein großes Verdienst der deutschen Militärbehörden, durch die obligatorische Einführung der Revaccination der Zivilbevölkerung mit gutem Beispiele voranzugehen und durch die Wucht der Zahlen die Zweckmäßigkeit ihres Vorgehens zu erweisen.

Entsprechend dem Wiedererscheinen der Pocken gegen Ende des zweiten Dezenniums des Jahrhunderts, zeigten sich die Blattern auch in der Armee wieder häufiger. Die erste Maßregel, die zur Bekämpfung der Seuche ergriffen wurde, war zunächst die fakultative, an die Einwilligung der Mannschaften gebundene Impfung und bald darauf die obligatorische Vaccination aller bisher nicht geimpften Mannschaften. So führte Preußen im Jahre 1826, Bayern 1827 die obligatorische Vaccination der noch nicht geimpften Soldaten durch. Die württembergische Armee machte den löblichen Anfang mit der Einführung der Revaccination. Die erste darauf hinzielende Verordnung, die im Jahre 1827 erging, stand noch unter dem Einflusse der Narbentheorie. Auf der Suche nach einem Kriterium für die Beurteilung der Wirksamkeit der vorangegangenen Impfung und der Kraft der dadurch erlangten Immunität war man schon frühzeitig darauf gefallen, Zahl und Beschaffenheit der Impfnarben dafür heranzuziehen. Gregory hatte die Behauptung ausgesprochen, daß Personen, die trotz vorangegangener Impfung an Pocken erkrankten, nur ungenügende Narbenbildung zeigten. Diese Theorie hatte sein Nachfolger, Marson, im Londoner Pockenhospital noch weiter ausgebaut, indem er als Zeichen der regelrecht verlaufenen Impfung Narben verlangte, die gut begrenzt, eingesunken, gesprenkelt und eingekerbt sein müßten. Diese Theorie war der Grund, daß im württembergischen Heer zuerst nur Soldaten mit mangelhafter Narbenbildung revacciniert wurden. Bald aber erkannte man bei den Epidemien der nächsten Jahre, daß auch die vollendetste Narbenbildung nicht gegen die Pocken schützte, daß also Fortdauer des Impfschutzes und Narbenbildung in gar keinem Zusammenhange stehen. Daraufhin wurde am 7. Februar 1833 die Wiederimpfung sämtlicher Rekruten beim Diensteintritt ohne Rücksicht auf ihren früheren Impfzustand befohlen.

Schon ein Jahr später folgte auch Preußen mit derselben Verordnung. Auch hier hatte sich gezeigt, daß die Impfung der bisher noch ungeimpften Mannschaften nicht genügte, um dem Eindringen der Seuche in die Armee Halt zu gebieten; die Zahl der Erkrankungen hatte vielmehr ständig zugenommen. Der Generalstabsarzt Wiebel empfahl daher den Korpsärzten aufs nachdrücklichste die Wiederimpfung aller Rekruten beim Diensteintritt. Auf Befehl des Prinzen Wilhelm, des nachmaligen Kaisers Wilhelm I., wurde diese Maßregel in dem ihm unterstellten 3. Armeekorps strikte durchgeführt. Die dabei gewonnenen glänzenden Resultate waren mitbestimmend für den Erlaß der allerhöchsten Kabinettsorder, die am 16. Januar 1834 die Revaccination für alle Soldaten einführte. Bald folgten auch die übrigen Bundesstaaten nach: Hannover 1837, Baden 1840, Bayern 1843 usw.

Die Hoffnung, die an die obligatorische Einführung der Revaccination bei der deutschen Armee geknüpft wurde, erfüllte sich aufs schönste. In Württemberg ist seit Einführung der Wiederimpfung kein Soldat mehr an den Blattern gestorben. In Preußen beweisen folgende Zahlen den segensreichen Einfluß der Revaccination: Während in den zehn Jahren vor Einführung der Wiederimpfung (1825—1834) 496 Soldaten an den Pocken zu Grunde gingen, starben in den 10 Jahren nach Einführung der Revaccination (1836—1844) nur 35 und in dem 25jährigen Zeitraume von 1844—1869 sind nur 38 Pockentodesfälle verzeichnet. In Bayern, wo die Pocken die Armee vor dem Jahre 1843 häufig stark heimgesucht und in den Jahren 1840—1842 unter der 4000 Kopf starken Garnison München nicht weniger als 400 Erkrankungen verursacht hatten, sank die Erkrankungsziffer nach Einführung der Wiederimpfung ganz bedeutend. Die Gesamtzahl der Todesfälle betrug bis zum Jahre 1869 nur noch 6.

Die Einführung der Revaccination in die deutsche Armee bedeutete ein glänzend gelungenes Experiment. Ihre Erfolge bewiesen, daß es möglich ist, einen geschlossenen Teil des Volkes durch zielbewußte Durchführung des vaccinalen Impfschutzes dem Wüten der Seuche zu entreißen, die unter der Zivilbevölkerung infolge der lässig betriebenen Art der Impfung immer größere Opfer forderte.

1830—1870.

Im Gegensatz zu diesen erfreulichen Fortschritten, die die Sache der Impfung durch die obligatorische Vaccination und Revaccination in der deutschen Armee machte, war um dieselbe Zeit in der Zivilbevölkerung eine große Gleichgültigkeit, ja, zum Teil sogar feindliche Abneigung gegen das Verfahren zu bemerken. Die Pflicht zur einmaligen Impfung war bis zum Ende des ersten Drittels des 19. Jahrhunderts innerhalb Deutschlands in Bayern, Württemberg, Hannover, Baden, Kurhessen, Nassau und Holstein, im übrigen Europa nur in Schweden, Norwegen und Dänemark durch das Gesetz vorgeschrieben. Bis zum Jahre 1870 führte dann in Deutschland noch das Großherzogtum Hessen, ferner Oldenburg, Braunschweig, Sachsen-Meiningen, Anhalt, Schwarzburg-Rudolstadt, Reuß j. L. und Hamburg die Impfpflicht ein.

In den meisten Ländern begnügte man sich aus Scheu vor Zwangsmaßnahmen Gelegenheit zu unentgeltlichen Impfungen zu gewähren. Die Gleichgültigkeit des Volkes und impfgegnerische Agitationen taten das ihre, um unter diesen Verhältnissen eine allgemeine Durchimpfung der Bevölkerung illusorisch zu machen.

In Preußen war der Impfzustand bis zum Jahre 1870 sehr wenig erfreulich; ein obligatorischer Impfzwang bestand nicht. Nur bei epidemischem Auftreten der Blattern waren Zwangsimpfungen zulässig. Auch wurden Eltern, deren Kinder bis zum ersten Lebensjahre nicht geimpft waren und an den Pocken erkrankten, in Polizeigewahrsam genommen. Ferner wurde die Aufnahme in öffentliche Anstalten des Staates und die Erlangung von Stipendien und anderen Benefizien von dem Nachweis über die geschehene Impfung abhängig gemacht. Diese Maßregel reichte natürlich bei weitem nicht aus, um eine Durchimpfung des Volkes zu erzielen, und mehrere tausend Menschenleben fielen alljährlich noch den Pocken zum Opfer.

In Sachsen herrschten ganz ähnliche Verhältnisse; aber auch in Ländern, in denen Impfzwang bestand, blieben trotzdem ganze Bevölkerungsgruppen dank der Wühlarbeit der Impfgegner ungeschützt. So kam es z. B., daß Württemberg, wo die fanatischen Impfgegner Hopff und Nittinger wirkten, in den Jahren 1864—1868 bei einer Bevölkerung von 1,760.000 Einwohnern 11.042 Pockenkranke mit 800 Todesfällen hatte, was jährlich einer Erkrankungsziffer von 1·2 und einer Mortalität von 0·09"/₀₀ Einwohner entsprach.

In Baden hatten die Impfgegner weniger Glück. Als der katholische Pfarrer Hansjakob in Waldshut in seinem Buche „Über das Impfen" gegen die Vaccination zu Felde zog, schrieb Kussmaul seine berühmt gewordenen 20 Briefe über die Menschenpocken und Kuhpockenimpfung und wußte durch die klare Art, wie er jene Irrlehren widerlegte, das Volk zu überzeugen und der Sache der Impfung zu nützen. So war denn die Pockenmortalität in Baden eine geringe. Auf 100.000 Einwohner kam im Jahresdurchschnitt von 1810—1855 nur 1 Todesfall.

In Bayern herrschten im allgemeinen geordnete Impfverhältnisse, wenn auch die Revaccination unter der Zivilbevölkerung noch wenig geübt wurde. Die Sterblichkeit an Pocken war infolgedessen gering. Nach den statistischen Feststellungen der Jahre 1844—1870 starben durchschnittlich im Jahre von 100.000 Einwohnern 8·5.

In Österreich bestand seit dem Jahre 1817 ein indirekter Impfzwang, indem die Aufnahme in öffentliche Erziehungsanstalten, die Erlangung von Stipendien, die Aufnahme in Stifte und Klöster usw. von der erfolgten Vaccination abhängig gemacht wurde. Ein Hofkanzleidekret vom 2. Juli 1836, das diese Bestimmungen zusammenfaßt, gilt noch heute als Norm für die Durchführung der Impfung. Die Folge dieser Vorschriften war, daß ein großer Teil der Bevölkerung des Impfzwanges entbehrte, und daß die Mortalität an Blattern zwar geringer war als im 18. Jahrhundert, aber eine erheblich höhere als in Ländern, die sich eines besseren Impfschutzes erfreuten.

In Frankreich, wo weder direkter noch indirekter Impfzwang bestand, und wo die impfgegnerischen Agitationen die unglaublichsten Blüten trieben, ließ der Impfzustand der Bevölkerung im zweiten Drittel des Jahrhunderts sehr zu wünschen übrig. Die Revaccination, deren Notwendigkeit von der Akademie der Wissenschaften erst im Jahre 1840 anerkannt wurde, fand nur wenig Anklang, und selbst die ersten Impfungen wurden in vielen Distrikten gänzlich unterlassen. Beständige Pockenepidemien waren die Folge. Während in den Jahren 1852—1858 unter 86 Departements 28 von Blatternepidemien heimgesucht wurden, waren in den folgenden zehn Jahren 75 betroffen.

In Schweden war der Impfzustand der Bevölkerung im allgemeinen besser als in anderen Ländern. Freilich war die Durchimpfung noch keineswegs ideal zu nennen und die Wiederimpfung, auf deren Vorzüge das Gesundheitskollegium im Jahre 1839 hingewiesen hatte, war dem einzelnen überlassen und wurde nur spärlich geübt. Die Pockensterblichkeit war dementsprechend im allgemeinen natürlich niedriger als im 18. Jahrhundert, stieg aber periodenweise zu immerhin nennenswerten Zahlen wieder an, je nach dem Grade der Vernachlässigung der Schutzpockenimpfung.

England, die Wiege der Vaccination, hatte trotz aller Staatsfürsorge keineswegs befriedigende Impfverhältnisse im zweiten Drittel des Jahrhunderts. Die Tätigkeit des nationalen Impfinstituts in London, dem die Aufgabe zufiel, öffentliche Impfungen unentgeltlich vorzunehmen und Impfstoffe zu züchten, reichte zu einer Durchimpfung der Bevölkerung nicht aus. Gleichgültigkeit und gegnerische Agitation verhinderte die gedeihliche Entwicklung des Impfwesens. Das wurde auch nicht viel besser, als im Jahre 1853 ein gelinder Impfzwang in England gesetzlich eingeführt wurde. Eltern, deren Kinder nicht während der ersten vier Lebensmonate geimpft waren, sollten einer Geldstrafe unterliegen, die 20 *sh* nicht übersteigen durfte. Die Kontrolle und die Befolgung dieser Vorschrift war unzureichend. Auch war bestimmt, daß eine wiederholte Bestrafung wegen unterlassener Impfung nicht zulässig sei (ne bis in idem). So konnte jeder Vater sein Kind für 20 *sh* von der Impfung loskaufen. Eine obligatorische Revaccination war nicht vorgesehen. Der Staat beschränkte sich vielmehr darauf, Unbemittelten die Möglichkeit zur unentgeltlichen Vornahme der Wiederimpfung zu gewähren. So blieb die Zahl· der ungeschützten Personen in England immer noch recht beträchtlich.

Eine erfreuliche Förderung erfuhr jedoch die Sache der Impfung in England durch folgendes denkwürdige Ereignis, das zu einer einzigartigen Kundgebung der gesamten wissenschaftlichen Ärztewelt für den Wert der Schutzpockenimpfung wurde.

Die im Jahre 1853 erlassene Verordnung über die obligatorische Impfung der Kinder im frühen Lebensalter hatte nachträglich im Parlament sowie auch sonst in der Öffentlichkeit die lebhafteste Opposition erfahren. Deshalb entschloß sich der oberste Gesundheitsrat (general board of health) zwei Jahre später (1855), die hervorragendsten medizinischen Organe und Kapazitäten der gesamten Welt über gewisse Hauptpunkte der Vaccinationslehre offiziell zu befragen. Der Gesundheitsrat stellte im ganzen vier Einzelfragen auf, die gutachtlich beantwortet werden sollten. Die Fragen lauteten:

1. Besteht irgend ein Zweifel darüber, daß eine erfolgreiche Vaccination in den meisten Fällen Schutz gegen die natürlichen Blattern und eine beinahe absolute Sicherheit vor dem Tode durch diese Krankheit gewährt?

2. Liegt ein Grund vor zu glauben oder zu vermuten, daß vaccinierte Personen durch Herabsetzung ihrer Disposition zu den Blattern empfänglicher für anderweitige Infektionskrankheiten werden, für Skro-

fulose oder Phthise, oder daß die Vaccination sonst einen nachteiligen Einfluß auf die Gesundheit ausübt?

3. Hat die Erfahrung Veranlassung gegeben zu glauben oder zu vermuten, daß durch die Lymphe eines echten Jennerschen Bläschens auch syphilitische, skrofulöse. und andere konstitutionelle Krankheiten übertragen werden können, und daß ein gebildeter Arzt den Mißgriff begehen kann, statt Vaccinelymphe irgend ein anderes Krankheitsprodukt dem vaccinierten Arm zu entnehmen?

4. Ist die allgemeine Vaccination der Kinder zu empfehlen mit Ausnahme von Fällen, in welchen besondere Gründe sie verbieten?

542 medizinische Autoritäten, Spezialisten auf dem Gebiete der Vaccination und ärztliche Korporationen Europas, Asiens und Amerikas waren angefragt worden, und 542 Antworten liefen im Laufe der folgenden beiden Jahre ein. Außerdem wurden noch die Regierungen aller derjenigen Länder, in welchen die Vaccination schon seit längerer Zeit allgemeiner geübt und namentlich auch staatlich genauer kontrolliert worden war, um die Mitteilung statistischer Ergebnisse ersucht, und auch von diesen erfolgte bereitwillige Auskunft. So kam denn schließlich ein nach Inhalt und Umfang gleich gewichtiges Material von amtlichen Aktenstücken und wissenschaftlichen Begutachtungen zusammen, das, zu einem Blaubuche vereinigt, im Jahre 1857 durch John Simmons, dem Referenten des obersten Gesundheitsrates, dem Parlamente vorgelegt wurde.

Dieses englische Blaubuch über die Vaccination bildet unbestreitbar die hervorragendste Sammelstelle alles Wichtigsten, was in Sachen der Schutzpockenimpfung während des ersten Halbjahrhunderts beobachtet und empirisch festgestellt worden ist. Durch die erdrückende Wucht der Zahlen und die nicht geringere Macht der wissenschaftlichen Argumente gewinnt dieser Kodex in der Frage der Vaccination gewissermaßen kanonischen Wert. Für die Zeit seines Erscheinens war er außerdem gleichbedeutend mit einem Triumph der Vaccination über ihre damaligen offenen und versteckten Gegner oder, wie John Simmons sich ausdrückte, das schönste Denkmal für Edward Jenner.

Der ersten Frage gegenüber hatten sich im ganzen nur zwei Einzelvota skeptisch verhalten. Alle übrigen Äußerungen, 540 an der Zahl, hatten ein rückhaltloses Ja ausgesprochen und damit den positiven Wert der Vaccination anerkannt.

Die zweite Frage war von allen Referenten ohne Ausnahme einfach verneint worden.

Die vierte Frage war natürlicherweise von allen denjenigen zustimmend beantwortet worden, die die erste Frage bejaht hatten.

Nur hinsichtlich der dritten Frage (Übertragbarkeit der Syphilis) gingen die Anschauungen etwas auseinander. Nur soweit wurde man sich einig, daß bei der Beurteilung des Gesundheitszustandes der menschlichen Stammimpflinge größte Vorsicht geboten sei.

So ruhmvoll diese Enquete für die therapeutische Seite der Impfung war, so gering waren ihre Wirkungen auf die Praxis; sie war eigentlich nirgends der Anlaß zu energischeren Maßnahmen.

Bedauerlich blieb es, daß die Frage der Revaccination bei diesem Appell an die damalige wissenschaftliche Welt nicht berührt worden war; sie mochte dem Gesundheitsrat noch nicht reif zur Erörterung erschienen sein. Die natürliche Folge dieser Unterlassung war die Tatsache, daß die Öffentlichkeit die Wiederimpfung als eine quantité négligeable betrachten mußte, nachdem das wissenschaftliche Forum ihrer überhaupt nicht Erwähnung getan hatte.

Eine unerwünschte Wirkung des englischen Blaubuches war es, daß die Frage der vaccinalen Syphilis in breitester Öffentlichkeit aufgerollt wurde. Die Unsicherheit in der Beurteilung dieser Frage, die bei den Ausführungen des Blaubuches zu Tage trat, verfehlte ihre Wirkungen auf das Volk nicht, um so mehr, als natürlich die Impfgegner die Gelegenheit benutzten und die Gefahr der vaccinalen Syphilis als eine ganz alltägliche und kaum vermeidbare hinstellten und ihre Folgen in den grellsten Farben ausmalten. Tatsächlich war die Impfsyphilis im ganzen sehr selten, obgleich natürlich die Möglichkeit ihrer Übertragung durch die Vaccination von Arm zu Arm zugegeben werden mußte. Die erste Mitteilung von vaccinaler Syphilis stammte schon aus dem Jahre 1814. Cerioli las damals vor der Akademie von Mailand eine Abhandlung Monteggias vor, die darüber berichtete, daß die Pusteln vaccinierter syphilitischer Personen neben dem vaccinalen Impfstoff auch Syphiliskontagium enthielten. Im Jahre 1821 wurden nach demselben Autor von einem 3 Monate alten Findelkinde aus Sospiro 46 andere Kinder in Mailand abgeimpft. Bei 6 von ihnen verliefen die Impfpocken normal. Bei den übrigen 40 bildeten sich aus den meisten Stichen Geschwüre, die sich verhärteten und mit Krusten bedeckten. Nach einigen Wochen stellten sich sekundäre und tertiäre Erscheinungen der Syphilis ein, an welchen 19 von den Kindern starben. Die Krankheit teilte sich auch den Müttern und Ammen mit, welche die Kinder nährten.

Auch in Deutschland erregten verschiedene unzweifelhafte Fälle von Übertragung der Syphilis durch die Impfung berechtigtes Aufsehen. So hatte z. B. ein Wundarzt Baudrin in Köln das Unglück, durch die Abimpfung von einer Vaccinepustel am Arm eines syphilitischen Kindes 19 unter 44 vaccinierten Personen mit Syphilis zu infizieren.

Trotz solcher Beobachtungen wurde jedoch die Möglichkeit der Übertragung durch die Impfung auf diesem Wege glatt geleugnet.

Bousquet, Hein benutzten sogar mit vollem Bewußtsein die Lymphe syphilitischer Personen zu Weiterimpfungen, wenn keine andere zur Verfügung stand und hatten angeblich keine schlechten Erfahrungen. Das experimentum crucis machte Friedinger im Wiener Findelhause, der bei syphilitisch kranken Personen durch Verimpfung der mit dem Sekret ihrer primären und sekundären Affektionen vermischten Vaccine nicht Schutzpocken, sondern luetische Pusteln erzeugte.

Ein Zweifel an der Möglichkeit der Übertragung der Syphilis durch die Vaccination konnte nach diesem schlagenden, wenn auch verdammenswerten Experiment nicht mehr bestehen. Den Ärzten erwuchs nach solchen Beobachtungen die Pflicht, bei der Auswahl der Stammimpflinge größte Vorsicht walten zu lassen. Die Impfgegner aber begrüßten diese Feststellung natürlich mit der größten Schadenfreude und fuhren fort, durch die übertriebensten Gerüchte über die Schrecken der Impfsyphilis das Volk kopfscheu zu machen.

Solche Beobachtungen und Kontroversen trugen natürlich dazu bei, die ohnehin schon recht daniederliegende Sache der Impfung noch mehr zu schädigen. Denn da es in vielen Ländern noch von dem guten Willen der Bevölkerung abhing, die Impfung vornehmen zu lassen oder nicht, so war die Folge vielfach eine ablehnende Haltung gegenüber der ganzen Vaccinationsfrage.

So waren im ganzen trotz des ruhmvollen und nachahmenswerten Beispiels, das die deutsche Armee mit der Einführung der obligatorischen Vaccination und Revaccination gegeben hatte, die Impfverhältnisse in den meisten Ländern um die Mitte des 19. Jahrhunderts keineswegs sehr erfreulich. Vergleicht man die Pockenmortalität verschiedener Länder in den Jahren 1844—1870 miteinander (nach einer Tabelle des Kaiserlichen Gesundheitsamtes), so ergibt sich zwar unverkennbar ein Unterschied zwischen Ländern mit und ohne Impfzwang, aber die Vernachlässigung der Revaccination bringt es mit sich, daß für manche Länder trotz bestehenden Impfzwanges der Unterschied doch nicht so groß ausfällt, wie man hätte erwarten können.

Es starben von 100.000 Einwohnern an Pocken durchschnittlich in Ländern mit Zwangsimpfung:

in Bayern . . . . 8·5
in England . . . . 17·7
in Schweden . . . . 18·9

in Ländern ohne Zwangsimpfung:

in Preußen . . . . 24·8
in Österreich . . . . 27·2
in Belgien . . . . 27·3

Die Differenz zwischen den Ländern mit und ohne obligatorischer Impfung springt in die Augen, doch nur in Bayern kommt sie in auffälliger Weise zum Ausdruck, während sie sich bei England und Schweden trotz des bestehenden Impfzwanges weniger stark bemerkbar macht. Der Grund liegt darin, daß auch in England und Schweden, wie wir das im vorhergehenden sahen, der Zwang noch keineswegs ausreichend war, so daß viele Personen ungeschützt blieben, und vor allem Revaccinationen nur in sehr spärlicher Menge vorgenommen wurden.

Die Folge der Vernachlässigung des vaccinalen Impfschutzes war allenthalben eine erhöhte Empfänglichkeit für die Blattern. So kam es in den verschiedensten Ländern Europas, in Frankreich, Italien, der Schweiz, Württemberg und Preußen beständig zu kleineren und größeren Epidemien; aber es schien, als ob erst eine Katastrophe die Völker zum Einsehen bekehren sollte. Eine solche Katastrophe stellt die große Pockenpandemie dar, die der Krieg von 1870/71 mit sich brachte, und die an Ausdehnung und Bösartigkeit alle seit der Einführung der Vaccination in Europa beobachteten Epidemien bei weitem übertraf.

Die Pandemie von 1870—1874.

Dieser große Seuchenzug nahm 1870 im Westen Europas in Frankreich seinen Ausgang, um sich von dort nach Osten und Norden weiter auszubreiten. Die Lässigkeit in der Impfung hatte in Frankreich immer mehr um sich gegriffen. Schon gegen Ende der 60er Jahre hatte eine Pockenepidemie weite Teile des Landes heimgesucht. In Paris allein zählte man 1869 bereits 119 Pockentodesfälle, und die Zahl der Opfer wuchs in den ersten Monaten des Jahres 1870 beständig. Mitten in diese anschwellende Epidemie hinein fiel die Mobilmachung des Heeres. Die dadurch herbeigeführte Fluktuation kleiner und großer Truppenmassen aus durchseuchten Bezirken in pockenfreie und umgekehrt leistete natürlich einer schnellen Verbreitung der Blattern Vorschub. Es kam hinzu, daß der Impfzustand des französischen Militärs sehr wenig befriedigend war. Zwar war seit 1857 auch im französischen Heere die Impfung aller Rekruten beim Diensteintritt vorgeschrieben. Die Durchführung dieser Bestimmung ließ aber sehr zu wünschen übrig. Es riß mit den Jahren eine immer größere Nachlässigkeit bei der Einhaltung der gegebenen Impfvorschriften ein, und im Jahre 1869 war es so weit gekommen, daß nach den amtlichen Berichten weniger als die Hälfte der Soldaten geimpft, bzw. wiedergeimpft war. Auch scheint die Impftechnik nur eine recht mangelhafte gewesen zu sein, da nur 37 bis 49 % der Impfungen bei Erstimpflingen einen positiven Erfolg hatten. Dazu kam noch, daß die bei der Mobilmachung eingezogenen Ersatzmannschaften aus Zeitmangel überhaupt nicht geimpft wurden.

So kam es, daß die Pocken, namentlich in den belagerten Festungen, reißende Fortschritte machten. In Metz, in Belfort, in Langres wüteten die Blattern zum Teil schrecklicher als der Krieg selbst. Aber auch die Feldarmeen hatten aufs schwerste unter der Seuche zu leiden. Mit der wachsenden Blatternepidemie in der Armee wuchs die Erkrankungsziffer natürlich auch unter der Zivilbevölkerung. In Paris starben nach Sueur allein im Jahre 1870 10.456 Kranke an den Blattern; der Gesamtverlust des Landes durch die Seuche soll nach Vache 90.000 Todesfälle betragen haben.

Die natürliche Folge dieser enormen Verbreitung der Pocken in Frankreich war das Übergreifen der Seuche auf die Nachbarländer, von denen aus sie sich in den nächsten Jahren über ganz Europa verbreitete. So kam die Seuche durch französische Flüchtlinge nach Holland und Belgien. Nach Italien wurde sie durch die zurückkehrende Mannschaft Garibaldis verschleppt. In der Schweiz trug der Übertritt und die Internierung der Armee Bourbakis viel zur Ausbreitung einer dort schon bestehenden Pockenepidemie bei. Es mag ergänzend hinzugefügt werden, daß die genannten Länder bis zu dieser Zeit keineswegs völlig frei von den Pocken waren. Die Blatternempfänglichkeit war vielmehr, wie wir schon ausführten, allenthalben gestiegen und hatte sich in einer wachsenden Zahl von Einzelerkrankungen und kleineren Epidemien bemerkbar gemacht. Aber die große Menge Ansteckungsstoff, der von französischen Flüchtlingen und Kriegsgefangenen weithin verschleppt wurde und der lebhafte Verkehr zwischen diesen und der Bevölkerung zeitigte überall ein enormes Anschwellen der Pocken.

In Deutschland trat der Einfluß, den die Transporte der französischen Kriegsgefangenen auf die Ausbreitung der Blattern hatte, ganz besonders deutlich in Erscheinung. In vielen Städten, die monatelang pockenfrei gewesen waren, flackerten alsbald nach dem Eintreffen der französischen Soldaten Epidemien auf. Waren erst einige der Gefangenen erkrankt, so trat auch unter der Zivilbevölkerung die Seuche auf. Das rege Interesse der Bevölkerung für die fremden Soldaten und der freundliche Verkehr, der sich zwischen beiden Teilen entwickelte, trug viel zu dem schnellen Weitergreifen der Seuche bei. Hatte der Funke erst einmal bei der Zivilbevölkerung gezündet, so ging der Brand natürlich auch ohne Vermittlung der Gefangenen weiter, denn ungeschützte Personen, die der Impfung oder der rechtzeitigen Revaccination ermangelten, gab es überall in Fülle.

Die große Anzahl der Pockenerkrankungen unter den Kriegsgefangenen — von 372.918 in Deutschland untergebrachten französischen Soldaten erkrankten 14.178 — ließ die Pockenepidemie zu einer enormen Höhe anschwellen. Allein im Königreich Preußen forderte die Seuche im Jahre 1871 gegen 60.000 Opfer. Noch lange nach der Beendigung des Krieges und nach Abzug der Kriegsgefangenen wütete die Epidemie in Deutschland weiter und erreichte dabei eine Heftigkeit und Bösartigkeit, die alles in dem Zeitalter der Vaccination Erlebte in den Schatten stellte, ohne freilich die Mortalitätszahlen der prävaccinalen Periode zu erreichen. Erst im Jahre 1874 kam die Epidemie zum Stehen.

Die Größe der Opfer, die die Seuche forderte, war in den einzelnen Ländern verschieden. Das lag weniger in hygienischen und sanitätspolizeilichen Ursachen begründet als in der Verschiedenheit des Impfzustandes der Bevölkerung. So war dort, wo ein Impfzwang nicht bestand, z. B. in Belgien und in den Niederlanden, die Zahl der Pockentodesfälle von enormer Höhe (in Belgien z. B. im Jahre 1871 416·8 von 100.000 Einwohnern). In England, Schottland, Irland, Bayern, Württemberg, Baden, Hessen und Schweden, wo mehr oder weniger lange Zeit vorher die Impfpflicht eingeführt worden war, zeigte sich deutlich der segensreiche Einfluß dieser Maßregel. Namentlich die jüngeren Kinder waren der Mehrzahl nach geschützt, und bei den älteren Personen, wo die Impfung längere Zeit zurücklag, war ein milderer Verlauf der Erkrankung an der Tagesordnung.

In Preußen, wo trotz der Förderung, die die Behörde der Vaccination angedeihen ließ, die Impfung sehr nachlässig betrieben wurde, rächte sich diese Nachlässigkeit bitter. In Berlin z. B. wurde die Zahl der Geimpften von Jahr zu Jahr weniger. Von je 100 Geborenen wurden geimpft im Jahre:

1840	83·5	1849	63·1	1863	67·5
1841	77·8	1850	77·2	1864	.102·1
1842	74·5	1851	71·2	1865	36·1
1843	89·5	1852	72·5	1866	37·9
1844	76·5	1853	71·6	1867	52·6
1845	69·4	1854	66·4	1868	56·9
1846	66·9	1860	58·9	1869	57·6
1847	72·9	1861	50·9	1870	29·3
1848	56·6	1862	53·5		

Die Folge dieser Nachlässigkeit sprang deutlich in die Augen. Vergleicht man die Mortalität Berlins mit der des ganzen Königreiches Bayern, das sich einer vorzüglichen Impfordnung erfreute, so ergibt sich folgendes: Während in ganz Bayern mit fünf Millionen Einwohnern in den Jahren 1870—1874 9167 Menschen an den Pocken starben, betrug in demselben Zeitraum allein in Berlin mit 900.000 Einwohnern die Zahl der Pockentodesfälle 66.538. Es starben also in den 4 Epidemiejahren in Berlin, auf die gleiche Einwohnerzahl berechnet, viermal so viel Pockenkranke wie in Bayern.

Überall zeigte sich in erster Linie, daß Ungeimpfte in jeder Altersstufe eine ganz enorm viel höhere Mortalität aufwiesen als geimpfte Personen, und daß die Sterblichkeit bei ungeimpften Kranken unvergleichlich viel höher war als bei früher geimpften Pockenkranken. Die einmalige Impfung hatte in den letztgenannten Fällen in der Regel wenigstens den Vorteil, daß sie der Krankheit einen milderen Charakter verlieh und das Leben der Kranken nicht gefährdete. Während z. B. an der Leipziger Poliklinik die Mortalität bei den geimpften Erkrankten nur 4·3 %/₀ betrug, starben von den ungeimpften Kranken 42·1 %/₀, also ein Verhältnis von 1 : 10.

Den schlagendsten Beweis für die Wirkung der Schutzimpfung und für alle Zeiten das klassische Beispiel für die Wirksamkeit der Revaccination brachte die deutsche Armee. Inmitten einer stark von den Pocken durchseuchten Umgebung, trotz Strapazen und Entbehrungen, die die Widerstandskraft des einzelnen herabsetzte, unter den denkbar ungünstigsten hygienischen Bedingungen blieb das deutsche Heer wie gefeit gegen die furchtbare Seuche. Die Truppen erfreuten sich zum allergrößten Teil eines guten Impfschutzes, da sie infolge der obligatorischen Revaccination bei ihrem Diensteintritt geimpft worden waren. Bei den Reservisten der älteren Jahrgänge lag die Revaccination allerdings schon einige Jahre zurück. Ungeschützt oder wenigstens nur vor längerer Zeit geimpft waren die meisten hessischen und sächsischen Reservisten und diejenigen Rekruten, bei denen vor der Absendung zum Kriegsschauplatz die Möglichkeit der Impfung gefehlt hatte. Bei der ganzen deutschen Feldarmee in einer Stärke von mehr als 1,000.000 Soldaten kamen während des Krieges von fast einjähriger Dauer im ganzen nur 4991 Erkrankungen an Blattern vor, und es starben nur 297, d. h. also 5·97 %/₀. Von den immobilen deutschen Truppen erkrankten gleichzeitig noch 3472 Mann an Variola, von denen 162 starben, was eine Mortalität von 4·6 %/₀ bedeutet. Im ganzen also kamen im deutschen Heere 8463 Blatternerkrankungen vor mit 459 Todesfällen oder einer Sterblichkeit von 5·42 %/₀. Dagegen hatte die französische Armee die enorme Höhe von 23.469 Todesfällen zu beklagen, eine Zahl, die den entsprechenden Verlust auf deutscher Seite um das 49 fache übertrifft. Die Zahl der im französischen Heere überhaupt an Pocken Erkrankten ist nicht genauer bekannt, muß aber mindestens auf das 10 fache der Todesfälle geschätzt werden.

Für den in deutsche Kriegsgefangenschaft gelangten Anteil der französischen Armee ist die Mortalität an Variola bekannt. Sie belief sich mit 1963 Variolatodesfällen im ganzen auf $13\,^0/_0$ der Erkrankten. Es war also auch das Verhältnis der Sterbefälle bei den Erkrankungen bei den französischen Soldaten ein weit ungünstigeres und, soweit festgestellt, mehr als doppelt so groß wie bei den deutschen.

Wie schwer einzelne Truppenteile der französischen Armee unter der Variola während des Krieges zu leiden hatten, zeigt u. a. das Beispiel der Besatzung von Langres mit einer Effektivstärke von beiläufig 15.000 Mann. In der niemals eng zernierten, sondern nur vom Feinde beobachteten Festung starben in der Garnison innerhalb von 7 Monaten nicht weniger als 334 Mann an den Pocken, dagegen betrug die Variolamortalität der gesamten preußischen Armee mit einer Ist-Stärke von mindestens 450.000 Mann während des $11\,^1/_2$ monatigen Feldzuges im ganzen nur 316 Mann. Jene einzelne französische Garnison von etwa 30 mal geringerer Kopfzahl verlor somit in erheblich kürzerer Zeit für sich allein schon mehr Blatternfälle durch den Tod, als die ganze große preußische Armee während des gesamten Krieges.

Obgleich es in der Tat schwer ist, angesichts dieser schlagenden Zahlenbeweise daran zu zweifeln, daß der Grund für die überlegene Pockenfestigkeit des deutschen Heeres in seinen günstigen Revaccinationsverhältnissen lag, haben trotzdem die Impfgegner versucht, die Pockenverluste des französischen Heeres auf andere Weise zu erklären. Man führte als Grund die durch die wiederholten Niederlagen herbeigeführte moralische und physische Depression der französischen Soldaten an, die die Widerstandsfähigkeit gegen Infektionskrankheiten in enormem Maße herabgesetzt habe.

Dieses Argument wird durch die Tatsache entkräftet, daß die deutschen Truppen einzig und allein den Pocken gegenüber sich als gefeit erwiesen, während ihre Empfänglichkeit für andere Infektionskrankheiten, z. B. für Typhus und Ruhr, keineswegs geringer war als die der französischen. Sehr anschaulich wird das illustriert durch einen Vergleich der Sterblichkeitszahlen an Variola, Ruhr und Abdominaltyphus bei der preußischen Armee mit denjenigen der ebengenannten französischen Besatzung von Langres. Es starben, berechnet auf 100.000 Mann [1]:

	in der preuß. Armee	in der französ. Besatzung von Langres
an Variola	5·8 Mann	222·6 Mann
„ Ruhr	32·3 „	19·3 „
„ Abdominaltyphus	118·8 „	80·6 „

---

[1] Nach Lotz.

Wir ersehen daraus, daß die preußische Armee sogar über größere Opfer an Ruhr und Abdominaltyphus zu klagen hatte als die französische Besatzung von Langres, während die Variolasterblichkeit auf französischer Seite eine ganz unverhältnismäßig viel größere war.

Aber auch beim Vergleich mit der deutschen Zivilbevölkerung tritt der überlegene Impfschutz, den das deutsche Heer durch die Revaccination erlangt hatte, klar zu Tage. So stehen z. B. die 459 Pockentodesfälle der deutschen Truppen den 59.839 Blatterntoten der preußischen Monarchie vom Jahre 1871 gegenüber, deren Einwohnerzahl insgesamt nur 24,603.761 betrug. Noch günstiger nimmt sich der Vergleich aus, wenn wir neben die 459 Pockentodesfälle der Armee die 5084 Opfer Berlins stellen, dessen Einwohnerschaft damals mit der Zahl von 826.341 die Stärke des deutschen Heeres noch lange nicht erreichte.

Voll stolzer Genugtuung konnte daher in einem amtlichen Sanitätsberichte geschrieben werden: „Mitten in dem Seuchenherde stand die deutsche Armee nur wenig berührt von der ringsum wütenden Krankheit, wehrhaft auch diesem Feinde gegenüber, welchem das Heimatland leider ebenso wie Frankreich und dessen Heer erlag."

Das deutsche Impfgesetz.

Die schlimmen Erfahrungen, die das deutsche Volk infolge des Tiefstandes der Impfverhältnisse in der Zivilbevölkerung bei der Pandemie von 1870—1874 gemacht, und auf der anderen Seite die glänzenden Ergebnisse, die eine konsequent durchgeführte Revaccination bei der deutschen Armee gezeitigt hatte, waren der Anstoß, daß schon bald nach der Konstitution des Deutschen Reiches in medizinischen Kreisen das Verlangen nach einem gleichmäßig gültigen Impfgesetz des Reiches erwachte. Man hatte einsehen gelernt, daß auch das regste Interesse der Regierungen für die Sache der Impfung, daß unentgeltliche Impfungen, Belehrungen und Belohnungen ohne den rechten Erfolg waren, daß allein nur der gesetzliche Zwang zum Ziele führen könnte. Dieses Ziel, der Schutz der Bevölkerung vor der todbringenden Seuche, aber konnte nach den gemachten Erfahrungen nur erreicht werden, indem eine obligatorische Jugendimpfung und daneben die Durchführung der Revaccination gesetzlich festgelegt wurden. Die erste Anregung dazu ging aus vom Verein für wissenschaftliche Heilkunde in Königsberg, der im März 1872 dem Reichstag den Entwurf eines Impfgesetzes vorlegte.

Auch die deutschen Lebensversicherungsgesellschaften reichten eine Petition ein, die die Einführung der Zwangsimpfung befürwortete. Der Reichstag beschloß, im Jahre 1873 den Reichskanzler zu ersuchen, „für die baldige einheitliche gesetzliche Regelung des Impfwesens für das

Deutsche Reich auf Grundlage des Vaccinations- und Revaccinationszwanges Sorge zu tragen." Die daraufhin befragten Bundesregierungen erklärten sich fast sämtlich für eine einheitliche Regelung des Impfwesens. Im Februar 1874 legte der Reichskanzler Fürst Bismarck dem Reichstage den „Entwurf eines Gesetzes über den Impfzwang nebst Motiven, wie solche vom Bundesrat beschlossen wurden", zur verfassungsmäßigen Beschlußfassung vor. Nach heftigen Debatten wurde das neue Gesetz, das den Namen „Impfgesetz" erhielt, endlich am 16. März 1874 angenommen. Es erlangte am 8. April 1874 die kaiserliche Sanktion und trat mit dem 1. April 1875 in Kraft. Das Impfgesetz bestimmt:

Der Impfung mit Schutzpocken sollen unterzogen werden:

1. jedes Kind vor dem Ablauf des auf sein Geburtsjahr folgenden Kalenderjahres, sofern es nicht nach ärztlichem Zeugnisse die natürlichen Blattern überstanden hat;

2. jeder Zögling einer öffentlichen Lehranstalt oder einer Privatschule mit Ausnahme der Sonntags- und Abendschulen innerhalb des Jahres, in welchem der Zögling das 12. Lebensjahr zurücklegt, sofern er nicht nach ärztlichem Zeugnisse in den letzten 5 Jahren die natürlichen Blattern überstanden hat oder mit Erfolg geimpft worden ist.

Ein Impfpflichtiger, welcher nach ärztlichem Zeugnisse ohne Gefahr für sein Leben oder für seine Gesundheit nicht geimpft werden kann, ist binnen Jahresfrist nach Aufhören des diese Gefahr begründenden Zustandes der Impfung zu unterziehen. Ob diese Gefahr noch fortbesteht, hat in zweifelhaften Fällen der zuständige Impfarzt endgültig zu entscheiden. Ist eine Impfung nach dem Urteil des Arztes erfolglos geblieben, so muß sie spätestens im nächsten Jahre und falls sie auch dann erfolglos blieb, im dritten Jahre wiederholt werden. Jeder Impfling muß frühestens am 6., spätestens am 8. Tage nach der Impfung zum Zwecke der Nachschau dem impfenden Arzte vorgeführt werden. In jedem Bundesstaat werden Impfbezirke gebildet, deren jeder einem Impfarzt unterstellt wird. Der Impfarzt nimmt in der Zeit von Anfang Mai bis Ende September jeden Jahres an den vorher bekanntzugebenden Orten und Tagen für die Bewohner des Impfbezirkes Impfungen unentgeltlich vor.

Zur Kontrolle der Impfungen werden in den Impfbezirken Listen der Impfpflichtigen geführt, in die seitens des Impfarztes Vermerke über den Vollzug und den Erfolg der Impfungen aufzunehmen sind. Den Geimpften werden Impfscheine ausgehändigt. Außer den Impfärzten sind ausschließlich Ärzte befugt, Impfungen vorzunehmen. Personen, welche unbefugt Impfungen ausführen, werden mit Geld- oder Haftstrafen belegt. Die Landesregierungen haben dafür zu sorgen, daß eine angemessene Anzahl von Impfinstituten zur Beschaffung und Erzeugung von Schutzpockenlymphe eingerichtet wird. Die Impfinstitute geben die Schutzpockenlymphe an die öffentlichen Impfärzte unentgeltlich ab und haben über Herkunft und Abgabe derselben Listen zu führen. Die Versäumnis der Impfpflicht wird insofern bestraft, als Eltern, Pflegeeltern und Vormünder, welche dem amtlichen Erfordern, den Nachweis der erfolgten oder aus gesetzlichen Gründen unterbliebenen Impfung ihrer Kinder usw. zu führen, nicht nachkommen, mit einer Geldstrafe bis zu 20 Mark belegt werden. Strengere Geldstrafen bis zu 50 Mark oder dreitägiger Haft sind über solche Eltern usw. zu verhängen, welche ihre Kinder trotz amtlicher Aufforderung der Impfung oder der Nachschau ohne gesetzlichen Grund entziehen. Die letztere Bestimmung ist von den Gerichten nahezu einhellig dahin ausgelegt worden, daß die Aufforderung an sämtliche Eltern und deren Bestrafung so lange wiederholt werden kann, bis der Nachweis der vollzogenen Impfung erbracht ist.

Bezüglich des Impfstoffes erhielt das Gesetz in der Mitte der Achtzigerjahre noch eine wichtige Ergänzung. Ursprünglich wurde die Lymphe von den Pusteln geimpfter Kinder abgenommen und zur Abgabe bereitgehalten. Dabei wurde natürlich vor allem darauf geachtet, daß diese Kinder, die sogenannten Stammimpflinge, frei von ansteckenden Krankheiten, besonders von Syphilis waren. Nur selten gelang es, von den nicht oft vorkommenden Kuhpocken originäre Lymphe zu gewinnen. Da aber auch humanisierte Lymphe nur schwer in der für Massenimpfungen erforderlichen Menge zu gewinnen war, und da bei der Impfung mit Menschenlymphe die Möglichkeit einer Syphilisinfektion nie ganz von der Hand zu weisen war, so wurde 1885 beschlossen, Impfanstalten zur Gewinnung des nötigen Bedarfes an Tierlymphe zu errichten und in dem Maße zur rein animalen Impfung überzugehen, als diese Anstalten imstande waren, die nötige Menge des rein animalen Impfstoffes zu liefern. Die Herstellung der Tierlymphe hat seitdem ständig weitere Fortschritte gemacht. Es bestehen jetzt bereits 25 staatliche Lymphegewinnungsanstalten, so daß stets Tierlymphe in jeder beliebigen Menge zur Verfügung steht und die animale Vaccination und Revaccination die reguläre Form der Schutzimpfung ist.

Der von Bismarck dem Reichstage zur Beschlußfassung vorgelegte Entwurf enthielt noch die Bestimmung, besonders gefährdete Teile oder Gruppen der Bevölkerung beim Ausbruch von Pockenepidemien durch allgemeine Zwangsimpfungen zu schützen. Dieser Satz wurde vom Reichstage nicht angenommen, jedoch wurde beschlossen, daß die in den einzelnen Bundesstaaten bereits bestehenden Bestimmungen über Zwangsimpfungen beim Ausbruch einer Pockenepidemie durch das Impfgesetz nicht berührt werden sollten. Da es solche Bestimmungen schon in den meisten preußischen Provinzen, ferner in Württemberg, Baden, Hessen, Hamburg, Elsaß-Lothringen usw. bereits vor 1874 gab, so war nur einem kleinen Teile des Reiches die Möglichkeit genommen, im Falle dringender Gefahr den Schutz der Bevölkerung durch besondere Impfungen zu erhöhen.

Das Impfgesetz wurde vom Deutschen Reichstage nicht ohne die lebhafteste Opposition angenommen. Die vermeintliche Gesundheitsgefahr der Impfung spielte natürlich die Hauptrolle bei der Diskussion. Doch erhoben sich auch Skrupel, ob nicht in der Einführung des Vaccinations- und Revaccinationszwanges ein unzweckmäßiger Eingriff in die persönliche Freiheit des einzelnen zu erblicken sei. Noch bis in die neueste Zeit hinein sind immer wieder Petitionen beim Reichstage eingelaufen, die die Aufhebung des Impfgesetzes verlangten. Glücklicherweise ist ihr Ziel nie erreicht worden, und es ist zu hoffen, daß nie ein Deutscher Reichstag unter dem Einfluß der impfgegnerischen Agitation vergessen wird, welchen unendlichen Segen das deutsche Impfgesetz für die Gesundheit des Volkes bedeutet.

Mit der Einführung des deutschen Impfgesetzes, das einen Markstein in der Geschichte der Pocken bedeutet, sind die Blattern in Deutschland zu einer seltenen, selbst den meisten jüngeren Ärzten gänzlich unbekannten Krankheit geworden. Über den rapiden Rückgang der Pockensterblichkeit berichtet die Tabelle auf Seite 257. Hier sei nur erwähnt, daß von je 100.000 Einwohnern des Deutschen Reiches durchschnittlich jährlich an den Pocken in den letzten 20 Jahren starben:

$$
\begin{array}{ll}
1889\text{—}1893 & 0\cdot217 \\
1894\text{—}1898 & 0\cdot055 \\
1899\text{—}1903 & 0\cdot060 \\
1904\text{—}1908 & 0\cdot075 \\
1909\text{—}1910 & 0\cdot047.
\end{array}
$$

Die wenigen Pockenerkrankungen, die bei uns jetzt noch in Deutschland vorkommen, sind fast regelmäßig vom Auslande her eingeschleppte Fälle. Namentlich von Rußland aus werden durch polnische und galizische Arbeiter, die zu Tausenden in jedem Frühjahr über die Grenze kommen, um bei uns Landarbeit zu verrichten, häufig Blatternfälle eingeschleppt. Auch in den Kohlenrevieren in Oberschlesien, im Ruhrgebiet und im Saarrevier sind viele ausländische Arbeiter beschäftigt, die aus Rußland, Belgien, Italien die Seuche einschleppen können. Schließlich sind es nach meinen Erfahrungen nicht selten von Brasilien kommende Rückwanderer, die den Keim der Seuche mit nach Deutschland bringen und hier erkranken. Daß solche Fälle niemals zum Ausgangspunkt von Epidemien werden können, sondern höchstens einmal zur Erkrankung eines ungeimpften Säuglings oder einzelner ungeschützter Personen führen, verdankt die deutsche Bevölkerung der konsequent durchgeführten Anwendung des Impfgesetzes. Die Zahl der bei uns an den Pocken erkrankenden Ausländer, die den Ansteckungsstoff mit über die Grenze bringen, steigt von Jahr zu Jahr. Wir sehen das aus einer von Kirchner zusammengestellten Tabelle, die feststellt, wie viel von den Pockenerkrankungen und Todesfällen in den letzten Jahren auf Ausländer kommen:

	Erkrankungen	Todesfälle	darunter Ausländer		also Deutsche	
			Erkrankungen	Todesfälle	Erkrankungen	Todesfälle
1901....	375	(56)	86	(?)	189	(?)
1902....	114	(15)	34	(?)	80	(?)
1903....	171	(20)	30	(?)	142	(?)
1904....	189	(25)	54	(6)	135	(19)
1905....	212	(30)	113	(15)	99	(15)
1906....	256	(47)	66	(15)	190	(32)
1907....	345	(63)	121	(15)	224	(48)
1908....	434	(65)	153	(27)	281	(38)
1909....	247	(26)	79	(13)	168	(13)
1910....	235	(33)	104	(15)	131	(18)

Wir sehen daraus, welche große Gefahr für Deutschland durch das beständige Ab- und Zuströmen von Ausländern[1]) erwächst, und wie notwendig es ist, die Pockenfestigkeit, die der Bevölkerung durch den Impfschutz verliehen wurde, auch fernerhin aufrechtzuerhalten.

Impfverhältnisse in den Nachbarländern Deutschlands seit 1874.

Trotz den guten Erfolgen, die Deutschland mit seinem Impfgesetz erzielt hat, sind die Nachbarländer vielfach noch auf ihren alten, unzulänglichen Impfverhältnissen stehen geblieben. Auch der Appell des Internationalen Kongresses von Turin im Jahre 1880 an sämtliche Staaten und Regierungen Europas, doch endlich wenigstens die Vaccination überall obligat zu machen, verhallte nahezu ungehört. Ohne jedes Impfgesetz sind Rußland und Spanien. Die Pockenmortalität ist dementsprechend im Vergleich zu Deutschland eine ganz erschreckend hohe. Von je 100.000 Einwohnern starben durchschnittlich im Jahre in:

Rußland	1901—1908	56·1
Spanien	1901—1908	21·3.

In Belgien existiert ebenfalls kein direktes Impfgesetz, doch ist die Impfung Vorbedingung für die Aufnahme in die Schulen. Es besteht

---

also ein indirekter Impfzwang so wie früher in Preußen. Die Pockensterblichkeit ist daher auch hier weit ungünstiger als in Deutschland. Von je 100.000 Einwohnern starben an den Blattern durchschnittlich in den letzten 5 Jahren 7·1.

Sehr ungeordnet sind immer noch die Verhältnisse in Frankreich, obgleich seit dem 1. Februar 1902 die gesetzliche Impfung und Wiederimpfung eingeführt wurde. Die Pockensterblichkeit betrug in den letzten 6 Jahren durchschnittlich 10·53 von je 100.000 Lebenden. Die französische Armee, die noch in den Jahren 1885—1887 durchschnittlich jährlich 268 Erkrankungen mit 14 Todesfällen hatte, ist seit Durchführung der Revaccination im Jahre 1889 so gut wie pockenfrei geworden.

In der Schweiz sind die Verhältnisse nach den Kantonen verschieden. Nur in zwei Schweizer Kantonen besteht obligatorische Impfung und Wiederimpfung; in vierzehn Kantonen ist Impfung und Wiederimpfung fakultativ. In sechs Kantonen besteht obligatorische Impfung und fakultative Wiederimpfung, und in drei Kantonen wird der Impfzwang schon seit Jahren nicht mehr durchgeführt. Die Pockensterblichkeit betrug 1901—1910 im Durchschnitt 0·315 von je 100.000 Einwohnern, also erheblich mehr als im Deutschen Reiche.

In Österreich bestehen immer noch die Vorschriften des Hofkanzleidekretes vom 9. Juli 1836, die einen indirekten Impfzwang darstellen. Die Wiederimpfung der Erwachsenen wurde durch das Hofkanzleidekret vom Jahre 1840 empfohlen. 1891 wurde eine bessere Durchführung der Impfung durch schärfere Kontrolle der Vaccination der Schulkinder angeordnet. Trotzdem sind die Impfzustände unter der Zivilbevölkerung immer noch recht unsicher. Die Pockensterblichkeit betrug in den Jahren 1904—1908 durchschnittlich 0·104 von je 100.000 Lebenden.

Im Jahre 1907 kam es in Wien zu einer Blatternepidemie mit 163 Erkrankungen. Es entstand eine wahre Panik in der Bevölkerung, die zu mehr als 1,000.000 Notimpfungen führte. Seit 1886 ist die obligatorische Revaccination in der österreichischen Armee eingeführt, die seitdem so gut wie pockenfrei geworden ist.

England ist infolge einer rührigen impfgegnerischen Agitation in geradezu traurige Impfverhältnisse hineingeraten. Schon die Impfgesetze, die in Schottland 1864, in England und Wales 1867 und in Irland 1868 eingeführt wurden, hatten, wie wir sahen, wenig greifbare Erfolge, da sie leicht umgangen werden konnten; auch enthielten sie keine Bestimmungen über die Revaccination. Als im Jahre 1895 in Gloucester eine Pockenepidemie ausbrach, zeigte sich, daß von den in den Jahren 1889—1895 Geborenen nur 15·2 % geimpft waren. Die Folge war eine große Ausbreitung der Seuche. Von 40.000 Einwohnern erkrankten 1979 mit 434 Todesfällen. Erst systematische Notimpfungen der ganzen Einwohnerschaft brachte die Epidemie zum Erlöschen. Obgleich man nun hätte erwarten können, daß die Bevölkerung sich die Erfahrungen dieser Epidemie zunutze gemacht hätte, blieben schon im nächsten Jahre von 817 Neugeborenen wieder 571 = 70% ungeimpft. Zur Farce wurde das Impfgesetz in England, als es am 12. August 1898 mit der sogenannten Gewissensklausel versehen wurde. Es wurde nämlich bestimmt, daß jedes Kind bis zum Ablaufe des 6. Lebensmonats geimpft werden muß, daß jedoch von der Impfung Abstand zu nehmen ist, wenn der Vater oder Vormund des Kindes in dessen 4. Lebensmonat vor dem Friedensrichter die Erklärung abgibt, daß er „conscientiously believes, that vaccination would be prejudicial to the health of the child", d. h. daß nach seiner gewissenhaften Überzeugung die Impfung der Gesundheit des Kindes schädlich sein würde. Die Folgen der Einführung der Gewissensklausel ist die Tatsache, daß jetzt beinahe der vierte Teil sämtlicher Kinder eines jeden Jahrganges ungeimpft bleibt. Die Pockensterblichkeit hat infolgedessen im letzten Dezennium eine relativ große Höhe erreicht. Sie betrug im Durchschnitt in den Jahren von 1899 bis 1908 jährlich 1·4 von je 100.000 Einwohnern.

Eines guten Impfgesetzes, das sowohl Zwangsimpfung im 1. Lebensjahre als auch obligatorische Revaccination bestimmt, erfreuen sich Italien und Ungarn. In Italien, wo seit 1892 die Revaccination besteht, war die Sterblichkeit im Jahre 1908 1·6, in Ungarn, das seit 1887 sein Impfgesetz hat, starben im Jahre 1908 0·58 von je 100.000 Einwohnern.

Der vorstehende historische Überblick lehrt uns, daß die Sache der Vaccination trotz aller Anfeindungen und trotz manchen Stillstandes und manchen Rückschrittes allmählich vorwärts gegangen ist. Die besten Erfolge wurden dort erreicht, wo die Impfung im ersten Lebensjahre, wo die Revaccination im zwölften Lebensjahr und die Zwangsimpfung der Erwachsenen bei drohenden Pockenepidemien gesetzlich eingeführt wurde. Dank dieser Bestimmungen ist Deutschland in seiner Pockenfestigkeit, wie wir sahen, allen anderen Ländern voraus. Zwar fehlt noch viel an dem von Jenner erträumten Zustande, der den Tag kommen sah, wo die Pocken in der Welt ausgerottet sein werden; aber die großen Fortschritte, die auf dem Wege zu diesem Ziele bereits gemacht wurden, sind eine Bürgschaft dafür, daß das Ziel trotz Unvernunft und Gleichgültigkeit erreicht werden wird.

Gewinnung des Impfstoffes.

Die von Jenner empfohlene Form der Impfung war, wie wir aus dem geschichtlichen Überblick ersahen, die direkte Übertragung des Vaccineimpfstoffes, der Lymphe, von Arm zu Arm. Man wählte aus einer Reihe geimpfter Kinder, deren Gesundheitszustand einwandfrei erschien, solche mit gutentwickelten Impfpusteln aus und benutzte sie als Stammimpflinge. Die Pusteln durften dabei noch nicht in das Stadium der Suppuration eingetreten sein, sondern mußten sich im Bläschenstadium befinden. Gewöhnlich wurde also die Impfung am 7. oder 8. Tage vorgenommen. Man stach mit einer Lanzette das Bläschen mehrfach an und verwendete die heraustropfende klare Lymphe zur Weiterimpfung. Einige private und öffentliche Anstalten machten es sich zur Aufgabe, solche humane Lymphe zu konservieren und sie an die Ärzte zu versenden. Diese Konservierung geschah in der Weise, daß man die aus den Vaccinebläschen quellende Lymphe an Elfenbein oder Horn antrocknete oder sie zwischen Glasplatten eintrocknen ließ. Aber auch flüssig, mit 3 oder 4 Teilen reinen Glyzerins versetzt und in sterilen Kapillaren verwahrt, wurde die Lymphe für längere Zeit konserviert.

Der Verwendung solcher humanen Lymphe hafteten verschiedene Mängel an, die dazu führten, daß allmählich immer mehr die animale Lymphe bevorzugt wurde. Die Möglichkeit der Übertragung der Syphilis war vor allem das Schreckgespenst, das gebieterisch zur Beschaffung eines völlig einwandfreien Impfstoffes drängte. Die Gelegenheit, direkt aus originären Kuhpocken animale Lymphe zu gewinnen, wie das Jenner zuerst getan hatte, war wegen der Seltenheit dieser Affektion nicht häufig gegeben, und die Weiterzüchtung dieser Lymphe stieß lange auf große Schwierigkeiten, weil die Fortpflanzung von Rind zu Rind nicht gelingen wollte. Der erste, der diese Hindernisse überwand, war Negri in Neapel, der den Weg zeigte, wie man am besten die Fortzüchtung der Vaccine bei Rindern erzeugen konnte. Die Weiterzüchtung gelang nämlich regelmäßig, wenn er nicht die Lymphe zur Übertragung verwendete, sondern wenn er die ganze Masse der noch nicht vollkommen entwickelten Pusteln etwa am 4. bis 6. Tage nach der Insertion zur Fortimpfung benutzte. Also gerade auf die zelligen Bestandteile der tierischen

Blattern kam es an. Hier mußte das spezifische Virus der Vaccine in großer Menge enthalten sein. Obgleich Negri schon 1840 zu diesem Resultate gekommen war, wurde doch erst um die Mitte der 60er Jahre praktischer Gebrauch davon gemacht. Es entstanden Impfinstitute, die sich der Herstellung animaler Lymphe nach dem Negrischen Verfahren widmeten. In Frankreich machte sich Lamoix und Layet, in Belgien Varlomont um die Ausbildung des Verfahrens verdient. 1868 wurde von der belgischen Regierung das erste staatliche Impfinstitut zur Gewinnung von tierischem Impfstoff begründet. Varlomont, der die Leitung übernommen hatte, benutzte als Ausgangsstoff die Lymphe von einem Falle originärer Kuhpocken, die er dann weiter von Fall zu Fall übertrug. Am 5. Tage der Pustelentwicklung wurde die Lymphe entnommen. Da die Pusteln beim Rinde sehr wenig saftreich sind und einfache Einstiche nicht genügen, um Lymphe zu erhalten, so bediente sich Varlomont einer Quetschpinzette, mit der er die Basis der Pustel zusammendrückte. Das herausquellende gelbliche Serum wurde dann mit Wasser verdünnt und zum Zwecke der Konservierung mit Glyzerin versetzt.

Ähnliche Impfinstitute entstanden in den nächsten Jahren in Holland, ferner in Italien und in der Schweiz. In Deutschland war die private Anstalt des Arztes Pissin in Berlin (seit 1865) lange Zeit das einzige Institut, in welchem animaler Impfstoff hergestellt wurde. In Hamburg richtete Voigt nach holländischem Muster im Jahre 1865 ein Impfinstitut zur Gewinnung von Tierlymphe ein. Ähnliche Anstalten wurden noch Ende der 70er Jahre in Stuttgart, München und Leipzig begründet.

Die guten Erfahrungen, die mit der Kälberlymphe gemacht wurden, waren die Veranlassung, daß der Deutsche Reichstag schon 1877 die Einführung der animalen Lymphe der Regierung nahelegte. Eingehende Studien, die das Kaiserliche Gesundheitsamt unter der Leitung von Robert Koch über die zweckmäßigste Art der Gewinnung des tierischen Impfstoffes machte, führten dazu, daß 1884 eine vom Reichskanzler berufene Sachverständigenkommission empfahl, die Tierlymphe allmählich allgemein einzuführen. Zu dem Zwecke sollten staatliche Lymphegewinnungsanstalten in genügender Zahl errichtet werden, um den Bedarf allmählich vollständig durch animale Lymphe zu decken. Nachdem diese Vorschläge 1885 vom Bundesrate zum Beschluß erhoben worden waren, entstanden in allen Bundesstaaten ärztlich geleitete Lymphegewinnungsanstalten, denen die Aufgabe zufiel, selbst bei großer Nachfrage stets für die Beschaffung hinreichender Mengen einwandfreien animalen Impfstoffes Sorge zu tragen. Ihre Zahl ist im Deutschen Reiche bereits auf 22 gestiegen. Neben diesen Anstalten bestehen noch einige Privatinstitute, die der staatlichen Aufsicht unterliegen.

Gewinnung der Lymphe in neuester Zeit.

Zur Gewinnung des Impfstoffes werden Rinder oder Kälber verwendet. Die jungen Rinder haben in der Regel ein Alter von $\frac{1}{2}$ bis 2 Jahren. Die Kälber dürfen nicht jünger als 14 Tage sein, da sie bei dem Wechsel der Ernährung sonst oft an Darmstörungen erkranken. Das Wichtigste ist ein einwandfreier Gesundheitszustand der Impftiere. Die Tiere werden deshalb zunächst für einige Zeit (6 Tage) in einen Beobachtungsstall gebracht. Zeigen sich bei einem Tiere hierbei Temperatursteigerungen, Durchfälle, Husten oder andere Krankheitserscheinungen, z. B. Symptome von Maul- und Klauenseuche, so wird es von der Impfung ausgeschlossen. Von der Benutzung des Tuberkulins zur Feststellung tuberkulöser Erkrankungen wird jetzt in den meisten Anstalten abgesehen. Man hielt sich früher an die Regel, solche Tiere nicht zur Impfung zu verwenden, die auf eine Tuberkulininjektion mit mehr als 1° C Temperatursteigerung reagierten. Da aber die Viehhändler gelernt hatten, daß nach einer vorausgegangenen Tuberkulineinspritzung die nächste Injektion reaktionslos verläuft, und nicht selten deshalb Tiere zum Verkauf gebracht wurden, die bereits vorher injiziert waren, so hat der Ausfall der subkutanen Tuberkulinprobe viel an Bedeutung verloren. Eine sorgfältige Ernährung, helle, trockene, heizbare Stallungen mit Lüftungseinrichtungen und Wasserleitung sind unbedingte Erfordernisse. Hat die tierärztliche Beobachtung festgestellt, daß Störungen des Gesundheitszustandes bei den Impftieren nicht vorhanden sind, so wird das Impffeld, d. h. das Bauchfell vom Euter, bzw. Skrotum bis handbreit vor dem Nabel (gegen das Brustbein zu) rasiert und gründlich mit Wasser und Seife gereinigt. Zur Vornahme der Impfung wird das Tier auf einen besonders dazu eingerichteten Impftisch festgeschnallt und eine nochmalige Reinigung und Desinfektion des Impfterrains mit 2%igem Lysol, Sublimat, Karbolwasser oder Alkohol vorgenommen. Die desinfizierende Flüssigkeit wird dann mit sterilem lauen Wasser abgespült, damit sie die Wirksamkeit der Lymphe nicht herabsetzt.

Bei der Impfung muß auf eine möglichst ausgiebige Benutzung des Impffeldes gesehen werden. Zu diesem Zwecke legt man mit einer sterilisierten Lanzette (nach Chalybäus), die mit Lymphe beschickt ist, parallel verlaufende, 1 *cm* voneinander entfernte, seichte Schnitte an, die nur die Epidermis durchtrennen und den Papillarkörper nicht verletzen sollen. Der dabei entstehende Streifen kann blutig tingiert sein; eine eigentliche Blutung soll dabei nicht entstehen. Nach Beendigung der Impfung ist in vielen Lymphegewinnungsanstalten ein Schutzverband gebräuchlich, der den Zweck hat, die Verunreinigung der geimpften Partien und die Infektion der gesetzten Impfverletzung mit

Bakterien zu verhüten. Der Bakterieninhalt des Pustelsekrets während der Reifung kann dadurch wesentlich herabgesetzt werden. Auf die Vorzüge eines solchen Deckverbandes machte zuerst Schulz im Berliner Institut aufmerksam. Am besten bewährt hat sich der von Paul in Wien angegebene Tegminverband, der 1897 in die Praxis eingeführt wurde. Es handelt sich dabei um eine Paste aus einem Gemenge von Bienenwachs, Gummi arabikum, Wasser, Glyzerin und Zinkoxyd. Das Tegmin wird in dicker Schicht auf das Impffeld aufgestrichen und dann mit dachziegelähnlich applizierten Lagen von Brunsscher Watte bedeckt. Die Bindung dieser entfetteten Watte mit der Paste gibt einen rasch trocknenden zähen Überzug, der gut fixiert bleibt, die Haut nicht reizt, die Entwicklung der Schutzblattern nicht beeinträchtigt und ohne Verletzung derselben durch einfaches Abziehen entfernt werden kann. Der Verband hält sich in der Regel 48 Stunden und muß nach dieser Zeit erneuert werden. Das Tier wird in den nächsten Tagen vom Tierarzt beobachtet und gemessen.

Die Entwicklung der Vaccinebläschen geht beim Rinde schneller vor sich als beim Menschen. 24 Stunden nach der Impfung bemerkt man einen roten Saum in der Umgebung des Impfschnittes; nach weiteren 24 Stunden erhebt sich an der Stelle des Impfstiches eine schmale Leiste von rosa Färbung. Aus dieser entwickeln sich dann die Bläschen, die am vierten bis fünften Tage die Höhe ihrer Entwicklung erreicht haben.

Bei der Abnahme der Lymphe macht man sich die Erfahrung Negris zunutze, daß die zelligen Bestandteile der tierischen Blattern am reichlichsten Vaccinevirus enthalten. Man quetscht deshalb nicht mehr wie früher aus jeder einzelnen Pustel die Lymphe aus, sondern kürettiert das ganze Pustelgewebe ab. Vor der Abnahme wird die Impffläche mit Seife und warmem Wasser gereinigt und mit sterilem lauwarmen Wasser abgespült. Hierauf werden mit einem sterilisierten scharfen Löffel sämtliche Pocken schnell abgeschabt.

Die so gewonnene Pustelmasse, die man als Rohstoff bezeichnet, ist eine graue bis grau-rötlich gefärbte breiige Masse, die Epidermiszellen, weiße und rote Blutkörperchen und Detritus und daneben Vaccinekörperchen und mehr oder weniger Bakterien enthält. Der Rohstoff wird in sterilen Gefäßen gesammelt und zur Konservierung mit der drei- bis fünffachen Menge wasserhaltigen Glyzerins (80 Teile Glyzerin zu 20 Teilen Wasser) vermischt. Das Gemisch muß zunächst 4 Wochen im Kühlschrank bei 10° lagern.

Unmittelbar nach Abnahme der Lymphe wird das lymphespendende Tier geschlachtet und tierärztlich untersucht. Nur dann darf die gewonnene Lymphe weiterverarbeitet und zur Menschenimpfung verwendet werden, wenn die Untersuchung die völlige Gesundheit des Tieres ergeben hat. Auf diese Weise wird also die Möglichkeit, Lymphe perlsüchtiger Kälber in Gebrauch zu nehmen, völlig ausgeschlossen.

Die Weiterverarbeitung der Lymphe geschieht in der Weise, daß der gesamte, mit Glyzerin vermischte Rohstoff nach dem Ablagern mit dem Glyzerin zu einer Emulsion verrieben wird. Während man sich früher zu diesem Zwecke kleiner Achat- oder Porzellanmörser bediente und mit der Hand arbeitete, geschieht das jetzt in sogenannten Lymphemühlen (Modell nach Chalibäus oder nach Paul-Csokor), also auf maschinellem Wege. So kommt eine gleichmäßige Emulsion zustande, die durch sterile Gaze filtriert wird, um unverrieben gebliebene gröbere Zellpartikelchen zu entfernen, und dann im Kühlraum aufbewahrt wird.

Bevor die Lymphe an die Ärzte ausgegeben wird, ist noch eine Prüfung ihrer vaccinalen Wirksamkeit durch probeweise Rinderimpfung und eine bakteriologische Untersuchung erforderlich. Die letztere hat die Aufgabe, den Keimgehalt festzustellen und das Vorkommen von Tetanussporen auszuschließen. Wenn auch diese Prüfung einwandfrei ausgefallen ist, so wird die Lymphe in sterilen Glasröhrchen oder Glaskapillaren abgefüllt, die durch Einschmelzen geschlossen werden. Auch Zinntuben, wie sie von Riese (Halle) empfohlen wurden, aus denen die jeweils notwendige Menge Lymphe herausgedrückt werden kann, sind neuerdings gebräuchlich.

Zwei Worte noch über den Keimgehalt der Lymphe. Im Jahre 1895 erregte es großes Aufsehen, als Dr. Landmann aus Frankfurt a. M. auf der Naturforscherversammlung in Trier über bakteriologische Untersuchungen animalen Impfstoffes berichtete und dabei hervorhob, daß er bis $2\frac{1}{2}$ Millionen Keime in 1 *ccm* animaler Lymphe gefunden habe, darunter Streptokokken und Staphylokokken, denen er die entzündliche Reizung in der Umgebung der Impfpusteln zuschrieb. Eine Nachprüfung dieser Angaben durch eine vom preußischen Kultusminister eingesetzte Kommission ergab nach dem Bericht von Frosch, daß in den von der Kommission untersuchten frischen Lympheproben zahlreiche Bakterien, aber nur ausnahmsweise Eitererreger, letztere stets in sehr abgeschwächtem Zustande enthalten waren. Die Kommission gelangte zu nachstehender Schlußfolgerung: „Eine ursächliche Beziehung zwischen den Bakterien der Lymphe und den Reiz- und Entzündungserscheinungen beim Impfling besteht nicht. Die durch spezifische Bakterien bedingten erysipelatösen und phlegmonösen Entzündungen nach der Impfung sind als akzidentelle Schädlichkeiten und sekundäre Wundinfektionen aufzufassen, die, soweit der Impfarzt und der Impfstoff dabei in Frage kommt, vermieden werden können."

Eine große Literatur ist in der Folgezeit noch über diese Frage entstanden, die im wesentlichen die Anschauungen der Kommission bestätigte. U. a. zeigte M. Kirchner, daß frische Lymphe reich an Bakterien ist, daß diese aber in kurzer Zeit an Zahl außerordentlich abnehmen, weil sie durch das der Lymphe zugesetzte Glyzerin abgetötet werden, und daß die Lymphe in vier Wochen so gut wie keimfrei ist. Von Eitererregern fand er in der frischen Lymphe nur den Staphylococcus albus, der im Tierversuch wenig virulent war.

Das Glyzerin, dessen konservierende Wirkung zuerst von Feiler in der königlichen Impfanstalt in Berlin erkannt und von E. Müller, dem Direktor der Anstalt, im Jahre 1866 in der Berliner klinischen Wochenschrift hervorgehoben wurde, gilt noch heute als bestes „Desinfiziens" der Lymphe. Alle anderen Versuche, durch Erhitzen, durch Versetzen mit Toluol, Chloroform u. dgl. die Begleitbakterien abzutöten, führten nicht zu dem gewünschten Ziel, weil zugleich mit der Vernichtung der Bakterien auch das Vaccinevirus selbst zerstört wurde. Es darf deshalb heute nur Glyzerinlymphe zur Menschenimpfung abgegeben werden, die 3 bis 4 Wochen abgelagert ist, da nach dieser Zeit die Bakterien fast gänzlich abgetötet sind. Neben dem Glyzerin, dessen günstige Wirkung auf den Bakteriengehalt der Lymphe überall anerkannt ist, hat sich zur Gewinnung eines möglichst keimarmen Impfstoffes der oben beschriebene Tegminverband in hervorragender Weise geeignet gezeigt. Die k. k. Impfstoffgewinnungsanstalt in Wien produziert mit Hilfe dieses Schutzverbandes eine Lymphe, die schon in frischem Zustande außerordentlich keimarm ist.

Die Haltbarkeit der flüssigen Glyzerinlymphe ist eine beschränkte. Ein Impfstoff, der älter ist als 3 Monate, darf nicht mehr benutzt werden, weil die vaccinale Wirksamkeit mit der Zeit abnimmt und ganz verschwindet. Durchaus notwendig ist es, die Lymphe kühl aufzubewahren, da höhere Wärmegrade die Wirksamkeit abschwächen. Die leichte Beeinflussung der Lymphe durch Hitze wird besonders in den Tropen als großer Übelstand empfunden. Guter Impfstoff, der aus der Heimat mitgebracht wird, erzielt dort oft schon in wenigen Wochen nur noch in der Hälfte der Fälle einen Erfolg. Da die Herstellung frischer Lymphe in den Tropen vielfach noch auf Schwierigkeiten stößt, so bedient man sich neuerdings einer älteren Konservierungsmethode, die wir am Eingang dieses Kapitels bereits kennen gelernt haben, der Eintrocknung der Lymphe. Das Vaccinevirus verträgt im trockenen Zustand einen größeren Hitzegrad als bei flüssiger Konservierung. Die Lymphe wird daher im Vakuum völlig eingetrocknet und dann zu Pulver verrieben. Will man diese pulverisierte Lymphe zur Impfung verwenden, so muß sie zunächst wieder in flüssige Form gebracht werden, was einfach dadurch geschieht, daß man das Pulver mit der 3 bis 4 fachen Menge steriler, physiologischer Kochsalzlösung und etwas Glyzerin versetzt und in einem Schälchen gut verreibt.

Das Ausgangsmaterial für die Fortpflanzung des Impfstoffes ist in den meisten Lymphegewinnungsanstalten die sogenannte Retrovaccine, d. h. die ersten Rinder werden mit der Lymphe menschlicher Vaccinepusteln geimpft (Retrovaccine, weil ja auch die menschliche Vaccine ursprünglich vom Rinde stammt, auf das sie nun wieder zurückübertragen wird). Die Retrovaccine ruft an dem Tiere wohlausgebildete Pusteln hervor. Der auf diese Weise gewonnene Impfstoff wird nun von Kalb zu Kalb weiterübertragen, solange als er noch eine gute Pustelbildung erzeugt. Erschöpft sich die Wirkung, werden die Pusteln schwächlicher, so greift man wieder zur Impfung eines Kalbes mit Menschenlymphe zurück. In einzelnen Anstalten versucht man, rein animale Lymphe fortzupflanzen, d. h. nur solchen Impfstoff zu züchten, der ursprünglich von einem Fall originärer cow-pox stammte.

Schließlich kann auch die sogenannte Variola-Vaccine, d. h. die durch Übertragung echter menschlicher Pocken auf das Rind entstehende Vaccine zur Züchtung animalen Impfstoffes verwendet werden. Dabei ist jedoch die Vorsicht geboten, erst die 3. bis 4. beim Rinde erzielte Lymphegeneration zur Impfung auf den Menschen zu verwenden, um sicher zu sein, daß das Virus die hinreichende Abschwächung im Tierkörper erfahren hat. (Genaueres darüber siehe in dem Kapitel: „Beziehungen der Variola zu den Tierpocken".)

Statt der Kälber können auch andere empfängliche Tiere zur Lymphegewinnung verwendet werden. So hat Voigt in Hamburg z. B. Kaninchen mit bestem Erfolge zu diesem Zwecke benutzt; besonders eignen sich Albino-Kaninchen dazu. Man rasiert und depiliert (mittels Calciumhydrosulfit) eine größere Fläche des Rückens der Tiere, reibt die Haut mit Sandpapier ab und streicht die Lymphe einfach ein. Auch bei dieser Impftechnik erfolgt eine reichliche Pustelbildung; Impfschnitte sind nicht erforderlich. Der so gewonnene Impfstoff, die sogenannte Lapine, wurde von Voigt beim Menschen als sehr wirksam und dauerhaft befunden.

In Tours verwendet man Esel zur Lymphegewinnung, in Tonkin Büffel und in anderen französischen Kolonien Kamele und Bisonkälber.

Ausführung der Impfung beim Menschen.

Zur Vornahme des Impfgeschäftes verwendet man in Deutschland jetzt fast ausnahmslos die **animale Lymphe**, die von den öffentlichen Lymphegewinnungsanstalten bezogen wird. Menschenlymphe darf sowohl bei öffentlichen als auch bei privaten Impfungen nur in Ausnahmefällen verwendet werden. Geschieht das, so ist unbedingte Voraussetzung dafür, daß die Impflinge, von welchen Lymphe zum Weiterimpfen entnommen werden soll (Ab-, Stamm-, Mutterimpflinge), zuvor am ganzen Körper untersucht und als vollkommen gesund und gut genährt befunden wurden. Sie müssen von Eltern stammen, die an vererbbaren Krankheiten nicht leiden; insbesondere dürfen Kinder, deren Mütter mehrmals abortiert oder Frühgeburten überstanden haben, als Abimpflinge nicht benutzt werden.

Der Abimpfling soll wenigstens 6 Monate alt, ehelich geboren und nicht das erste Kind seiner Eltern sein. Er soll frei sein von Geschwüren, Schrunden und Ausschlägen jeder Art, von Kondylomen an den Gesäßteilen, an den Lippen, unter den Armen und am Nabel, von Drüsenanschwellungen, chronischen Affektionen der Nase, der Augen und der Ohren wie von Anschwellungen und Verbiegungen der Knochen. Er darf demnach kein Zeichen von Syphilis, Skrofulose, Rhachitis oder irgend einer anderen konstitutionellen Krankheit an sich haben.

Lymphe von Wiedergeimpften darf nur im Notfalle und nie zum Impfen von Erstimpflingen zur Anwendung kommen. Die Prüfung des Gesundheitszustandes eines wiedergeimpften Abimpflings muß mit besonderer Sorgfalt geschehen. Es empfiehlt sich die Anstellung der Wassermannschen Reaktion. Die Abnahme der Lymphe darf nicht später als am gleichnamigen Tage der auf die Impfung folgenden Woche stattfinden. Die Blattern, die zur Entnahme der Lymphe dienen sollen, müssen reif und unverletzt sein und auf einem nur mäßig entzündeten Boden stehen. Mindestens eine Blatter muß am Impfling uneröffnet bleiben. Die Eröffnung der Blattern geschieht durch Stiche oder Schnittchen. Das Quetschen der Pockenbläschen oder das Drücken ihrer Umgebung zur Vermehrung der Lymphmenge ist zu vermeiden; nur solche Lymphe darf benutzt werden, die freiwillig austritt und, mit bloßem Auge betrachtet, weder Blut noch Eiter enthält. Übelriechende und sehr dünnflüssige Lymphe ist zu verwerfen. Nur reinstes Glyzerin darf mit der Lymphe vermischt werden. Die Mischung soll mittels eines reinen Glasstäbchens geschehen.

Es versteht sich für den gewissenhaften Arzt von selbst, daß die Vornahme der Impfung allen Anforderungen moderner Asepsis genügen muß. Primum nil nocere! Deshalb gilt es vor allem, die Möglichkeit von Wundinfektionen fernzuhalten. Vorbedingungen dazu sind: absolute Reinheit der impfenden Hand, sterile Instrumente und Sauberkeit des Impflings. Die Kinder müssen sauber gewaschen und in reiner Kleidung zum Impftermin kommen; unsauber gehaltene Kinder sind zurückzuweisen, ebenso diejenigen, deren Gesundheitszustand die Impfung verbietet.

Als Instrumente sind nicht zu scharfe, vorn leicht abgerundete Lanzetten geeignet, die vor der Impfung immer wieder aufs neue sterilisiert werden, und zwar entweder durch Auskochen oder durch Ausglühen in der Flamme. Statt der früher gebräuchlichen zusammenklappbaren Lanzetten, verstellbaren Messer und schnepperartigen Instrumente sind die Weichhardtschen Impfnadeln zu empfehlen, die an dem einen Ende eine lanzetteförmige Schneide haben und vor der Impfung in größerer Zahl in einer Metallbüchse sterilisiert werden können. Sehr bequem sind auch die Platin-Iridiumlanzetten (nach Lindenborn), deren Schneide nach der Impfung über der Flamme ausgeglüht werden kann. Der Rest von Lymphe, der noch an der Spitze haftet, muß dabei vor dem Ausglühen mit Watte entfernt werden. Natürlich darf die Lanzette erst nach völligem Erkalten wieder mit Lymphe beschickt werden, damit deren Wirksamkeit nicht durch Hitze zerstört wird.

Als Impfstelle wählt man am besten die Haut des Oberarmes, und zwar den untersten Teil des Musculus deltoideus. Diese Gegend empfiehlt sich namentlich aus kosmetischen Gründen, da sie auch bei Mädchen beim Tragen kurzer Ärmel noch bedeckt wird. Bei Erstimpflingen ist es üblich, den rechten Arm zu wählen und bei Wiederimpflingen den linken Arm, um eine Häufung von Narben zu verhüten.

Manche Autoren ziehen andere Körperstellen zur Impfung vor, um die Narben am Oberarm zu vermeiden. So empfiehlt z. B. Flachs auf der Haut der Brust in der Herzgegend zu impfen und Jeanneret bevorzugt bei Erstimpflingen den Fuß. Er setzt zwei Impfschnitte an die Fußsohlen neben den Zehen und einen Schnitt an den Fußrücken. Das ist natürlich nur möglich bei Kindern, die sich noch nicht auf den Fuß stützen.

Eine Desinfektion des Impffeldes ist im allgemeinen nicht üblich und wird auch in den Ausführungsbestimmungen des deutschen Impfgesetzes nicht vorgeschrieben. Trotzdem empfiehlt es sich, mit einem mit Alkohol und Äther getränkten Wattebausch das Impfterrain vor dem Impfakt abzureiben.

Die Lymphe kann mit der Lanzette unmittelbar aus dem Glasgefäß entnommen werden, oder sie wird in der jedesmal nötigen Menge kurz vor der Impfung auf ein steriles Glasschälchen, Uhrglas oder dgl. gebracht. Ist sie in einer Kapillare aufbewahrt, so kann sie direkt aus dieser auf das Instrument getropft werden. Nachdem die Lanzette mit dem Impfstoff beschickt ist, umfaßt man mit der Hand den Oberarm des Impflings, spannt die Haut des Impffeldes etwas an und ritzt mit dem senkrecht gehaltenen Impfmesser vier Schnitte von 1 *cm* Länge ein, die gegen 2 *cm* voneinander entfernt sein sollen, um ein Konfluieren der später auftretenden Pusteln zu verhüten.

Da man nur die obersten Schichten der Epidermis durchtrennen soll, ohne das Korium zu verletzen, so darf nicht eigentlich geschnitten, sondern nur geritzt werden; die geritzte Linie soll sich röten, aber nicht bluten. Bluten die Impfstellen, so sind die Schnitte zu tief angelegt worden.

Die einmalige Benetzung des Impfmessers mit Lymphe genügt vollständig für alle vier Schnitte. Eventuell kann man nach Anlegen der Schnitte noch eine einmalige Einstreichung der Lymphe in die durch Anspannen der Haut klaffend gehaltenen Wunden vornehmen, doch ist das nicht einmal notwendig. Übriggebliebene Mengen von Lymphe dürfen natürlich wegen der Möglichkeit von Verunreinigungen zu späteren Impfungen nicht mehr verwendet werden.

Nach der Impfung läßt man den Impfling noch für 5 bis 10 Minuten mit entblößtem Oberarm warten, bis die Lymphe vollständig eingetrocknet ist.

Die Frage, ob nach Erledigung des Impfaktes ein Schutzverband angelegt werden soll oder nicht, wird von den Autoren verschieden beantwortet. Im allgemeinen ist bei der Oberflächlichkeit der Schnitte ein Verband nicht erforderlich. Nach Voigt, dem bekannten Oberimpfarzt in Hamburg, begünstigen derartige Verbände die Ausbreitung der vaccinalen Entzündung. „Es kommt darauf an, die Impfstellen kühl und luftig sowie trocken zu erhalten. Dem wirken solche und ähnliche Verbände entgegen." Andererseits gibt es Fälle, wo die Anlegung eines Verbandes zum Schutze der Impfstellen dringend geboten ist, so z. B. wenn man an den Geschwistern oder Angehörigen des Impflings ein Ekzem bemerkt, oder wenn der Impfling an Prurigo leidet. Ein einfacher kleiner Verband, bestehend aus etwas steriler Gaze, darüber einer Schicht Watte und einer Gazebinde wird in der Regel genügen.

Von manchen Impfärzten wird für solche Fälle der etwas kompliziertere Tegminverband von Paul vorgezogen, den wir bereits bei der Besprechung der Tierimpfung kennen gelernt haben. Man bringt auf jeden Impfschnitt einen großen Tropfen des halbflüssigen Tegmins und bedeckt ihn mit einem Zellstoffwattestreifchen, das dann schnell anklebt. Ein solches Verbändchen „hält so lange, bis die Impfverletzung geschlossen und ein Eindringen von Fremdkeimen nicht mehr möglich ist".

Die Erstimpfung ist am zweckmäßigsten im ersten Lebensjahre

vorzunehmen. Das deutsche Impfgesetz bestimmt, daß jedes Kind geimpft werden soll vor Ablauf des auf sein Geburtsjahr folgenden Kalenderjahres. Als unterste Grenze für die Vollziehung der Impfung gilt das Alter von 3 Monaten. Dabei ist jedoch zu betonen, daß die Grenze nur für die regulären Impfungen einzuhalten ist. Kommt irgendwo ein Pockenfall zur Beobachtung und handelt es sich darum, die gesamte Umgebung dieses Falles zu impfen, so dürfen selbst Neugeborene nicht davon ausgeschlossen werden. Ich habe es zweimal bei solchen Gelegenheiten erlebt, daß die von der Impfung verschonten Säuglinge an den Pocken erkrankten und starben. Man braucht sich in solchen Fällen um so weniger vor der Impfung in so zartem Lebensalter zu scheuen, als die Kinder durchgehends den kleinen Eingriff ohne Schwierigkeit überwinden. Liegen solche Ausnahmefälle nicht vor, so ist der geeignetste Zeitraum für die Vornahme der Impfung das Alter zwischen 5 und 10 Monaten. Die Kinder vertragen die kleine Störung ihres Befindens in dieser Zeit relativ gut. Ältere Säuglinge werden in der Regel mehr durch die allgemeinen Störungen mitgenommen. Sie sind unruhig, schlafen wenig und sind schwer vom Kratzen abzuhalten, so daß die Gefahr der Sekundärinfektion naherückt.

Voraussetzung für die Vornahme der Impfung ist eine gute Gesundheit des Kindes. Der Impfarzt muß also die Kinder vor der Vornahme der Impfung besichtigen und die begleitenden Angehörigen über den Gesundheitszustand der Impflinge befragen. Kinder, die an schweren akuten oder chronischen, die Ernährung stark beeinträchtigenden oder die Säfte verändernden Krankheiten leiden, sollen in der Regel nicht geimpft und nicht wiedergeimpft werden. Bei akuten Infektionskrankheiten, Scharlach, Masern, Diphtherie, Keuchhusten, Varizellen, ist die Impfung im allgemeinen kontraindiziert, ebenso bei Tuberkulose, starker Rhachitis, Skrofulose, bei schlechtem Ernährungszustande (Pädatrophie) und bei Erkrankungen des Respirations- und des Verdauungstraktus. Ekzeme, Impetigo, Psoriasis, floride Syphilis, Ohreiterungen und Entzündungen der Augen kontraindizieren die Vornahme der Vaccination. Dem Ermessen des Impfarztes bleibt es natürlich überlassen, im Einzelfalle die Entscheidung zu treffen. Bei einer drohenden Pockenepidemie wird man mit der Zurückstellung von der Impfung etwas zurückhaltender sein als sonst.

Um nach Möglichkeit die Übertragung ansteckender Krankheiten bei dem öffentlichen Impftermin zu vermeiden, trifft das deutsche Impfgesetz die Bestimmung, daß Impfpflichtige aus einem Hause, in welchem ansteckende Krankheiten, wie Scharlach, Masern, Diphtheritis, Krupp, Keuchhusten, Flecktyphus, rosenartige Entzündungen oder die natürlichen Pocken herrschen, zum allgemeinen Termin nicht gebracht werden dürfen.

Die Wahl der Jahreszeit ist für das Impfgeschäft relativ gleichgültig, nur empfiehlt es sich, nicht gerade in den heißen Sommermonaten zu impfen, weil das Auftreten des Vaccinefiebers bei hoher Außentemperatur den Kindern eventuell mehr zu schaffen macht als sonst. Auch kommen in dieser Zeit häufig Darmstörungen vor. Das deutsche Impfgesetz legt die öffentlichen Impftermine in die Monate Mai bis September mit Ausnahme von Juli und August. Die Wintermonate werden vermieden mit Rücksicht auf den Transport der Kinder zum Impf- und Nachschautermin, um nicht unnötig die Erkältungsgefahr heraufzubeschwören.

Eine besondere Behandlung der Kinder nach erfolgter Impfung ist nicht erforderlich. Oberste Pflicht ist die größte Reinlichkeit, namentlich auch der Wäsche. Das tägliche Baden braucht auch in den ersten 6 Tagen nicht ausgesetzt zu werden, doch ist beim Abtrocknen sehr darauf zu achten, daß man die Pusteln nicht verletzt. Während des Höhepunktes der Pustelbildung in der zweiten Woche nimmt man lieber nur tägliche Waschungen vor; gebadet wird dann erst wieder nach völliger Eintrocknung der Pockenschorfe. Von größter Wichtigkeit ist es darauf hinzuwirken, daß die Kinder an ihren Pusteln weder reiben noch kratzen, Beschneidung der Fingernägel und Reinhaltung der Hände ist dringend geboten, um Sekundärinfektionen zu vermeiden. Vor Berührung mit Personen, die an Hautausschlägen (Ekzem), an eiternden Geschwüren oder an Erysipel erkrankt sind, müssen die Impflinge sorgfältig geschützt werden, um die Übertragung von Krankheitskeimen in die Impfstellen zu verhüten und andererseits die Vaccine nicht auf andere zu übertragen. Das Zusammenschlafen mit solchen kranken Personen, gemeinsame Schwämme und Handtücher, gemeinsames Badewasser bringen Gefahr.

Die Ernährung des Kindes kann unverändert bleiben. Bei günstigem Wetter darf es ins Freie gebracht werden, nur sind im Hochsommer die heißen Tagesstunden und die direkte Sonnenhitze zu vermeiden. Bei Wiederimpflingen empfiehlt es sich, wegen der meist auftretenden Achseldrüsenschwellung den Arm zu schonen und deshalb vom dritten Tage an das Turnen zu vermeiden.

Die Pusteln bedürfen in der Regel keiner besonderen Behandlung. Zur Beförderung des Eintrocknungsprozesses kann man allenfalls etwas Puder, Zinkoxyd, Reispuder oder dgl. aufstreuen. Paul empfiehlt dazu eine Mischung von Dermatol, Zinkoxyd āā 10, Amylum, Talkum āā 40, ein Pulver, das in Pudersäckchen aus Gaze gefüllt und in Pappschächtelchen aufbewahrt wird. Ein einfacher Verband ist von vornherein nur unter den oben angegebenen Verhältnissen: Ekzem der Angehörigen, Prurigo usw., geboten. Später, wenn die Pusteln sich öffnen und Sekret heraussickert, das an der Wäsche festklebt, ist solch ein luftiger Gazeverband ebenfalls am Platze.

Bei intensiveren Entzündungserscheinungen (starker
Ausbildung der vaccinalen Areola) ist es nicht ratsam, die vielfach üblichen
Vaselineläppchen zu applizieren. Man verhindert dadurch nur die freie
Ausdünstung des Impffeldes und verzögert die Eintrocknung der Pusteln.
Dagegen empfiehlt es sich, häufig gewechselte Kompressen aufzulegen,
die in geeistes Bleiwasser getaucht sind. Voigt verordnet folgendes Vorgehen: Man lege 15 bis 20 Minuten lang, in jeder Minute drei- bis
viermal eine in geeistes steriles Wasser oder Bleiwasser getauchte Kom-
presse auf, tupfe nachher ab und pudere die Stelle ein. Ein bleibender
feuchter Verband ist weniger ratsam, weil dadurch die Pustelhülle er-
weicht wird und platzt.

Treten postvaccinale Exantheme auf, die mit Juckreiz verbunden
sind, so bringt das Abtupfen der Haut mit $1\,^0/_0$ igem Mentholspiritus
Linderung. Auch das Einpudern mit Zinkoxyd oder dgl. ist wohltuend.

Die Nachschau wird frühestens am sechsten, spätestens am
achten Tage nach der Impfung vom Impfarzt vorgenommen. Man wählt
in der Regel den siebenten Tag. Die Erstimpfung hat nach dem
deutschen Impfgesetz als erfolgreich zu gelten, wenn wenigstens
eine Pustel zur regelmäßigen Entwicklung gekommen ist. Bei der
Wiederimpfung genügt für den Erfolg schon die Bildung von
Knötchen oder Bläschen an der Impfstelle.

Ist die Impfung bei der Erstvaccination erfolglos geblieben, so ist
es ratsam, sofort eine Nachimpfung vorzunehmen. Bleibt auch dann
die Impfung ohne Erfolg, handelt es sich also um den seltenen Fall
einer natürlichen Immunität gegen die Vaccine, so darf man trotzdem
noch nicht annehmen, daß hier für das ganze Leben ein sicherer Schutz
gegen die Erkrankung an Pocken besteht. Es empfiehlt sich vielmehr,
beim drohenden Ausbruch einer Epidemie auch solche Individuen wieder-
zuimpfen. Die Bestimmung der Revaccination im zwölften Lebensjahre
wird natürlich durch den negativen Ausfall der ersten Impfung ebenfalls
nicht berührt.

Klinik der Vaccination.

Kein Exanthem entwickelt sich mit solcher stereotypen Gleichmäßigkeit wie das der Schutzpocken. In den ersten drei Tagen bietet die Impfstelle lediglich die Zeichen der traumatischen Reaktion. Die Stärke der traumatischen Reaktion ist natürlich verschieden je nach der Tiefe und Länge des Schnittes sowie nach der Struktur der Haut und ihrer individuellen Empfindlichkeit. In der ersten Viertelstunde nach Vollziehung des Impfaktes bildet sich eine Rötung in der Umgebung der Impfschnitte, mitunter auch eine Quaddel, die von einem roten Hofe umgeben ist. Schon in den ersten Stunden gehen diese Erscheinungen wieder zurück. Eine leichte Rötung hält sich vielleicht noch bis zum zweiten Tage; dann verschwindet auch diese, und am dritten Tage ist nur noch ein bräunliches Schüppchen auf normaler Haut zu sehen.

Neues Leben kommt in die Impfstellen am Schluß des dritten oder am Beginn des vierten Tages. Jetzt treten die spezifischen vaccinalen Wirkungen in Erscheinung. Die Impfstellen röten sich und schwellen zu kleinen halbkugeligen hochroten Knötchen oder Papeln an, die sich am nächsten Tage vergrößern und eine abgeplattete Spitze annehmen. Vom fünften Tage an ist die Effloreszenz von einem schmalen hyperämischen Hofe, der Aula, umgeben (Fig. 5 auf Tafel VI). Die Impfpapel hebt sich pilzähnlich aus der Aula heraus, gerade so wie die Mammillarpapille aus dem Warzenhof. Wegen dieser Ähnlichkeit wird sie von Pirquet Papille genannt. Die Kuppe der Impfpapel verwandelt sich am fünften Tage in ein transparentes Bläschen; die volle Blüte hat die Impfpocke am siebenten Tage erreicht. Sie stellt dann ein rundes oder ovales linsengroßes Bläschen mit abgeplatteter Kuppe und steil abfallenden Wänden dar, das eine zentrale Delle besitzt. Diese zentrale Depression trägt einen gelblichen Schorf, den Wundschorf des Impfschnittes. Das Aussehen dieses „Jennerschen Bläschens" ist matt glänzend, perlfarbig, alabasterartig oder bläulichweiß, Modifikationen, die von der Dicke und Transparenz der Epidermis abhängen. Sticht man die Effloreszenz an, so tritt nur langsam ein Tropfen wasserklarer, klebriger Flüssigkeit heraus. Der ganze Inhalt kann sich nicht entleeren, da die Blase nicht einkammrig ist, sondern durch Septen in viele kleine Kammern geteilt wird.

Außer der Aula, dem schmalen hochroten Hof, der die Papel umsäumt, hat sich um diese Zeit noch ein zweiter, in die Peripherie ausstrahlender, heller Hof, die sogenannte Areola oder Area, gebildet, der zwischen dem siebenten und achten Tage stark aufflammt (Fig. 6 auf Tafel VI). Diese mächtige, von einer Infiltration des Untergrundes begleitete Hyperämie, die Entwicklung der Areola, ist nach Pirquet die markanteste Erscheinung des Impfprozesses. In einem Umkreise von 2, 3 und mehr Zentimetern schwillt die Haut der Umgebung der Kuhpocken an, wird gleichmäßig tiefrot glänzend und erscheint härtlich wegen der Infiltration des unterliegenden Zellgewebes. Stehen wie gewöhnlich mehrere Pocken in nicht allzu weiter Entfernung dicht beieinander, so fließen die breiten Areolae zusammen und „die ganze Impfstelle bildet auf dem Oberarm ein einziges feurig- oder düsterrotes Plateau, das die Bläschen trägt". (Bohn.) Die Verwechslung der Area mit dem Erysipel ist auf der Höhe ihrer Entwicklung oft nicht ganz ausgeschlossen, doch pflegt die scharfe Abgrenzung der Ränder nicht so ausgeprägt zu sein, wie bei der Rose. Innerhalb der Area pflegt die nächste Umgebung der Papel intensiver und dunkler gerötet zu sein; während die innere Zone eine granulierte Oberfläche trägt, hat die hellere Peripherie das Gefüge normaler Haut. „Anfangs hat die ganze Peripherie dieselbe Farbe. Dann aber markiert sich durch Abblassen des mittleren Ringes eine Randzone, die sich noch ein wenig nach außen zu verschieben pflegt und dann verschwindet. Es bleibt hierauf nur die Aula übrig als dunkelroter oder violetter, mehr oder weniger bräunlicher Ring, dessen Pigment durch mehrere Wochen sichtbar bleibt." (Pirquet.) Ausläufer der Area in Gestalt roter Lymphstreifen ziehen bisweilen bis zu den axillaren Lymphdrüsen hin, die geschwollen und druckempfindlich sind. Das Maximum ihrer Ausdehnung erreicht die Area am elften bis zwölften Tage.

Vom achten Tage ab geht im Innern der Papel eine wichtige Veränderung vor sich. Der bis dahin klare Inhalt des Bläschens trübt sich und wird eitrig. Damit verwandelt sich das perlgraue Bläschen in eine gelbliche Pustel, die bis zum elften Tage noch an Größe zunimmt. Am elften bis zwölften Tage beginnt die Austrocknung der Pusteln; die zentrale Delle vertieft sich, der flüssige Inhalt verdunstet und die festen Bestandteile der Pocken verkrusten zu einer harten festsitzenden Borke, die zuerst bernsteingelb ist und allmählich nachdunkelt. Wird die Borke abgekratzt, wie das häufig geschieht, so entsteht ein kreisförmiges Geschwür, das sich aber bald wieder mit einer dünnen sekundären Kruste überzieht. Bei ungestörter Eintrocknung fällt die Kruste nach etwa drei Wochen spontan ab und hinterläßt die bekannte charakteristische Impfnarbe. Diese ist etwas vertieft, rundlich oder oval, linsen- bis zehnpfennigstückgroß und hebt sich durch ihre auffällig weiße Farbe (infolge

Pigmentmangels) scharf von der umgebenden Haut ab. Bisweilen durchziehen zarte Bindegewebsleisten den Boden der Impfnarben und verleihen ihr ein geripptes Aussehen.

Die subjektiven Erscheinungen bestehen nach den Angaben erstmalig geimpfter Erwachsener in lebhaftem Juckreiz der Impfstellen, der am dritten oder vierten Tage einsetzt. Später, vom achten bis zehnten Tage, macht sich die Entzündung durch Schmerzen am Arm und in der Achselhöhle bemerkbar, während bei der Abheilung der Pusteln wieder lebhafter Juckreiz auftritt.

Vaccinefieber. Bisweilen treten schon am vierten Tage nach Ablauf des Inkubationsstadiums leichte abendliche Temperatursteigerungen auf. Die Regel aber ist, daß mit dem Einsetzen der Areola, also am siebenten bis achten Tage ein treppenförmig ansteigendes, remittierendes Fieber auftritt, das etwa 2 Tage dauert und sich zwischen 38·2 und 40°C bewegt. Form und Höhe der Temperaturkurve ist aber großen Schwankungen unterworfen. Mit dem Maximum der vaccinalen Erscheinungen, also mit dem Beginn der Eintrocknung, pflegt das Fieber kritisch abzufallen. Die Höhe des Fiebers ist in der Regel abhängig von der Größe der Areolabildung. Dementsprechend haben Säuglinge, die nur eine geringe Areabildung zeigen, meist nur geringe oder gar keine Temperaturen. Der Puls ist der Temperatur entsprechend beschleunigt. Die Störungen des Allgemeinbefindens auf der Höhe des Fiebers bestehen in Unruhe, Appetitlosigkeit, Reizbarkeit und Schlaflosigkeit. Erwachsene klagen über Kopfschmerzen, Mattigkeit und zuweilen über Brechreiz.

Über das Verhalten der Leukocyten bei der Vaccine hat Sobotka sehr eingehende Studien gemacht. Danach geht die Vaccine mit einer Leukocytose einher, die am häufigsten am dritten oder vierten Tage der Impfung auftritt, dann etwa 3 bis 4 Tage anhält, um durchschnittlich am siebenten bis achten Tage, von der Impfung an gerechnet, abzufallen. Die Abnahme der Leukocytenzahl dauert 3 bis 5 Tage. Am zehnten bis zwölften Tage nach der Impfung tritt wiederum Leukocytose auf, deren Dauer 2 bis 6 Tage beträgt. Die Höhe der ersten Leukocytose beträgt zwischen 12.000 und 23.000, die der zweiten zwischen 10.000 bis 17.000. Das Absinken der Leukocytenzahl ging bis 3500. Setzt man die Leukocytose in Beziehung zum Fieber und zur Areabildung, so ergibt sich nach Sobotka, daß die erste Leukocytose dem Fieber und der Entwicklung der Areola regelmäßig mehrere Tage vorausgeht, während auf der Höhe dieser Erscheinungen eine Verminderung der Leukocytenzahl oft bis unter die Norm beobachtet wird.

Gewicht, Appetit, sowie Art und Menge der Stühle werden durch den Prozeß nicht beeinflußt.

Gelegentlich kommen kleine Abweichungen von diesem regulären Verlauf der Vaccine vor. Bei hohen Außentemperaturen, großer Sommerhitze oder überheizten Stuben im Winter kann bei kräftigen Kindern der ganze Prozeß der Vaccineentwicklung um 1 bis 2 Tage früher eintreten als normal, während unter anderen umgekehrten Verhältnissen gelegentlich das Gegenteil beobachtet wird. Starke Verdünnung der Lymphe verzögert ebenfalls den Entwicklungsgang.

Interessant ist die Veränderung des Stadiums der Latenz, das statt 3 Tagen gelegentlich 4, 5, 7 Tage betragen kann. Mitunter findet man diese Verlängerung der Inkubationszeit nur bei 1 oder 2 Pusteln, während die anderen sich in normaler Frist entwickeln. Dabei zeigt sich die interessante Tatsache, daß die später zur Entwicklung kommende Effloreszenz die ersten durch beschleunigte Entwicklung einzuholen versucht. Die Höhe der Areabildung wird von beiden gleichzeitig erreicht, nur die Papel der später entwickelten Pustel hinkt in der Regel etwas nach. Diese „schlafenden Keime", wie Pirquet solche Impfstellen nennt, können durch äußere Ursachen, z. B. durch ein Bad oder durch den Ablauf der vaccinalen Entwicklung der anderen Keime erweckt werden.

Ein bemerkenswertes Verhalten zeigt der Vaccineverlauf bei schwer anämischen Kindern. Die Areabildung ist hier nur angedeutet. Anzeichen einer solchen finden sich oft nur vom zehnten bis zwölften Tage, oder sie bleibt ganz aus (kachektische Reaktion); die Papel dagegen wächst über das gewöhnliche Maß hinaus. Das Fieber ist entsprechend der geringen Areabildung sehr gering oder fehlt ganz.

Eine während des Vaccineverlaufs auftretende Albuminurie gehört zu den Seltenheiten und ist als febrile Albuminurie aufzufassen. Nephritis als alleinige Folge der Vaccine kommt nicht vor.

Klinik der Revaccination.

Während bei der Erstimpfung ein durchaus einförmiger und regelmäßiger Verlauf der Vaccineerscheinungen vorherrscht, ist die Revaccination durch eine große Mannigfaltigkeit der Symptome ausgezeichnet. Im allgemeinen treten die spezifischen Reaktionen bei Wiedergeimpften schneller ein und verlaufen mit geringerer Intensität. Je größer der Zeitraum zwischen der ersten und zweiten Impfung ist, desto mehr nähert sich das Verhalten des Impfverlaufs dem Charakter der Erstimpfung, und je kleiner der trennende Zeitraum ist, desto kürzer ist die Reaktionszeit und desto geringer die spezifischen Erscheinungen. Die einzelnen Impfstellen können verschiedenes Verhalten zeigen; alle möglichen Grade der Abstufung und Abkürzung des Prozesses können zustande kommen. Ich gebe im folgenden zunächst die klassische Beschreibung von Bohn über die verschiedenen Arten des Ausfalls der Revaccination in verkürzter Form wieder. Danach ist folgende Stufenleiter des Ausfalls der Revaccination zu unterscheiden:

1. Der volle oder ideale Erfolg stimmt durchweg mit dem Ausfall der gesetzmäßigen Vaccination überein. Nach einer 60- bis 70 stündigen Latenzperiode, wo nur die von der Verletzung hervorgerufene Entzündung an den Impfstellen sichtbar geworden ist, brechen die Revaccinen als rote Knötchen aus, welche Tags darauf vesikulös werden, mit einem Hofe sich umgeben und bis zum Schlusse des siebenten Tages ihrer allseitigen Ausbildung entgegengehen. Am sechsten Tage wird die benachbarte Achselhöhle spontan, und später auch auf Druck empfindlich, und die Achseldrüsen schwellen, durchschnittlich mehr als bei Kindern, an. Am siebenten und während des achten Tages ist der Hof um die Impfbläschen, welcher sich mittlerweile stetig vergrößert hat, zu einer breiten Entzündungsgeschwulst angewachsen, und dieser Rotlauf erreicht gewöhnlich viel weitere Dimensionen als bei vaccinierten Kindern und ist mit einer starken Infiltration des Zellgewebes verbunden. Die Temperatur, welche denselben Gang wie bei der Vaccination einschlägt, erhebt sich höher, bis über 40° C. Die späteren Krusten sitzen fest und lange, aber die

Narben sind klein und verschwinden schneller als nach einer guten ersten Impfung.

2. Jener Ausfall der Revaccination, wo der Prozeß bereits mit dem sechsten Tage seine Höhe erreicht hat. Alle Stadien sind etwas beschleunigt, aber auch die Verschwärung des Koriums hält sich oberflächlicher, denn die Austrocknung der Pusteln und der Krustenabfall geht bei weitem schneller vonstatten. Die Lymphe, aus den Vesikeln des sechsten Tages entnommen, gibt vortreffliche Impfresultate.

Nun folgen die modifizierten Impferfolge, die freilich nur bei täglicher Beobachtung konstatiert werden können und bei einmaliger Nachschau nach 8 Tagen gar nicht bemerkt werden.

3. Der mittelmäßige Erfolg. Die Inkubation beträgt 24 bis 30 Stunden, innerhalb des zweiten Tages beginnt das Jucken der Impfknoten. Im Laufe des dritten Tages hebt sich die Kuppe derselben, und es entsteht um den Einstich eine blasige Erhebung der Epidermis. Am vierten Tage bedeckt eine mehr weniger ausgebildete Vesikel, mit oder ohne Nabel, die Höhe des Knotens. — Achselschmerz spontan und auf Druck. Auf den fünften Tag fällt die Akme des Prozesses; die Areola um das Bläschen greift weit aus, der Achselschmerz ist lebhafter und bei den Bewegungen des Armes vorhanden. Aber die Armgeschwulst ist unerheblich, die febrile Reaktion des Körpers gewinnt wenig Bedeutung, leichtes Unwohlsein, etwas Frösteln. Am sechsten Tage sind die entzündlichen Lokalerscheinungen auf dem Rückgange, der Inhalt der Bläschen trübt sich und am siebenten und achten Tage vertrocknen die Bläschen. Die Krusten haften mehrere Tage und nach ihrer Ablösung kommt eine kleine charakterlose Narbe zum Vorschein. Der Inhalt dieser Bläschen versagt bei der Inokulation.

4. Der „ungenügende" Erfolg. Die Knoten, welche nach geschehener Operation entstanden sind, fangen am Ende des ersten Tages an zu jucken. Am zweiten und dritten Tage ist die Epidermis auf ihrer Spitze zu einem flachen, oft kaum deutlichen Bläschen erhoben, dessen Inhalt schnell trübe wird. Die Impfstellen brennen und am dritten und vierten Tage wird vorübergehend über mäßigen Achselschmerz geklagt; die Areola ist gering. Vom vierten Tage, dem Höhepunkte, gehen die Erscheinungen schnell bergab und der spärliche Inhalt der Bläschen vertrocknet zu kleinen schwarzen Borken.

Endlich 5. der niedrigste Erfolg. Hier läuft die Umgebung der Einstiche, in den ersten Stunden post revaccinationem, unter lebhaftem Jucken mehr quaddelförmig als papulös auf. Die lichtroten Anschwellungen beginnen schon nach 24 Stunden ihre Involution.

Bei absolutem Fehlschlagen der Revaccination entstehen flache oder knotige Entzündungsherde an den Einstichen, welche ohne

Jucken und Brennen sich involvieren; oder die Stichwunden verheilen geradeswegs ohne nennenswerte Reaktion.

Unsere neueren Kenntnisse über die Vorgänge bei der Revaccination verdanken wir besonders den interessanten Untersuchungen v. Pirquets, dessen Ausführungen ich deshalb bei der Detaillierung der Erscheinungen hier in der Hauptsache folgen muß.

Wo es zu einer Areaentwicklung kommt, sind Farbe und Form von der Erstvaccination nicht verschieden, ebenso ist die Infiltration des subkutanen Zellgewebes prinzipiell ähnlich, wenn auch gewöhnlich viel weniger stark. Die Ausbildung der Papille ist bei den Revaccinierten ungemein verschieden. Bisher benutzte man die Papille gewöhnlich als Einteilungsprinzip und unterschied den vollen Erfolg der Revaccination von dem unvollkommenen oder modifizierten, je nachdem es zu einer Eiterbildung kam oder nicht. Eine Schwierigkeit lag dabei von vornherein darin, daß eine Abgrenzung zwischen papulös, vesikulös und pustulös meist schwerer gelingt als bei der Erstvaccination. Pirquet wählte daher die Area als Einteilungsprinzip und unterschied zwei Gruppen der Reaktionsformen, zwischen denen freilich wieder Übergänge bestehen. Er unterscheidet 1. die Reaktionsformen mit beschleunigter Areabildung, 2. Reaktionsformen ohne Areabildung.

Reaktionsformen mit beschleunigter Areabildung.

Der Typus der beschleunigten Areareaktion zeigt sich am schönsten bei Personen, die viele Jahre nach der ersten Impfung revacciniert werden. Während die traumatische Reaktion genau so verläuft wie bei der Erstvaccination, ist das Stadium der Latenz um einen Tag kürzer. Die Bildung der Papeln erfolgt also bereits nach 48 Stunden, während sie bei Erstimpflingen 3 Tage erfordert. Die Papel wächst relativ rasch, so daß die Differenzierung von Aula und Papille aus einer viel größeren Papel als bei der Erstvaccination erfolgt. Besonders eingeengt ist im Gegensatze zur Erstimpfung das Aularstadium. Während sich bei der Erstvaccination die Aula als schmaler Saum um die Papille bildet und erst nach einigen Tagen die Area in Gestalt einer weit in die Umgebung reichenden entzündlichen Röte aufflammt, tritt die Aula bei der Revaccination gleich als breiter Hof auf, der bereits in seinen zackigen Ausläufern die Anzeichen der Areabildung an sich trägt und nun schnell in die Area übergeht. Dieses rasche Anwachsen der Areola ist das hervorstechendste Merkmal dieser Reaktionsform; da das Maximum der Areabildung stets bedeutend früher erreicht wird als bei der Erstimpfung, so spricht Pirquet deshalb von beschleunigter Areareaktion.

Gewöhnlich ist die maximale Ausdehnung des Prozesses auch viel geringer als bei der Erstvaccination. In einzelnen Fällen aber, namentlich bei Erwachsenen, sind die entzündlichen Erscheinungen sehr bedeutend und werden von hohem Fieber und starken Allgemeinerscheinungen begleitet. Pirquet bezeichnet diese Form als hyperergisch beschleunigte Reaktion. (Fig. 3 auf Tafel VI). Dabei entsteht 2 bis 3 Tage nach der Differenzierung von Papille und Aula eine mächtige Area, die durch 4 Tage weiter wächst. Anfangs erysipelähnlich hochrot, wird sie immer blasser, je mehr sie sich ausdehnt. Ebenso verliert sie die scharfrandige Hautschwellung, die sie anfangs auszeichnet. Eine leichte Schwellung überdauert aber die Hyperämie.

Wo sich eine vollkommene Ausbildung der Papel zeigt, wo dieselbe namentlich in Form und Farbe der Erstvaccination nahekommt, zeigt sie auch dasselbe gesetzmäßige Wachstum mit dem Unterschied, daß bei ihr die Weiterentwicklung früher abgeschnitten wird (Fig. 4 auf Tafel VI). Wo es zu guter Ausbildung der Papel kommt, wächst sie oft bis zum 12. Tage an; vom 14. Tage erfolgt rasche Eintrocknung, die mit starker Schrumpfung verbunden ist. Am 20. Tage haben die Krusten nur mehr den halben Durchmesser ihrer früheren Ausdehnung. Die Heilung erfolgt gewöhnlich mit minimaler Narbenbildung. In vielen Fällen mit beschleunigter Areareaktion kommt es aber zu geringerer Ausbildung der Papel. Alle Abstufungen von der Pustel zum gelben Bläschen und zur kleinen Kruste können vorkommen.

Die Körpertemperatur ist bei der Revaccination in der Regel nur wenig oder gar nicht gesteigert. Bei Kindern ist sie auch bei starker Areaentwicklung nicht merklich affiziert. Bei hyperergischer Areareaktion, die besonders bei Erwachsenen vorkommt, tritt mit dem Erscheinen der mächtigen Areaentwicklung auch höheres Fieber auf.

Reaktionsformen ohne Areabildung.

a) Bei langem Intervall zwischen Erstimpfung und Wiederimpfung.

Neben der eben beschriebenen beschleunigten Areareaktion kann bei Revaccinierten, bei denen die Wiederimpfung durch einen langen Zeitraum, also viele Jahre, von der Erstimpfung getrennt wird, noch eine zweite Reaktionsform auftreten, bei der keine Area entsteht, sondern der spezifische Impferfolg sich mit der Ausbildung der Papel erschöpft. Die Papelbildung tritt hier durchschnittlich noch um einen Tag früher auf als bei der beschleunigten Areareaktion, so daß sie meist durch die traumatische Reaktion der Schnittwunden verdeckt wird. (Pirquet machte sie dadurch deutlich, daß er an Stelle der Impfschnitte durch

Drehen eines Impfbohrers nur ganz oberflächliche Kratzeffekte anlegte.)
Schon am nächsten Tage nach ihrer Entwicklung beginnt sie zu schrumpfen,
oder sie entwickelt sich noch 1 bis 2 Tage weiter, um dann einzutrocknen.
Nach 7 Tagen sieht man gewöhnlich nur noch ein unbedeutendes bräunliches Knötchen von 1 bis 2 *mm* Durchmesser. So kommt es, daß diese
Art der Reaktion bei der Nachschau am achten Tage gewöhnlich nicht
mehr konstatiert und der Erfolg als negativ aufgefaßt wird.

Manchmal bildet sich die Pustel etwas weiter aus. Ihre Mitte wird
gelblich, bläschenartig, aber zu einer reinen Differenzierung kommt
es nicht.

Das Allgemeinbefinden ist bei der Papelreaktion bis auf Juckreiz
ungestört. Eine Temperatursteigerung findet nicht statt.

b) Bei kurzem Intervall zwischen Erstimpfung und
Wiederimpfung.

Bei kurzem Intervall zwischen der Erstimpfung und Wiederimpfung,
d. h. also bei Revaccinationen, die in den ersten Monaten nach der Erstimpfung ausgeführt werden, sind die Reaktionen noch weit rudimentärer und treten noch früher auf. Pirquet spricht daher von Frühreaktion. Dieselbe tritt innerhalb der ersten 24 Stunden bereits ein
und führt zur Bildung einer Papel, die meist am zweiten bis vierten
Tage bereits einzutrocknen beginnt.

Daß die spezifische Reaktion bei der Revaccination so kurze Zeit
nach erfolgreicher Erstvaccination ganz wegfällt, daß also völlige klinische
Immunität besteht, wie man früher allgemein annahm, ist sehr selten.
Die vaccinalen Frühreaktionen verlaufen im Gegenteil um so intensiver,
je öfter man die Revaccination wiederholt. Pirquet hat durch Selbst-
impfungen gezeigt, daß längere Zeit fortgesetzte Nachimpfungen eines
bereits vaccinierten Menschen nicht etwa ergebnislos verlaufen, sondern
immer wieder diese kleinen kurzfristigen charakteristischen und spezifischen Formen der Reaktion auslösen (Vergl. Fig. 2 auf Tafel VI).

Anomalien des Vaccineverlaufes.

Wie aus dem vorstehenden ersichtlich ist, sind die Kuhpocken das regelmäßigste und einförmigste Exanthem, das wir kennen. Trotzdem kommen bisweilen Abweichungen von diesem regulären Verlauf vor, die im folgenden zu berücksichtigen sind. Wir unterscheiden dabei am einfachsten zwischen Anomalien, die durch das Vaccinevirus selbst bedingt sind, und solchen, die durch das Hinzutreten anderer Ursachen, Wundinfektionen und andere komplizierende Krankheiten, hervorgerufen werden.

Zu den durch die Einimpfung des Vaccinevirus selbst verursachten Anomalien gehören zuerst die polymorphen postvaccinalen Exantheme sowie die auf dem Blut- und Lymphwege entstandenen vaccinalen Eruptionen, die Nebenpocken und die generalisierte Vaccine. In zweiter Linie zählen dazu die durch direkte Übertragung von Pustelinhalt verursachten abnormen Lokalisationen der Vaccine auf den verschiedensten Körperstellen, namentlich an den Geschlechtsorganen und am Auge. Schließlich gehört hieher die unangenehme Komplikation der Vaccineübertragung auf ein ausgebreitetes Ekzem.

Polymorphe vaccinale Exantheme. Eine sehr interessante Anomalie, deren Ursache noch nicht völlig geklärt scheint, ist das Vorkommen von polymorphen postvaccinalen Exanthemen. Am 7. bis 14. Tage nach der Impfung entwickelt sich zuerst im Gesicht und bald darauf auch auf der Haut des Rumpfes und der Extremitäten ein roseolaähnliches, zum Teil auch morbilliformes, in anderen Fällen auch urtikariaähnliches Exanthem.

An einzelnen Stellen, so z. B. mit Vorliebe auf der Beugeseite der Arme können es diskret stehende halblinsengroße rosa Fleckchen sein, die einen rötelähnlichen Eindruck machen und nicht konfluieren. Vgl. Fig. 8 und 9 auf Tafel IV. An anderen Stellen, z. B. im Gesicht oder auf dem Rücken, sind die Fleckchen oft leicht erhaben, wachsen bis zu 12 *mm* Durchmesser an und konfluieren zum Teil. Zuerst rosarot, geht die Farbe der Flecke allmählich in einen braunroten Farbton über, um nachher abzublassen und für kurze Zeit leichte Pigmentierung zu hinterlassen. Man denkt zuerst an Röteln oder Masern, doch spricht gegen

Röteln die fehlende Nackendrüsenschwellung und gegen Masern das Fehlen der Koplikschen Flecke, der Bronchitis und der Konjunktivitis; vor allem aber ist charakteristisch, daß der Ausschlag meist stark juckt, so daß die Kinder sich lebhaft kratzen müssen.

Durch welche Ursachen solche Exantheme bedingt sind, ist noch nicht ganz sicher. Man beobachtet sie mit größerer Häufigkeit meist bei Kindern mit empfindlicher Haut, und zwar in der Regel in den heißen Sommermonaten. Interessant war mir z. B. folgende Beobachtung: Als wir auf meiner Krankenabteilung eines Tages gezwungen waren, wegen der Aufnahme zweier echter Pockenfälle möglichst ausgedehnte Impfungen an unseren Kranken vorzunehmen, wurden auch viele Rekonvaleszenten von akuten Infektionskrankheiten mitgeimpft. Dabei bekamen von 100 Geimpften im ganzen 12 Kinder solche postvaccinalen Exantheme, und zwar handelte es sich bei fast allen um Masern- und Scharlachrekonvaleszenten. Wahrscheinlich war in diesen Fällen die vorangegangene exanthematische Erkrankung eine Disposition für die Entwicklung dieser interessanten Komplikation.

Einzelne Autoren sehen in diesem postvaccinalen Ausschlag ein Analogon zu dem Variola-rash, der als initiales Exanthem bei den echten Pocken beobachtet wird. Um eine Generalisation der Vaccineerreger, wie andere annehmen, handelt es sich wohl sicher nicht. Ich bin vielmehr geneigt, anaphylaktische Vorgänge dafür verantwortlich zu machen. Darin bestärkte mich die Beobachtung, daß von 12 Kindern, bei denen ich solche Exantheme sah, zwei an den Impfstellen keine Impfblattern bekamen, also immun waren.

Eine nicht seltene Erscheinung sind die sogenannten **Neben-vaccinen, akzessorische oder akzidentelle Vaccinen.** Es sind das Nebenpocken, die in der Umgebung der durch die Impfschnitte erzeugten Schutzblattern auftreten. Sie zeigen in ihrer Entwicklung meist einen abortiven Verlauf, bleiben klein und kommen über das papulöse Stadium nicht hinaus; zu den Seltenheiten gehört es, wenn sie das Stadium der Bläschen erreichen und sich mit einem kleinen Hof umgeben.

Die einfachste Erklärung für die Entstehung solcher Nebenvaccinen wäre die Annahme, daß hier beim Impfakt eine Übertragung der Lymphe auf exkoriierte Stellen der benachbarten Haut stattgefunden hat, oder daß die Kinder sich selbst durch Kratzen das Virus in die Umgebung der Schutzpocken impften. Für einen Teil der Fälle mag das auch zutreffen. In den meisten Fällen aber muß der Vorgang auf andere Weise erklärt werden. Auffällig ist es nämlich, daß diese Nebenpocken in der Regel zu gleicher Zeit in größerer Zahl in einem Moment auftreten, wo die durch die Schutzimpfung eingeimpften regulären Blattern bereits auf der Höhe ihrer Entwicklung angelangt sind. Das spricht sehr für die

Annahme, daß die Vaccineerreger hier auf dem Lymphwege in die Umgebung eingeschleppt wurden und dort lokale Eruptionen erzeugten. Ihr abortiver Verlauf erklärt sich ganz ungezwungen durch die Überlegung, daß der Geimpfte bei ihrem Auftreten schon einen gewissen Grad von Immunität erlangt hat, und daß die Weiterentwicklung der Nebenvaccinen durch Perfektwerden der Immunität unterbrochen wird.

Vaccine generalisata. Weit seltener als die Nebenvaccinen ist eine Komplikation des normalen Verlaufes der Schutzpocken, die als generalisierte Vaccine oder Vaccinia universalis bezeichnet wird und sich als ein allgemeiner, über den ganzen Körper verbreiteter Kuhpockenausschlag präsentiert (Fig. 1 auf Tafel VI). Früher faßte man unter der Bezeichnung Vaccine generalisata die verschiedensten Dinge zusammen. Man rechnete dazu die polymorphen allgemeinen Ausschläge, die wir oben kennen lernten; ferner alle während der Entwicklung und Involution der Schutzpocken an anderen Hautstellen auftretende vaccinale Pustelausschläge, mochten sie sich auf gesunder oder bereits pathologisch veränderter Haut entwickeln. Heute verstehen wir unter generalisierter Vaccine ausschließlich den sehr seltenen, auf hämatogenem Wege entstandenen vaccinalen Pustelausschlag.

Etwa am 9. bis 10. Tage nach der Impfung, wenn das Vaccinefieber bereits nachgelassen hat, tritt ein allgemeines vaccinales Exanthem auf. Die Pusteln bleiben klein und heilen ohne Narbenbildung ab. Sie zeigen sich mitunter nur an einzelnen Körperstellen, mitunter sind sie fast über den ganzen Körper verbreitet. Auch auf der Mundschleimhaut werden Pocken beobachtet. Chalybäus berichtet[1]), daß er einmal mehrere dieser charakteristischen Pocken habe abimpfen können und deren Lymphe mit Erfolg weiterübertragen habe. Das gelingt aber nicht immer. Voigt ist es in mehreren Fällen nicht geglückt.

Die Bedingungen für die Entwicklung der generalisierten Vaccine sind noch nicht ganz klar. Die Beobachtung, daß sie namentlich bei frischer Variolavaccine der ersten und zweiten Generation auftritt, könnte es wahrscheinlich machen, daß die Virulenz der Lymphe die Hauptrolle dabei spielt. Man könnte sich also vorstellen, daß, da die Lymphe noch nicht genügend im Tierkörper abgeschwächt ist, der vaccinale Prozeß nicht auf eine lokale Eruption beschränkt bleibt, sondern zu einem allgemeinen Exanthem führt. Aber neben der Virulenz müssen vor allem auch individuelle Momente bei den Geimpften mitwirken, wenn es zur generalisierten Vaccine kommen soll. Sonst wäre es nicht erklärlich, daß dieselbe Lymphe, die in dem einen Fall eine Vaccinia universalis ver-

---

[1]) Die staatliche Lymphanstalt und die Gewinnung tierischer Schutzpockenlymphe in Dresden, Dresden 1911.

ursacht, bei 95 gleichzeitig Geimpften keinerlei Nebenerscheinungen hervorruft. Über einen solchen Fall berichtet **Chalybäus.**

Durch **direkte Übertragung** von Pustelinhalt auf andere Körperstellen verursachte **vaccinale Eruptionen (Vaccine secundaria)** sind nicht ganz seltene Erscheinungen, was ja bei der großen Infektiosität des Vaccinevirus nicht befremdlich ist. Seltsamerweise sind auch Versuche gemacht worden, solche allgemeine Eruptionen bei Kindern künstlich zu erzeugen. Wenig nachahmenswert sind z. B. die Versuche von **Chauvan** und von **Fasal** (zitiert nach **Wolfer**). **Chauvan** führte einem Kinde Vaccinelymphe in die Speiseröhre und in den Magen ein und beobachtete im Anschluß daran einen allgemeinen Ausschlag von Vaccinebläschen, deren Inhalt mit Erfolg auf andere Kinder weitergeimpft werden konnte. **Fasal** gab einem Mädchen gepulverte Vaccinekrusten ein und konnte am sechsten Tage danach 160 Vaccinepusteln am Körper desselben zählen. Unbeabsichtigt wurde ein ähnliches Resultat durch Unvernunft im folgenden Fall **Richardts** erzielt: Zwei Kinder saugten sich gegenseitig die Vaccinepusteln aus und bekamen ein allgemeines Vaccineexanthem, von dem 17 andere Kinder mit Erfolg geimpft wurden. Vermutlich hat in diesen Fällen von **Chauvan, Fasal** und **Richardt** bei der Entstehung der generalisierten Vaccine neben der großen Masse des eingeführten Virus auch der Ort der Infektion, die Schleimhaut der Mundhöhle, eine wichtige Rolle gespielt.

Meist ist es der Impfling selbst, der beim Reiben oder Kratzen an den Pusteln seine Finger mit Impfstoff infiziert und nun beim Kratzen an anderen Körperstellen sich selbst die Vaccine inokuliert (**Autoinokulation**). Voraussetzung für das Zustandekommen solcher sekundärer Vaccine ist aber immer eine wenn auch kleine Verletzung des Epithels, wie sie schon durch leichtes Kratzen entstehen kann. Aus der geschilderten Art der Übertragung sind die Prädilektionsstellen solcher versprengter Pusteln schon ersichtlich: im Gesicht, am Kopf, an den vorderen Rumpfpartien, an den Armen und an den Genitalien, dagegen nicht in den oberen Partien des Rückens. Die Immunität gegen diese Art der Übertragung tritt erst am 12. Tage nach der Impfung ein, wenn das ganze Hautorgan immun geworden ist.

Die sekundären Pusteln sind im allgemeinen etwas **kleiner** als die primären Pusteln am Oberarm und machen einen beschleunigten Entwicklungsgang durch, so daß sie die primären Pusteln gewissermaßen einholen. Wenn z. **B.** probeweise am dritten Tage nach der Impfung aus den primären Impfpusteln Lymphe entnommen und auf eine andere Hautstelle verimpft wird, so sind am 15. Tage die sekundären Pusteln beinahe ebenso groß wie die primären, und die Eintrocknung der Pusteldecke erfolgt bei beiden gleichmäßig.

Natürlich besteht die Möglichkeit, daß der Impfling auch auf andere Personen die Vaccine überträgt. Das kann entweder durch den mit Pustelinhalt infizierten Finger oder aber durch Zwischenträger, z. B. Kleidungsstücke, Schwämme, Badewasser oder dgl., geschehen.

Während die sekundären Vaccinepusteln an wenig empfindlichen Hautstellen meist recht harmloser Natur sind, können sie an anderen Stellen mit geringerer Widerstandsfähigkeit zu recht unangenehmen Beschwerden führen, so an den Geschlechtsorganen und an den Augen. Der Impfarzt muß sich stets des Gebotes bewußt sein, immer wieder Mütter und Pflegerinnen auf die große Ansteckungsfähigkeit des Pustelinhaltes aufmerksam zu machen und sie zur Vorsicht zu mahnen.

Vaccineerkrankung der Genitalien. Beim Knaben können auf der Haut des Skrotums sekundäre Vaccinepusteln entstehen, beim Mädchen an der Vulva. Vgl. Fig. 10 auf Tafel V. Die Pusteln entwickeln sich ganz analog den primären Impfblattern und sind von einem breiten roten Hof umgeben; mitunter stehen mehrere zusammen und konfluieren. Bei einem lockeren Gewebe kommt es dabei oft zu einem ausgebreiteten entzündlichen Ödem der Umgebung. Der Heilungsprozeß verläuft in den meisten Fällen ganz analog dem der primären Impfpusteln, indem die Blattern eintrocknen. Bisweilen kommt es durch Reiben an der inneren Schenkelfläche oder an Kleidungsstücken zum Platzen der Pusteln, und es entstehen Geschwüre von Linsen- bis Pfennigstückgröße, die schmierig belegt sind und am Rande den Rest der Pustelhülle in Gestalt eines schmalen weißlichen Saumes zeigen. Die Inguinaldrüsen sind dabei leicht geschwollen und druckempfindlich. Nach einigen Tagen reinigen sich die Geschwüre und heilen. Kommt der Fall erst zur Beobachtung, wenn sich solche Ulzera ausgebildet haben, so kann manchmal die Differentialdiagnose gegen nässende, syphilitische, zerfallene Papeln erwogen werden, namentlich wenn sich auch in der Analfalte vaccinale Ulzera gebildet haben. Der akute entzündliche Hof in der Umgebung der Geschwüre, der helle Saum am Geschwürsrand, vor allem aber Anamnese und Verlauf sichern meist bald die Diagnose.

Vaccine-Ophthalmie. Verhängnisvoller kann die Übertragung der Vaccine auf das Auge werden. Nicht nur der Impfling selbst, sondern auch seine Umgebung, Geschwister, Mutter, Pflegerinnen usw., sind gefährdet. So beobachtet man z. B. derartige Infektionen, wenn ein noch ungeimpftes Kind mit einem geimpften in demselben Bett schläft oder in demselben Badewasser badet, wenn die Pflegerin oder die Mutter nach der Reinigung der Impfblattern ihre Finger nicht gründlich säubert. Daß die Vaccine Ophthalmie bei Frauen häufiger ist als bei Männern, hängt natürlich damit zusammen daß die Mütter in innigeren Kontakt mit den geimpften Kindern kommen.

Nicht nur der Lidrand, auch Konjuktiva und Kornea können ergriffen werden; das Leiden ist meist einseitig. Am häufigsten ist der
Lidrand, namentlich der intermarginale Teil befallen (Vaccinola
des Lidrandes). Der gewöhnliche Sitz ist einer der Lidwinkel des
unteren Augenlides. Hier entwickelt sich zunächst ein Knötchen, das
sich schnell in ein Bläschen mit trübem Inhalt verwandelt. Schon nach
kurzer Zeit des Bestehens wird die Pusteldecke unter der Einwirkung
der Tränensekretion und des Lidschlages mazeriert, Die Pustel platzt
und verwandelt sich in ein flaches Geschwür mit schmutziggelbem
Belag. Durch Konfluenz mehrerer solcher Geschwüre können größere
Ulzera von 1 cm Durchmesser mit stark infiltrierter Basis und speckigem
Belag entstehen, die sich über den Lidrand hinweg auf die äußere Haut
erstrecken. Durch Kontaktinfektion entwickeln sich oft auch auf dem
gegenüberliegenden Lidrand und in der Nachbarschaft der ersten
Pustel neue Eruptionen. Infolge der starken Entzündung in der Umgebung der Geschwüre sind die Augenlider stark geschwollen
und ödematös, so daß sie kaum geöffnet werden können. Aber auch
noch weit über das Gebiet der Lider hinaus kann sich das entzündliche
Ödem im Gesicht verbreiten, so daß der Fall mitunter einen erysipel-
ähnlichen Eindruck macht.

Die Conjunctiva palpebrarum zeigt Chemosis; die Tränensekretion ist stark vermehrt. Gewöhnlich ist die präaurikulare Lymph-
drüse entzündlich geschwollen und druckempfindlich.

Nicht selten ist gleichzeitig auch die Conjunctiva bulbi oder
palpebrarum spezifisch beteiligt, indem sich auch hier ganz analoge
Pusteln und Geschwüre bilden. Eine primäre Erkrankung der Bindehaut
ist seltener. Die Pustelchen sitzen dann gewöhnlich in der Übergangs-
falte. Der Prozeß kann von leichtem Fieber bis 38·5°, Kopfschmerzen,
Mattigkeit, Appetitlosigkeit begleitet sein. Nach 8 bis 10 Tagen pflegen
die entzündlichen Erscheinungen zurückzugehen, das Ödem schwillt ab,
die Geschwüre reinigen sich und heilen meist ohne Narbenbildung. Zu
schwereren Störungen kann die Beteiligung der Kornea führen. Auch
hier kann die vaccinale Infektion bisweilen primär auftreten. Weit
häufiger aber ist die gleichzeitige Erkrankung bei bestehender Vaccineinfektion mit Blepharitis oder Konjunktivitis.

Die Erkrankung der Kornea kann nach Schirmer einmal
dadurch verursacht werden, daß durch Mazeration in dem reichlichen
Konjunktivalsekret Epitheldefekte entstehen, die sich sekundär mit
den im entzündlichen Bindehautsack vorhandenen Eitererregern infizieren.
Die Folge sind oberflächliche Geschwüre oder Infiltrate, die schon nach
wenigen Tagen zur Ausheilung kommen, ohne Spuren zu hinterlassen.
Ernster jedoch ist nach Schirmer die Keratitis profunda post-

vaccinolosa, bei der sich etwa 8 Tage nach Beginn der vaccinalen Blepharitis eine auf das Zentrum der Hornhaut lokalisierte, tief gelegene Trübung entwickelt; eine begleitende Iritis ist dabei die Regel. Mitunter kommt es zur Panophthalmie und zum Verlust des Auges. Meist aber geht der Prozeß nach sehr protrahiertem Verlauf innerhalb von etwa 3 Monaten in Heilung über unter Hinterlassung von Leukomen, Synechien und mehr oder minder großer Herabsetzung der Sehkraft.

Zur Behandlung der Vaccineophthalmie empfehlen sich feuchte Umschläge mit Borwasser und bei Gefährdung der Iris Einträufelungen von Atropin. Wichtig ist auch der Schutz des gesunden Auges durch einen Zelluloidverband.

Eccema vaccinatum. Eine sehr gefürchtete Komplikation ist ferner die Vaccineübertragung auf ein Ekzem. Meist handelt es sich dabei nicht um Autoinokulation — denn in der Regel wird es vermieden werden, an Ekzem erkrankte Kinder der Impfung zu unterziehen — sondern vielmehr um Übertragungen vom Impfling auf ein mit Ekzem behaftetes Kind der Umgebung. Die Infektion kann auch hier durch Berührung mit dem durch Pustelinhalt infizierten Finger geschehen, aber es gibt noch mancherlei andere Gelegenheitsursachen, durch welche die Infektion vermittelt wird, so z. B. die schlechte Gewohnheit, geimpfte Kinder mit anderen Geschwistern in demselben Bett schlafen zu lassen, selbst wenn letztere an Hautkrankheiten leiden, oder die Benutzung gemeinsamen Badewassers u. dgl.

Das erste Zeichen der Vaccineübertragung macht sich nach Paul, dem ich bei der Beschreibung des Krankheitsbildes im wesentlichen folge, etwa 3 bis 4 Tage nach erfolgter Infektion durch eine allgemeine Verschlechterung bemerkbar, d. h. trockene Ekzeme treten in das nässende Stadium und bei nässenden Ekzemen gewinnen entzündliche Rötung und Schwellung bedeutend an Intensität. Handelt es sich um ein Ekzem des Gesichts, so erscheint dieses stark gedunsen, während die Lymphdrüsen am Halse geschwollen sind. Die Oberfläche der von der Vaccineinfektion betroffenen Stellen ist anfangs von schmutziggrauer oder weißgelber Färbung, welche nachher in eine häßlichbraune, hämorrhagische übergeht. Das freiliegende Korium zeigt im weiteren Verlaufe ein höckeriges, durch oberflächliche Substanzverluste infolge der partiellen eitrigen Einschmelzung des entzündlich infiltrierten Kutisgewebes förmlich bienenwabenartiges Aussehen, während am Rande des Ekzems, wohl auch in scheinbar gesunder Haut gelegen, zahlreiche konfluierende und solitäre Pusteln von Stecknadelkopf- bis Pfenniggröße aufschießen, die deutlich alle Charaktere des echten Vaccinebläschens erkennen lassen.

In zentripetaler Richtung konfluieren diese Pusteln immer mehr, sind in den zentralen Partien der befallenen Hautstelle zumeist geplatzt und verwandeln sich in Geschwürsflächen mit speckigem Grund, welche im Beginn ein reichliches, klares, gelbliches Sekret von widerlichem Geruch absondern, später sich mit gelb- bis dunkelbraunen Borken bedecken und im günstigen Falle in ähnlicher, jedoch retardierter Weise zur Abheilung gelangen wie gewöhnliche Impfpusteln.

Nur erfolgt merkwürdigerweise trotz der Intensität des Prozesses die Heilung relativ selten unter Narbenbildung. (Paul.)

Die Affektion überschreitet niemals die Grenzen des ursprünglichen Ekzems, welches meist von einem wallartigen Rande umgeben erscheint, der sich scharf gegen die entzündete Umgebung abgrenzt. Die in der Nähe dieses Walles in anscheinend gesunder Haut gelegenen solitären Pusteln sind offenbar durch Autoinokulation kleinerer Exkoriationen veranlaßt.

Der Krankheitsprozeß ist meist von hohem Fieber begleitet, dessen Intensität und Dauer in direktem Verhältnis zur lokalen Ausbreitung stehen. In den allerschwersten Fällen kann unter den Zeichen der Allgemeininfektion, Delirien, Benommenheit und schnell zunehmender Herzschwäche der Tod eintreten. Blochmann, der Tübinger Biologe, hat anläßlich eines schweren Falles von Vaccineübertragung in seiner Familie 20 Fälle von Eccema vaccinatum zusammengestellt, von denen sechs tödlich endeten.

Die Blochmannsche Eigenbeobachtung verlief in folgender Weise: Im Anschluß an die Vaccination des älteren Sohnes bekam der Jüngere, der an einem Gesichtsekzem litt, eine dichte Aussaat von Vaccinepusteln über die ekzematösen Partien. Nach wochenlangem schweren Kranksein trat Heilung ein, doch blieb infolge einer Keratitis das Licht eines Auges verloren und das Gesicht wurde durch Narbenbildung entstellt.

Auch Baginsky, Schiller, Ballin, Fischl berichten neuerdings über Vaccineinfektionen mit schwerem Verlauf. L. F. Meyer sah ein 4 Monate altes Kind am 24. Tage seiner Vaccineinfektion an Sepsis zu Grunde gehen und Schouten verlor ein $1^{1}/_{2}$ jähriges Kind am fünften Tage der Infektion. Manche Fälle können durch ihr Aussehen und durch die Schwere des Verlaufs den Eindruck von Variola erwecken und zu Verwechslungen Anlaß geben (z. B. der Baginskysche Fall, wobei wegen Pockenverdacht die ganze Familie isoliert wurde). Danach ist die Prognose zum mindesten dubia zu stellen. Besonders gefährdet sind Säuglinge. Sehr merkwürdig ist die wiederholt gemachte Beobachtung, daß in günstigen Fällen mit dem Abheilen der Vaccineinfektion eine Heilung des chronischen Ekzems erfolgte. Der darauf fußende tatsächlich gemachte Vorschlag, chronische Ekzeme durch Übertragung von Vaccine zu heilen, dürfte im Hinblick auf die mitgeteilten Erfahrungen wohl wenig Anklang finden.

Als Ergänzung zu dem eben ausgeführten Krankheitsbilde des Eccema vaccinatum, möchte ich hier noch der interessanten Beobachtung gedenken, daß das Eccema vaccinatum gelegentlich auch **kombiniert sein kann mit einer generalisierten Vaccine.** Wir hatten oben bereits darauf hingewiesen, daß unter generalisierter Vaccine logischerweise nur der hämatogen entstandene Allgemeinausschlag der Vaccine zu verstehen sei. Das gewöhnliche Eccema vaccinatum fällt daher nicht unter diese Bezeichnung, weil es ja durch Kontaktinfektion zustande kommt. Nun gibt es aber, wie es scheint, nicht ganz selten Fälle, wo von der mit Vaccine infizierten Ekzemfläche aus eine vaccinale Allgemeininfektion entsteht. Kißling hat über zwei solcher Fälle ausführlich berichtet. Als Kriterien der hämatogenen Allgemeininfektion waren dabei zu beobachten: **typische Vaccineeruptionen auf der Schleimhaut von Mund- und Rachenhöhle, verstreute und zu gleicher Zeit aufschießende Vaccinepusteln an den verschiedensten Stellen der Haut,** Milzschwellung und diffuse Bronchitis. Auch Géronne beschreibt einen Fall, der vermutlich ebenso zu deuten war. Derselbe ging am 16. Tage der Vaccineerkrankung an einer Pneumokokkensepsis mit Sinusthrombose zu Grunde, die von einer komplizierenden Otitis media ausgegangen war.

Zur Illustration setze ich einen der Kißlingschen Fälle hieher, den ich seinerzeit im Eppendorfer Krankenhause mitgesehen habe.

A. K., 2 Jahre alt, aufgenommen 16. Juli 1901. Bisher nicht geimpft, weil er seit dem 7. Lebensmonat an einem „skrofulösen Hautausschlag" im Gesicht litt. Am 25. Juli wurde sein jüngeres Schwesterchen geimpft und bei der Nachschau am 2. Juli wurden gut angegangene Impfpusteln konstatiert, die nach Angabe der Mutter bereits 4 Tage nach der Impfung aufgetreten sein sollen (dicker Arm, Kind „sehr krank"). Die beiden Kinder waren stets zusammen, schliefen in einem Bett und dabei wurde bei unserm Jungen die Vaccine der Schwester auf sein ekzematöses Gesicht übertragen. Am 11. Juni (15. Tag nach Auftreten der Impfpusteln beim Schwesterchen, 11. Tag nach der Nachschau) soll das Ekzem schlimmer geworden sein; am 12..Juli war der Junge sehr matt, spielte nicht mehr, war nachts unruhig, aß nicht mehr. 2 Tage später zunehmende Schwellung im Gesicht, allmähliche Entwicklung von Pusteln.

Bei der Aufnahme (16. Juli) finden sich folgende Veränderungen:

Aufnahmestatus: Die ganze linke Gesichtshälfte ist stark geschwollen; von der Schläfengrube bis zum Unterkiefer ist hier von normaler Haut nichts mehr zu sehen; das Auge ist völlig zugeschwollen, der Lidspalt durch gelbgrünliches Sekret verklebt. Die ganze linke Wange ist mit einer grünlich-schmierig-eitrigen Masse bedeckt.

Am Rande dieser Partie findet sich eine ganz unregelmäßige, wallartige Erhebung, die sich stellenweise an nebeneinanderliegende und in die gesunde Haut vorspringende, halbkreisförmige Ausschnitte anschließt. Der

Übergang in die unverändert erscheinenden Hautpartien zeigt intensive Rötung Getrennt von dieser konfluierten Partie finden sich in der Umgebung einzelne Pusteln vom typischen Aussehen der „Impfpusteln".

Die Stirne ist über den Augenbrauen ebenfalls in eine konfluierende, schmierig-gelblich-grüne Geschwürsfläche verwandelt. Desgleichen der Nasengrund, während die Nasenspitze und die Nasenflügel, sowie die seitlichen Partien an den Schläfen noch ziemlich frei sind. Au der rechten Gesichtshälfte sieht man zahlreiche, runde, durchschnittlich 4 bis 5 mm im Durchmesser haltende, zum Teil noch einzeln stehende, zum Teil konfluierende Pusteln, die da, wo sie anscheinend im Entstehen begriffen sind, das Aussehen des Variola-Verabläschens besitzen.

Die einzelnen Pusteln sind über die Haut erhaben und tragen da, wo sie frisch sind, in der Mitte eine mehr weniger gelbgrün verfärbte Delle. Je älter die Pustel anscheinend ist, desto größer wird die Delle, so daß bei den schon konfluierten Pusteln nur noch ein schmaler Rand zu sehen ist, während der innere Teil in eine grünliche oder schmutzigfarbene Masse umgewandelt ist. Die Umgebung dieser einzelnen Pusteln ist intensiv gerötet.

Lider und Lippen sind stark ödematös geschwollen, an der Unterlippe finden sich drei größere Pusteln im Bereiche des Lippenrotes. Am oberen Teil des Halses einige größere einzeln stehende Pusteln. Kopfhaut namentlich im vorderen Teil stark ödematös, etwas gerötet; auch hier finden sich teils ganz vereinzelt, teils in Gruppen stehende Pusteln, die aber nicht ganz so aussehen wie die im Gesicht, sondern mehr eine gleichmäßig grünliche Färbung haben und anscheinend prall mit Sekret gefüllt sind.

Auf der Zungenoberfläche vorne an der Spitze und den Rändern sind ebenfalls einige Pusteln zu sehen.

Die Rachenschleimhaut ist gerötet, beiderseits an den Gaumensegeln je eine Pustel, links an der Wangenschleimhaut eine beginnende Eruption.

Am Halse beiderseits, besonders links, beträchtliche Lymphdrüsenschwellung.

Auf der Haut von Brust und Rücken mehrere teils vereinzelt, teils gruppenweise stehende kleine stecknadelkopf- bis linsengroße Bläschen mit rotem Kopf.

In der rechten Ellenbeuge sitzen längs einer Hautfalte 12 ziemlich gleichgroße Pusteln mit deutlicher Delle. An der Oberfläche des rechten Handgelenks drei in Entwicklung begriffene, einzelnstehende Pusteln. Am Metakarpophalangealgelenk des rechten Zeigefingers eine ausgebildete Pustel. An der linken Hand ebenfalls einige Pusteln, die Beine sind frei; in der rechten Skrotalfalte eine einzelne große Pustel, in deren Umgebung die Haut stark gerötet ist.

Der Junge ist kräftig gebaut, gut entwickelt und in sehr gutem Ernährungszustand. Es besteht hohes Fieber und offenbar schwer gestörtes Allgemeinbefinden.

Über beiden Lungen ziemlich starke, diffuse Bronchitis. Stark beschleunigte (140 pro Min.), aber reguläre, kräftige Herzaktion. Deutlich fühlbarer, großer, derber Milztumor.

Das Kind ist sehr unruhig, weint, wimmert fortwährend, hustet viel und versucht unausgesetzt, sich im Gesichte zu kratzen, das Gesicht am Kissen zu reiben, so daß die großen Geschwürsflächen stark absondern und das Kind festgebunden werden muß. Der Urin ist oiweißfrei; kein Durchfall, Stuhl breiig. Alle erkrankten Hautpartien werden stetig mit Glycerin. purissimum eingepinselt. Blutentnahme zur bakteriologischen Untersuchung (3 cm^3, aus denen zwei Agarplatten gegossen werden) nach dreimal 24 Stunden steril.

18. Juli. Kind sehr unruhig, schreit, weint fortgesetzt. Hustet viel; im rechten unteren Lungenlappen Bildung eines pneumonischen Herdes (bronchiales Atemgeräusch, Schallverkürzung), sonst dichte Bronchitis. Das Kind fällt sichtlich ab; Puls klein, kaum zählbar, am Cor. 160 Schläge. Die intensive Rötung in der Umgebung der Pusteln und größeren Geschwürsflächen hat etwas nachgelassen, doch ist das Ödem des ganzen Gesichtes noch stärker geworden. Die meisten Pusteln haben sich noch etwas vergrößert, der Rand ist nur noch schmal, die Delle tiefer und grünlich verfärbt. Die meisten Pusteln konfluieren, nur noch wenige stehen vereinzelt. Da, wo größere zusammenhängende Pusteln gewesen sind, kann man nur noch eine große, mit einer schmierigen, grünlichen Masse bedeckte Fläche sehen, an deren Rande man aber noch die Reste von zerfallenen Pusteln erkennen kann. Die einzelnen Pusteln an den Vorderarmen sind mehr abgeflacht, haben nur noch einen schmalen Rand und sind nicht größer geworden. Die Pustelreihe in der rechten Ellenbeuge ist konfluiert, hier ist die Umgebung stark gerötet, die Pusteln zerfallen im Zentrum.

19. Juli. Kind sehr matt; Puls nicht zählbar, beschleunigte Atmung. Herd im rechten unteren Lungenlappen nicht mehr nachweisbar, aber dichte Bronchitis. Milztumor noch größer. Enormes Ödem des ganzen Gesichts und der Kopfhaut. Das ganze Gesicht ist in eine unförmige, klumpige Masse verwandelt, an der man eben noch die Lidspalten erkennen kann. Der Mund ist fast völlig zugeschwollen, so daß die Ernährung große Schwierigkeiten bereitet.

Die Pusteln zerfallen immer mehr, überall grünlich-schmieriger Belag.

20. Juli. An einer Stelle der linken Wade und am linken Unterarm sind neue kleine Pusteln aufgetreten. Sonst keine nennenswerte Änderung.

21. Juli. Ödem der Kopfhaut bedeutend geringer, im Gesicht etwas geringer. Die linke Wange beginnt sich zu reinigen, an mehreren Stellen stößt sich der grüne Belag ab, es erscheint die stark gerötete Kutis.

Das Kind ist sehr matt, hinfällig, hustet noch viel.

22. Juli. Weiteres Abschwellen des Ödems, wieder erkennbare Gesichtsform. Überall beginnt sich der Belag abzustoßen, die stark gerötete Kutis liegt frei vor; starke Sekretion. Bis hierher ununterbrochene Glyzerinpinselungen, die sich vortrefflich bewährt haben, jetzt aber an den freiliegenden Koriumstellen anscheinend außerordentlich schmerzhaft sind und deshalb durch mit Borvaseline dick bestrichene Leinlappen ersetzt werden.

An der Zunge und am Gaumensegel sieht man nur noch zirkumskripte gerötete Stellen, die den früheren Pusteln entsprechen.

23. Juli. Fortschreitende Besserung, erheblicher Rückgang des Ödems; das Gesicht nimmt wieder normale Konfiguration an, die Lider können geöffnet werden.

Die Beläge stoßen sich überall ab und an diesen Stellen sieht man das rete mucosum ziemlich stark gerötet frei vorliegen; dasselbe hat ein siebartiges

Aussehen, entspricht dem état ponctueux des Ekzems; reichliches Nässen, Aufieberung.

Das Kind wird ruhiger, hustet noch viel, ist stark abgemagert. Milz weicher, aber noch deutlich palpabel. Noch besteht ausgedehnte Bronchitis. Puls 140, kräftiger. Bessere Nahrungsaufnahme.

24. Juli, Von nun an rasche Besserung des Allgemeinbefindens, das Kind ist ruhig, hustet weniger, schläft viel, fängt an, auf Anrufen zu reagieren.

Fieberfrei. Bronchitis geringer, der Milztumor geht zurück und ist am 30. Juli nicht mehr palpabel.

Inzwischen haben sich die Beläge überall abgestoßen und in den freiliegenden Partien schießen disseminiert Inseln von normal aussehender Epidermis auf, die rasch wachsen, konfluieren und bald größere Partien bedecken; in dem Maße, wie sie sich ausbreiten, hört das Nässen auf, das Gesicht bekommt immer mehr sein normales Aussehen.

Am 2. August ist das Gesicht vollständig überhäutet und das Kind als geheilt zu betrachten. Die ergriffen gewesenen Stellen zeigen noch eine geringe Abschuppung von Epidermis, die sich aber mit der Zeit verliert; am 19. August wird das Kind geheilt entlassen und ist bei einer 14 Tage später stattfindenden Vorstellung und im Oktober gesund.

Bei der Behandlung des Eccema vaccinatum haben sich nach Kißling Pinselungen mit reinem Glyzerin bewährt, wodurch die offenen Stellen vor Infektion geschützt werden und die Spannung der Haut gelindert wird. Andere empfehlen feuchte Verbände mit essigsaurer Tonerde u. dgl., um einen freien Abfluß des Sekretes zu sichern.

Außer auf ekzematös erkrankten Hautpartien kann in seltenen Fällen auch auf impetiginösen Stellen eine Vaccineinfektion haften. Besonders günstige Gelegenheit hiezu bieten ferner auch an Prurigo oder Skabies erkrankte Bezirke. Die Kenntnis der Übertragungsmöglichkeit der Vaccine auf Dermatosen macht es dem impfenden Arzt zur Pflicht, nicht nur darauf zu achten, daß die Impflinge frei von solchen, die Impfung kontraindizierenden Hautaffektionen sind, sondern auch besonderes Augenmerk darauf zu richten, ob Geschwister des Impflings damit behaftet sind. In letzterem Falle ist es dringend geboten, die Impfstelle mit einem Impfschutzverband zu versehen und die Mütter und Pflegerinnen zur Vorsicht und Reinlichkeit anzuhalten.

Komplikationen des normalen Impfverlaufs mit Wundinfektionskrankheiten.

Da bei der Vornahme der Impfung mehrere kleine Schnittwunden gesetzt werden, so wird dadurch eine Gelegenheit zur Entstehung von Wundinfektionskrankheiten geschaffen. Diese Infektionen können primärer und sekundärer Natur sein. Unter primären Infektionen verstehen wir solche, die bei der Ausführung des Impfaktes zustande kommen, unter sekundären solche, die erst nachträglich durch Verunreinigung der Impfstellen verursacht werden.

Primäre Wundinfektionen können dadurch entstehen, daß Bakterien in die Wunde hineingelangen, die von der Haut des Geimpften oder von der Impflanzette oder aus der verwendeten Lymphe herstammen. Da wir heute daran gewöhnt sind, die Impfung als eine chirurgische Operation zu betrachten und absolut aseptisch zu verfahren, und da ferner durch die Einrichtung der Lymphegewinnungsanstalten die Möglichkeit geschaffen ist, stets eine absolut einwandfreie, keimarme Lymphe zu beziehen, so gehören primäre Infektionen heutzutage zu den größten Seltenheiten. Die geschlossene Impfpustel enthält bei regulärem Verlauf keinerlei pathogene Bakterien. Gegenüber den Anfeindungen der Impfgegner, die natürlich jede Störung des normalen Impfverlaufes als primäre, d. h. durch die Impfung selbst verschuldete Infektion auffassen, ist es nicht ohne Bedeutung, daß wir imstande sind, infolge der Einführung öffentlicher Impftermine jedesmal festzustellen, ob die Infektion primär oder sekundär ist. Die erstere wird in der Regel nicht vereinzelt bleiben, sondern in gehäuften Massen und gruppenweise auftreten.

Sekundäre Infektionen kommen entweder dadurch zustande, daß gleich nach der Impfung eine Verunreinigung der noch frischen Impfstelle erfolgt — das von den Impfgegnern empfohlene Auswischen und Aussaugen der Impfstellen ist eine nicht seltene Gelegenheitsursache — oder aber dadurch, daß nach der Entwicklung der Pusteln um den achten Tag herum, wenn sich Jucken und Spannungsgefühl einstellen, mit dem kratzenden Finger Infektionsmaterial eingerieben wird. Ätiologisch kommen bei diesen Wundinfektionen der Impfstellen hauptsächlich die Eitererreger, Staphylokokken und Streptokokken, in Betracht. Die wichtigsten klinischen Formen der dadurch erzeugten Störungen des normalen Verlaufes der Impfblattern sind Ulzerationen, Gangrän, Erysipel, Phlegmonen und Sepsis.

Die Ulzeration der Impfpusteln, das „Vaccinegeschwür“, entsteht durch mechanische Verletzung der Impfblattern und Infektion mit Eitererregern. Die Pusteln, die sich bis dahin in normaler Weise entwickelt haben, machen vor Beginn des Eintrocknungsprozesses in ihrem Entwicklungsgang halt und verwandeln sich etwa um den achten bis zehnten Tag herum in Geschwüre, die sich der Breite und Tiefe nach ausbreiten. Gerade auf der Höhe der Pustelentwicklung, wo Spannungsgefühl und Juckreiz am intensivsten ist, liegt dem Impfling die Versuchung sehr nahe, an den Blattern zu kratzen und zu scheuern. Ist aber einmal die Pustelhülle eröffnet, so kann es bei mangelhafter Reinlichkeit leicht zur

Infektion des Inhalts kommen. Meist verwandeln sich nur eine oder zwei der Impfpocken in solche Geschwüre. Daß sämtliche zur Entwicklung gekommenen Schutzblattern in dieser Weise verändert werden, ist selten. Die Vaccinegeschwüre haben in der Regel einen torpiden Verlauf. Sie breiten sich besonders nach der Tiefe zu aus und bilden kraterförmige Defekte, deren Grund mit schwammigen, leicht blutenden Granulationen bedeckt und deren Rand wallartig verdickt und gerötet ist. Die Heilung geht nur langsam vonstatten, indem allmählich gesunde Granulationen auftreten und der zuweilen recht große Substanzverlust wieder ausgranuliert. Eine vertiefte, unregelmäßige, manchmal kallöse, indurierte Narbe bleibt zurück.

Die Behandlung der Vaccinegeschwüre geschieht am zweckmäßigsten mit feuchten, oft gewechselten antiseptischen Verbänden (mit essigsaurer Tonerde, Borwasser u. dgl.). Nach Reinigung der Geschwüre empfiehlt sich die Anwendung einer Zinkpaste.

Bisweilen schließt sich an die Ausbildung von Vaccinegeschwüren eine Gangrän der Haut an, was eine seltene Komplikation des Impfverlaufs darstellt. Es entstehen zunächst aus den Impfpusteln Geschwüre, die von einem roten Entzündungshof umgeben sind, sich namentlich nach der Breite zu ausdehnen und sich in flache, wie mit dem Locheisen ausgeschlagene Substanzverluste umwandeln. Der Grund dieser Geschwüre ist von schmierigen Massen und nekrotischen Fetzen bedeckt. Der Umfang kann schnell bis auf Talergröße wachsen; durch Fortschreiten in die Tiefe wird bisweilen der Muskel bloßgelegt. Diese Komplikation findet sich nur bei sehr heruntergekommenen und schlecht gepflegten Kindern und führt unter hohem Fieber und Kräfteverfall in der Regel zum Tode.

Zu denjenigen Anomalien des Vaccineverlaufes, die mit der Verbesserung der Impftechnik und der Einführung einwandfreier Lymphe gegen früher erheblich seltener geworden sind, gehört das Erysipel. Man unterscheidet von alters her Früherysipele, die etwa am zweiten bis vierten Tage der Impfung auftreten, und Späterysipele, die sich erst vom fünften Tag an und noch später zeigen. Früherysipele galten ehemals als die häufigste Komplikation des Vaccineverlaufs. Noch Immermann schreibt darüber: „Der Rotlauf kann in jedem Stadium des Vaccineprozesses in diesen eingreifen und denselben komplizieren. Am häufigsten geschieht dies in der Frühperiode desselben, speziell am zweiten bis dritten Tage nach der Impfung." Bezeichnend für den Fortschritt der Impftechnik ist es, daß die heute beobachteten Impferysipele fast durchgehend Späterysipele sind, also sekundären Verunreinigungen ihre Entstehung verdanken, während Früherysipele, also primär durch den Impfakt entstandene Roseinfektionen sehr selten sind. Voigt sah in

Hamburg unter einer halben Million von Impflingen nur 13 Fälle von Rose, darunter 10 unabhängig von dem Impfakt entstandene Späterysipele und 3 Früherysipele, deren Diagnose jedoch zweifelhaft war.

Das Auftreten eines Erysipels in der Impfperiode fällt also heutzutage nur noch in den allerseltensten Fällen dem Impfakt zur Last. Daß streptokokkenhaltige Lymphe zur Verwendung kommt, wie das früher vielleicht hie und da der Fall gewesen sein mag, namentlich dort, wo Massenerkrankungen an Impferysipel beobachtet wurden, ist heute ein Ding der Unmöglichkeit. Aber auch Infektionen der Impfschnitte mit Lanzetten, die durch Streptokokken verunreinigt sind, ist bei der gesetzlich vorgeschriebenen aseptischen Ausführung des Impfaktes ausgeschlossen. Die einzige Möglichkeit, Streptokokken in die Impfstellen hineinzubringen, ist die, daß das Impffeld kurz nach der Impfung in gröblichster Weise verunreinigt wird. Die Empfehlung der Impfgegner, die Lymphe herauszusaugen oder sie mit Tüchern herauszuwischen, mag hie und da noch ein Früherysipel verschulden.

Das Späterysipel wird stets durch sekundäre Verunreinigungen der eröffneten Impfpusteln mit Streptokokken hervorgerufen.

Klinisch unterscheidet sich weder das Früherysipel noch das Späterysipel von den gewöhnlichen Formen der Wundrose. Unter plötzlichem Fieberanstieg rötet sich die Haut in der Umgebung der infizierten Impfstelle, wird heiß und schwillt an, so daß sie glänzt und sich über das Niveau der normalen Umgebung etwas erhebt. Dadurch kommt eine scharf markierte wallartige Abgrenzung gegen die gesunde Haut zustande. Nun rückt die Entzündung meist schnell in die Umgebung vor. Das geschieht in der Regel nicht in einer breiten Form, sondern so, daß Vorposten in Gestalt zungenförmiger roter Flecke und Zacken vom Rande der erkrankten Partie aus ins Gewebe vorgeschoben werden. So breitet sich die Rose oft über den ganzen Arm bis zu dem Handgelenk aus. Die regionären Lymphdrüsen sind geschwollen und druckempfindlich. Meist bleibt das Erysipel auf den geimpften Arm lokalisiert, selten geht es als Erysipelas migrans weiter über die Schulter nach dem Kopf oder nach dem Rücken hin oder wandert über die ganze Körperfläche.

Bei geimpften Säuglingen ist die Prognose dieser Komplikation mit Erysipel meist recht ungünstig, weil die Rose in diesem zarten Lebensalter erfahrungsgemäß überhaupt sehr schwer verläuft. Bei den Revaccinierten im 12. Lebensjahre ist die Prognose schon erheblich besser. Auf die mancherlei Komplikationen, die eine Erkrankung an Rose nach sich ziehen kann, näher einzugehen, ist hier nicht der Ort.

Tritt die Rose in den ersten 3 Tagen nach der Impfung auf, handelt es sich also um ein Früherysipel, so ist die Diagnose leicht. Etwas schwieriger gestaltet sich die richtige Erkennung der Komplikation um den achten Tag herum. Hier kommt die Verwechslung mit der normalen Areola in Frage. Es gibt Fälle, namentlich bei Revaccinierten, wo durch Konfluens der Areolae ein so exquisit erysipelähnliches Bild entsteht, daß die richtige Diagnose nicht leicht ist. Vgl. Fig. 11 auf Tafel V. Für Erysipel werden in der Regel der akute Beginn, das plötzlich einsetzende Fieber, die Störungen des Allgemeinbefindens und des Sensoriums sowie die scharfe Abgrenzung von der normalen Haut sprechen.

Die Prophylaxe des Impferysipels besteht außer in der Verwendung einwandfreier Lymphe und aseptischem Vorgehen bei der Impfung selbst vor allem in dem Gebot peinlichster Sauberkeit in der Pflege des Impflings. Bei sehr unruhigen Kindern, die sich leicht kratzen, empfiehlt sich die Anlegung eines Verbandes. Die Behandlung des Impferysipels unterscheidet sich nicht von der gewöhnlichen Therapie der Wundrose.

Durch sekundäre Infektion der Impfstelle oder -pusteln kann ferner Lymphangitis mit starker Achseldrüsenschwellung, mitunter auch Lymphadenitis purulenta entstehen. Schließlich besteht noch die Möglichkeit der Entwicklung einer Phlegmone und im Zusammenhange damit einer septischen Allgemeinerkrankung. Das sind aber Folgeerscheinungen, die nur in den allerseltensten Fällen bei sehr verwahrlosten Kindern und starker Verunreinigung des Impfterrains auftreten.

Eine weit größere Rolle als die bisher genannten Komplikationen hat vor der Einführung der animalen Lymphe die Impfsyphilis gespielt. Noch Immermann sagt (1896): „Unter den chronischen Affekten, deren Beziehungen zur Vaccination hier zu erörtern sind, steht an Wichtigkeit die Syphilis obenan. Sie nimmt sogar von allen komplikatorischen Ereignissen, die überhaupt die Vaccination betreffen können, praktisch wie theoretisch ohne Frage den ersten Rang ein."

Heute können wir dieses Kapitel bedeutend kürzer fassen. Seitdem die Impfung mit animaler Lymphe immer mehr Boden gewonnen hat und damit die Übertragung der Lues durch den Impfakt zur Unmöglichkeit geworden ist, bietet die Frage der Impfsyphilis gegenwärtig eigentlich nur noch historisches Interesse. Sie ist denn auch im historischen Überblick (Seite 161) bereits eingehend besprochen worden, so daß es hier nur noch weniger Worte bedarf. Wo man aus irgend einem Grunde genötigt ist, statt der animalen Lymphe humanisierte zu verwenden, ist natürlich äußerste Vorsicht bei der Auswahl der Stammimpflinge am Platze. Die dahinzielenden Vorsichtsmaßregeln sind am Eingange dieses Kapitels angegeben. Ist trotz aller Sorgfalt das Unglück passiert, so pflegt der vaccinale Prozeß ganz regelrecht zu verlaufen, und erst mehrere Wochen nach dem Impfakt verhärten sich eine oder mehrere Impfstellen und es entstehen indurierte Primäraffekte. Eine weitere Schilderung der sekundären Symptome der Syphilis erübrigt sich an dieser Stelle.

Die Prognose der Impfsyphilis ist ernst, da es bei den beobachteten Fällen sich meist um Kinder im ersten Lebensjahre handelte, die häufig dabei zu Grunde gingen. Vgl. dazu auch das Kapitel „Über die Impfgegner“.

Die Möglichkeit der Übertragung von Tuberkulose und Skrofulose durch den Impfakt spielt in den impfgegnerischen Schriften eine große Rolle. Die Besprechung dieser Frage gehört deshalb mehr in das Kapitel „Über die Impfgegner“ und wird dort genauer abgehandelt. An dieser Stelle, wo nur von den tatsächlich vorkommenden Anomalien des Impfverlaufes zu sprechen ist, kann nur darauf hingewiesen werden, daß die Übertragung von Tuberkulose durch animale Lymphe völlig ausgeschlossen ist, weil die bei der Herstellung der Lymphe verwendeten Kälber stets einer tierärztlichen Untersuchung unterzogen werden. Die Tiere werden nach der Pustulation geschlachtet und nur die Lymphe von absolut perlsuchtfreien Tieren wird verwendet. Aber auch die Übertragung der Tuberkulose durch humanisierte Lymphe gehört ins Bereich der Fabel. Aus der Zeit, wo fast ausschließlich von Arm zu Arm geimpft wurde, ist kein einziger einwandfreier Fall bekannt, wo tatsächlich durch die Vaccination eine Tuberkulose übertragen wurde.

Auch die Übertragung der Lepra, die früher, als noch mit humaner Lymphe geimpft wurde, bei der Verwendung lepröser Stammimpflinge einige Male vorgekommen ist, wird bei der Benutzung animaler Lymphe zur Unmöglichkeit. Den bakteriologischen Beweis dafür, daß die Lymphe Lepröser tatsächlich Leprabazillen enthalten kann, brachte Arning. Ein lehrreiches Beispiel von Lepraübertragung durch humane Lymphe sei hier wiedergegeben und diene zur Warnung vor der Verwendung humanisierter Lymphe in Lepragegenden.

Ein in Trinidad ansässiger europäischer Arzt vaccinierte seinen eigenen Sohn mit Vaccineborken eines scheinbar gesunden Kindes, das aber einer leprösen Familie entstammte und später selbst Lepra zeigte. Der geimpfte Sohn des Arztes diente dann wieder selbst als Lymphespender für ein anderes gesundes Kind. Beide Kinder zeigten 2 bis 3 Jahre später Erscheinungen der Lepra. (Gairdner.)

Schließlich müssen noch einige Komplikationen kurz erwähnt werden, die bei der Benutzung animaler Lymphe zu einer Zeit vorgekommen sind, als die Technik der Lymphegewinnung noch nicht mit allen den Kautelen umgeben war, die sie heute besitzt.

Im Jahre 1901 traten in Nordamerika mehrere Fälle von Tetanuserkrankungen bei geimpften Kindern auf, die auf tetanusbazillenhaltige Lymphe zurückzuführen waren. Da die Lymphe jetzt stets vor der Abgabe speziell auf Tetanussporen geprüft wird, ist ein solches Vorkommnis heute nicht mehr möglich.

Ferner wurde im Anfange der Neunzigerjahre in einigen Fällen Herpes tonsurans durch die Impfung übertragen. Auch dieses Ereignis ist infolge der Vervollkommnung der Lymphegewinnung in neuerer Zeit nicht mehr vorgekommen.

Schließlich ist in seltenen Fällen die Impetigo contagiosa im Anschluß an die Impfung beobachtet worden. Es existieren einige Berichte über das epidemische Auftreten dieser Krankheit im Zusammenhang mit der Vaccination (Epidemien von Wittow [Insel Rügen 1887], ferner Schlawe, Meseritz und Kleve). Möglicherweise trug bei einem Teil dieser Fälle eine Verunreinigung der Lymphe mit den Erregern der Impetigo die Schuld. In anderen Fällen von gehäuftem Auftreten der Impetigo nach der Impfung erkrankten gleichzeitig geimpfte und ungeimpfte Kinder, so daß die Wahrscheinlichkeit naheliegt, daß es sich hier um eine bei der großen Ansammlung von Kindern und dem kontagiösen Charakter des Leidens ganz erklärliche Masseninfektion gehandelt hat, die mit dem Impfakt an sich nichts zu tun hatte. Die Mehrzahl der von den Impfgegnern aufgeführten Fälle, bei denen Impetigo contagiosa nach der Vaccination beobachtet wurde, hatten das Leiden schon bei der Impfung. (L. Voigt.) Bei Beobachtung aller durch das Impfgesetz gebotenen Vorsichtsmaßregeln und Verwendung tadelloser Lymphe werden Ereignisse, wie die oben geschilderten, kaum mehr vorkommen.

Komplikationen mit anderen akuten Infektionskrankheiten.

Bisweilen wird der Verlauf der Vaccination durch akute Infektionskrankheiten kompliziert. Das Zusammenströmen vieler Kinder bei den Impfterminen gibt hie und da Veranlassung zu solchen Infektionen. Alle Vorsicht kann mitunter solche Ereignisse nicht verhindern, wenn auch das Gesetz bestimmt, daß Impfpflichtige aus einem Hause, in welchem ansteckende Krankheiten, wie Scharlach, Masern, Diphtherie, Croup, Keuchhusten, Typhus, roseartige Entzündungen oder die natürlichen Pocken herrschen, zum allgemeinen Impftermin nicht gebracht werden dürfen.

Die Entwicklung der Vaccine erfährt durch das Akquirieren einer Infektionskrankheit keine Störung; auch macht es im allgemeinen nicht den Eindruck, als ob die Schwere der hinzutretenden Infektionskrankheit durch die Vaccine eine Steigerung erführe. Das gilt für Masern, Schar-

lach, Keuchhusten, Varizellen, Influenza usw. Wenn Diphtherie mit dem
Impfprozeß zusammenfällt, so sollen sich nach den Erfahrungen von
Voigt die Aussichten der Kranken verschlechtern.

Während der Rekonvaleszenz von Infektionskrankheiten ist die
Einimpfung der Vaccine für den Kranken bisweilen nicht ganz gleichgültig.

Ich sah einmal nach Varizellen bei einem stark heruntergekommenen
Kinde, das ohne mein Zutun geimpft worden war, schwere Vaccinegeschwüre
auftreten, die nachher in Gangrän übergingen und den Tod an Sepsis nach
sich zogen.

Bei akutem Darmkatarrh sollen geimpfte Kinder nach Mackenzie
zu Kollaps neigen.

Sonstige Besonderheiten.

In manchen Fällen wird der Inhalt der Schutzpocken blutig
infolge akuter hämorrhagischer Diathese. Es ist dies eine relativ seltene
Erscheinung, die in der Regel noch von anderen hämorrhagischen Symptomen, Petechien, Ekchymosen der Haut, Blutungen aus Zahnfleisch,
Nase, Hämaturie usw. begleitet sein kann. Es kommen aber auch Fälle
vor, wo bei Vaccinierten eine akute hämorrhagische Diathese mit allen
den genannten Symptomen auftritt, ohne daß die Impfblattern selbst
hämorrhagisch werden. Epstein hat über zwei solcher Fälle berichtet.
Die Komplikation der Schutzpocken mit hämorrhagischer Diathese bildet
ein Analogon zu dem Auftreten akuter hämorrhagischer Diathese bei
anderen Infektionskrankheiten, z. B. bei Masern, Scharlach, Varizellen.
Man muß annehmen, daß hier die Vaccination nur die Rolle des aus-
lösenden Momentes bei einer schon latent vorhandenen Anlage spielt.
Die Prognose dieser Fälle ist zweifelhaft und hängt von dem Allgemein-
zustande der Betreffenden ab.

Zu sehr beunruhigenden Erscheinungen kann es im Anschluß an
den Impfakt bei Hämophilie kommen. Fälle mit profusen lebens-
gefährlichen Blutungen aus den Impfstichen sind von Henoch, Stroh-
meyer u. a. berichtet. Daß eine Verletzung des gefäßführenden Koriums
durch die Impflanzette bei Blutern zu schwer stillbaren Blutungen führen
kann, hat nichts Befremdliches. Mit einiger Behutsamkeit vermag der
Impfarzt aber auch bei Individuen, die auf Hämophilie verdächtig sind
(aus Bluterfamilien stammende Kinder männlichen Geschlechtes erfordern
besondere Beachtung), die Gefahr zu vermeiden. Es ist dazu nur erforderlich, die Impfschnitte in der oben angegebenen vorsichtigen Weise
anzulegen, so daß nur die Epidermis geritzt und das Korium überhaupt
nicht berührt wird.

Schließlich ist noch einer seltenen Anomalie zu gedenken, die unter der Bezeichnung B l a s e n p o c k e n (Vaccinae bullosae) bekannt ist. Hier entwickeln sich schon am zweiten oder dritten Tage nach der Impfung statt der normalen Papeln Blasen von pemphigusartigem Aussehen. Diese Blasen platzen und verwandeln sich in Exkoriationen, die sich mit dünnen, gelblichen Borken bedecken. Der Inhalt solcher Blasenpocken ist nicht weiter verimpfbar, auch gewähren sie ihrem Besitzer keine Immunität gegen Variola oder Vaccine.

In seltenen Fällen entstehen an der Stelle der Impfnarben Keloide.

Praktisches über den Impfschutz.

Die erfolgreiche einmalige Impfung mit Vaccinelymphe verleiht dem Geimpften Schutz gegen die Erkrankung an den Blattern. Diese Immunität erstreckt sich nicht auf eine unbegrenzte Zahl von Jahren, wie das noch Jenner annahm, sondern ist eine temporäre. Für die ersten Jahre nach der Vaccination ist der Geimpfte jedoch mit Sicherheit gegen die Gefahr der Pockenerkrankung gefeit. Diese Tatsache ist durch mannigfache Experimente und Erfahrungen mit absoluter Sicherheit erwiesen. Den ersten experimentellen Beweis brachte Jenner selbst, indem er eine Reihe von Personen, die mit Vaccinelymphe geimpft waren, nachträglich der Variolation unterzog. Das Ergebnis war stets dasselbe: die durch die Vaccination Geschützten erkrankten nicht an den Pocken. Wohl selten hat ein wissenschaftliches Experiment eine so tausendfältige Nachprüfung erfahren wie dieser Jennersche Doppelversuch. So hat z. B. Pearson in England allein in den Jahren 1801 bis 1803 5000 Personen nach erfolgreicher Vaccination mit Variola inokuliert und immer denselben negativen Erfolg erhalten. In viel größerem Umfang aber sprechen für den durch die Impfung erlangten Schutz die vielmillionenfachen Erfahrungen, die in aller Herren Länder nach der Einführung der Vaccination gewonnen wurden. Das Kapitel über: „Die Erfolge der Impfung im Lichte der Statistik,“ bringt ausführliche Berichte darüber.

Eine praktisch nicht unwichtige Frage ist die nach dem zeitlichen Eintritt der Schutzwirkung. Die Immunität, die an das Überstehen der vaccinalen Erkrankung geknüpft ist, tritt natürlich nicht schon unmittelbar nach dem Impfakt ein, sondern entwickelt sich erst nach Ablauf einiger Tage. Das geht sehr deutlich aus dem Ausfalle täglicher Nachimpfungen hervor, die im Anschluß an die Vaccination vorgenommen werden. Während etwa vom siebenten Tage an Nachimpfungen erfolglos verlaufen oder nur eine unbedeutende Frühreaktion setzen, ergeben die an früheren Tagen gemachten Insertionen noch positive Resultate, doch unterscheiden sich die in den allerersten Tagen sehr wesentlich von den am vierten oder fünften Tage vorgenommenen Insertionen. Während nämlich die sehr frühzeitig angelegten Nachimpfungen ihre Latenzzeit verkürzen und dann in relativ kurzer Zeit heranreifen, indem sie sich beeilen, die bei der ersten Impfung gesetzten Effloreszenzen in ihrer Entwicklung einzuholen, bleiben die später inserierten Vaccinen in ihrem Entwicklungsgange stehen, die Reaktion wird mit jedem Tage geringer, und schließlich bleibt jede vaccinale Effloreszenz aus. Der Impfschutz beginnt also beim Menschen etwa vom siebenten bis zehnten Tage an. In jedem einzelnen Falle genau den Termin des Eintrittes der Immunität zu bestimmen, ist nicht möglich, da hier individuelle Verhältnisse eine Rolle spielen.

Zur Beurteilung des zeitlichen Eintritts der vaccinalen Immunität kann auch die Übertragungsfähigkeit des Pustelinhalts herangezogen werden. Die in der regulären Impfpustel enthaltene Lymphe ist, wie wir wissen, hochgradig infektiös und ruft auf der Haut empfänglicher Menschen wieder Vaccineeruptionen und auf der Kornea von Kaninchen die Bildung Guarnierischer Körperchen hervor. Sowie die Pustulation vollendet ist und die Eintrocknung beginnt, verliert der Pustelinhalt seine Infektiosität, so daß Übertragungsversuche scheitern. Die größte Infektiosität besteht am fünften bis sechsten Tage; vom achten Tage an nimmt die Wirkung ab, und vom zehnten Tage an ist die Lymphe gänzlich steril. Mit dem Beginn der Hautimmunität geht das Virus zu Grunde.

Gleiche Ergebnisse über den Eintritt des Impfschutzes folgen aus der Beobachtung jener Fälle, wo frischgeimpfte Personen während des Vaccineverlaufes an Variola erkranken. In früheren Zeiten waren solche Ereignisse gar nicht selten, heutzutage kommen sie nur noch gelegentlich in der Umgebung eines Blatternkranken vor. Nur in der ersten Woche nach Vollziehung der Impfung mit einwandfreier Lymphe sind noch variolöse Erkrankungen möglich. Wenn man bedenkt, daß die Inkubationsdauer der Variola 10 bis 13 Tage beträgt, so geht daraus hervor, daß die Infektion mit Variola stets mehrere Tage vor dem Impfakt erfolgt sein muß, wenn sie noch zu spezifischen Erscheinungen führen soll. Erfolgt die Variolainfektion erst nach vollzogener Impfung, so kommt sie stets zu spät, denn ehe 10 bis 13 Tage verstrichen sind, ist längst die durch die Vaccine erzeugte Immunität vollendet.

Ist es wirklich einmal bei demselben Individuum zum Zusammentritt von Vaccine und Variola gekommen, so hängt das gegenseitige Verhalten von dem Termin der beiden Infektionen ab. Zeigen sich bei einer mit Variola infizierten, aber nachträglich geimpften Person die ersten Pockenerscheinungen am dritten oder vierten Tage nach erfolgter Impfung, so fällt die Eruption des Pockenexanthems zeitlich mit der Höhe der Vaccineentwicklung zusammen, und man kann am neunten oder zehnten Tage nach der Vaccination Pockenpusteln und Schutzpocken friedlich nebeneinander entwickelt sehen, wie dies z. B. auf dem Bilde Seite 48 sehr schön zum Ausdruck kommt. Liegt dagegen die Variolainfektion in ihrem zeitlichen Verhältnis zum Impftermin noch weiter zurück, d. h. also mit anderen Worten: Wird die Vaccination erst vorgenommen, wenn bereits Pockeneruptionen aufgetreten sind, dann können sich die Schutzblattern nicht in der normalen Weise entwickeln; sie bleiben rudimentär und verkümmern, weil schon vom siebenten Tage an die immunisierenden Kräfte einsetzen, die das Überstehen der Variola vera nach sich zieht. Die Schutzpocken können also hier nicht mehr haften, weil der Körper bereits durch die Berührung mit dem Variolavirus immun geworden ist.

Der umgekehrte Fall liegt vor, wenn die Eruptionen der echten Pocken erst am achten oder neunten Tage nach der Vaccination auftreten; dann haben sich bereits die immunisierenden Kräfte geregt, die sich unter dem Einflusse der Vaccination bilden, und infolgedessen treten die echten Pocken in gemilderter oder rudimentärer Form als ein abgeblaßtes Bild der Variola vera auf. Diese milde Form der echten Blattern haben wir unter der Bezeichnung Variolois im klinischen Teile bereits eingehend kennen gelernt.

Die praktischen Schlußfolgerungen aus diesen Betrachtungen sind folgende:

1. Sowie die Möglichkeit einer Blatternansteckung vorliegt, ist es dringend geboten, sofort eine Impfung mit Schutzpockenlymphe vorzunehmen und nicht erst abzuwarten, bis sich die ersten verdächtigen Krankheitserscheinungen zeigen. Da die Inkubationszeit der Vaccine um vieles kürzer ist als die der Variola, so können wir durch eine rechtzeitige Schutzpockenimpfung einen großen Vorsprung gewinnen und einen wertvollen Schatz immunisierender Kräfte anhäufen. Kommt man noch früh genug, so wird es infolgedessen gelingen, den Ausbruch der echten Blattern ganz zu verhindern; in anderen Fällen wird der Schutzeffekt wenigstens darin zum Ausdruck kommen, daß eine abgeschwächte Form der Blattern, eine Variolois, entsteht. Bei einer Pockenepidemie in Kobe, 1910, beobachtete Amako, daß Impfungen im Inkubationsstadium und sogar im Initialstadium der Pocken durchgehends den Erfolg hatten, daß der Verlauf der Krankheit ein leichter war.

2. Nach Ausbruch spezifischer Pockeneruptionen noch zu vaccinieren, etwa in der Absicht, eine Abschwächung der Krankheitserscheinungen herbeizuführen, ist zwecklos.

3. Man kann sich ohne Gefahr der Ansteckung sofort nach vollzogenem Impfakt in die Nähe von Pockenkranken begeben, da wegen der verschiedenen Inkubationsdauer der beiden Infektionen der Impfschutz sich früher einstellt, als das Pockenvirus haften kann. Dieser Punkt ist besonders für Ärzte, Krankenpfleger, Schwestern usw. von Bedeutung, denen anzuraten ist, sich jedesmal vor dem Eintritt der Pflege eines

Pockenkranken vaccinieren zu lassen, sofern sie nicht erst kurze Zeit vorher geimpft sind.

Weit wichtiger noch als die Frage nach dem zeitlichen Eintritte des Impfschutzes ist die nach seiner Dauer und der Art seines Verschwindens. Die Dauer des vaccinalen Impfschutzes läßt sich nicht allgemein durch eine bestimmte Zahl von Jahren ausdrücken; sie schwankt vielmehr bei den einzelnen Individuen innerhalb weiter Grenzen. Die alte Jennersche Vorstellung, daß die durch die Schutzpockenimpfung entstandene Immunität für die Dauer eines langen Lebens vor den Pocken schützt, wurde schon bald nach seinem Tode als unrichtig erkannt. Zwar kommen einzelne Fälle vor, wo nach einmaliger Impfung trotz wiederholter Ansteckungsmöglichkeit Pockenimmunität bis ins hohe Alter besteht, aber solche Fälle sind doch große Ausnahmen. Die Regel ist, daß nach einem verschieden langen Zeitraum wieder Empfänglichkeit für die Blattern auftritt. Sicher ist, daß für die ersten Jahre nach der erfolgreichen Vaccination Immunität besteht. Die Erfahrungen aus den ersten Dezennien des 19. Jahrhunderts lehren, daß vor Ablauf des fünften Jahres nach der Impfung kaum jemals eine Pockeninfektion haftet, und daß der Schutz in der Regel erst nach 10 Jahren zu schwinden beginnt.

Bei den Negern ist die Dauer der Immunität nach überstandener Variola sowie nach Vaccination im allgemeinen, wie es scheint, erheblich kürzer als bei Europäern. A. Plehn beschreibt drei sichere Fälle, wo Kamerunneger an den Blattern erkrankten, die vor Jahresfrist erfolgreich geimpft waren. Einmal verlief die Krankheit schwer, ein Kranker starb. Von 227 Eingeborenen, welche Schilling im Jahre 1903 erfolgreich vaccinierte, gaben 84 nach 16 Monaten wiederum Erfolg, und von 62, welche die echten Blattern überstanden hatten und trotzdem schon von Schilling sämtlich mit Erfolg geimpft waren, konnte Külz acht erfolgreich revaccinieren.

Plehn empfiehlt deshalb, bei den Eingeborenen zwar regelmäßig Impfungen in möglichst weitem Umfange vorzunehmen, bei drohender Pockengefahr aber nicht allzu bestimmt auf den dadurch bewirkten Impfschutz zu rechnen, wenn sie 2 Jahre und länger zurück liegen, vielmehr auf jeden Fall eine erneute Impfung vorzunehmen.

Am einfachsten erscheint es a priori, auf dem Wege des Experiments Klarheit über die Dauer des Impfschutzes zu gewinnen und die Empfänglichkeit für Vaccine bei der Wiederimpfung in Parallele zu setzen mit der Empfänglichkeit für spontane echte Pocken. So spricht Immermann geradezu von einer diagnostischen Bedeutung der Revaccination. „Je nachdem der Erfolg einer solchen Revaccination negativ, modifiziert oder komplett sich herausstellt, zeigt er mit befriedigender Deutlichkeit an, ob und in welchem Grade etwa die Disposition für vaccinöses und variolöses

Erkranken bei einem ehedem einmal geimpften Individuum zur Stunde wieder da ist." Diese Anschauung dürfte heute nicht mehr allgemein anerkannt werden. Die Revaccination hat bei einem einmal Geimpften gar nicht selten schon nach 2 bis 3 Jahren wieder vollen Erfolg. Bei der gesetzlichen Wiederimpfung im 12. Lebensjahre zeigen die Geimpften in 81 bis 90 % der Fälle wieder vollen Erfolg. Ja, wenn man mit v. Pirquet die Frühreaktion schon als positiven Erfolg deutet, so ist vollkommene Unempfindlichkeit gegenüber der Vaccine überhaupt nur in den ersten Monaten nach der Erstimpfung und auch da nur selten festzustellen. Bei Revaccinanden tritt schon in den ersten Wochen nach der Impfung die Frühreaktion regelmäßig auf. Schon Reiter (1846) hatte einen ähnlichen Standpunkt wie v. Pirquet in dieser Frage vertreten: „Impft man einen Menschen, der die Kuhpocken schon überstanden hat, zum zweiten Male mit Kuhpocken vom Arme eines Vaccinierten, so erfolgt jedesmal an der Stelle der Impfung eine Wirkung. Besteht nur eine ganz geringe Empfänglichkeit, so wird sich nur eine Hautröte bilden, die innerhalb von 24 bis 36 Stunden wieder verschwindet. Je mehr sich der auf die Wiederimpfung folgende Ausschlag der Blatternform nähert, desto später sieht man an der Stelle der Impfung eine Wirkung des Stoffes. Eine ganz erfolglose Revaccination gibt es nach meinen Beobachtungen nicht, und die unvollkommensten Formen des Hautausschlages werden nur deshalb zur erfolglosen Revaccination gerechnet, weil sie am achten Tage schon wieder verschwunden sind."

Mit diesen Tatsachen im Widerspruch steht aber die Erfahrung, daß Geimpfte wenigstens in Europa gegen die Erkrankung an echten Pocken in der Regel mindestens 10 Jahre, oft sogar noch weit länger, geschützt sind. Wir wissen ferner, daß Personen, die einmal die echten Blattern überstanden haben, bei einer späteren Impfung mit Kuhpockenlymphe oft positive Impferfolge zeigen, obgleich doch erfahrungsgemäß einmal Geblatterte mit sehr geringen Ausnahmen für die Dauer eines langen Lebens geschützt sind. L. Voigt, der bekannte Impfarzt in Hamburg, konnte in dem auf die große Pandemie von 1872—1874 folgenden Dezennium bei Impfungen an blatternarbigen Kindern beobachten, daß schon 5 Jahre nach den überstandenen Pocken die Empfänglichkeit für die Vaccination wieder begann, und daß nach 10 bis 11 Jahren kein nennenswerter Unterschied mehr zwischen einst Gepockten und einst Geimpften gegenüber der vaccinalen Reaktion bestand.

Ferner ist aus den Zeiten der Variolation bekannt, daß Geblatterte, die einige Jahre nach dem Überstehen der Pocken der Variolation unterzogen werden, trotz ihrer Immunität gegen spontane Blattern spezifisch variolöse lokale Reaktionserscheinungen zeigen. Es entwickelt sich an dem Orte der Inokulation eine Pustel, deren Inhalt infektiös ist und mit

Erfolg weiterverimpft werden kann. Das Allgemeinexanthem, das sonst im Gefolge der Variolation aufzutreten pflegt, bleibt jedoch in solchen Fällen wegen der noch vorhandenen Immunitätsreste aus.

Aus diesen Tatsachen geht zweifellos hervor, daß die **Empfänglichkeit für spontane Pocken keineswegs an das Auftreten vaccinaler Eruptionen bei der Wiederimpfung gebunden ist.**

Die Frage, warum der Schutz gegen die Erkrankung an Pocken länger dauert als die Empfänglichkeit für die eingeimpfte Vaccine, wird in verschiedener Weise beantwortet. Die eine Erklärungsmöglichkeit ist die, daß mit der kutanen Insertion die Vaccinelymphe eine ungleich gröbere und massigere Infektion bewirkt wird als auf dem Wege der natürlichen Ansteckung, daß also der quantitative Unterschied das Wesentliche ist. „Wenn wir mit Variola inokulieren oder mit Vaccine impfen, bringen wir eine außerordentlich große Menge virulenten Materials in eine Insertion. Die Bewältigung so vieler Erreger bedarf auch einer entsprechend großen Menge und Wirksamkeit virulizider Schutzkörper, deren Nachschiebung vielleicht einige Zeit in Anspruch nimmt, so daß bis dahin das Virus bereits die anatomischen Veränderungen der Pustel erzeugen konnte. Bei spontaner Erkrankung dagegen ist das eindringende Virus numerisch viel geringer aggressiv, so daß es von den Antikörpern sofort überwunden werden kann." (Süpfle.)

Die andere Erklärung rekurriert auf die **Protopustel der Schleimhäute.** L. Pfeiffer schloß bekanntlich aus den Vorgängen bei der künstlichen Variolation, wo zuerst an der Stelle der Impfung eine Pustel entsteht (die Mutterpustel), und erst sekundär nach einigen Tagen das allgemeine Pockenexanthem sich entwickelt, daß auch in der Pathogenese der Variola vor dem Auftreten des charakteristischen Hautausschlages irgendwo eine Protopustel vorhanden sein müßte. Er nahm an, daß diese sich auf der Schleimhaut etabliere und wegen ihres schnellen Zerfalls in der Regel unbemerkt bleibe. An diese Vorstellung knüpft die Erklärung an. Ebenso wie früher nach überstandenen Blattern oder nach vorangegangener Variolation eine Revariolation nur zu einer lokalen Eruption, zur Entwicklung einer Mutterpustel, führte, während das sekundäre allgemeine Hautexanthem ausblieb, so soll es beim geimpften Menschen zu der Zeit, wo er bereits wieder für die Revaccination Empfänglichkeit zeigt, infolge des vorhandenen partiellen Impfschutzes nur zur Entwicklung einer Protopustel auf den Schleimhäuten, nicht aber zu einem allgemeinen Hautexanthem kommen. Der Betreffende würde also bei erfolgter Ansteckung nur eine unbemerkt bleibende **lokale abortive Pockenform durchmachen.**

Ich glaube, daß dieser Erklärungsversuch etwas allzu hypothetisch ist und möchte mich eher der ersten Vorstellung anschließen.

Die früher vertretene Anschauung, daß die Dauer des Impfschutzes abhängig von der Zahl der angelegten und aufgegangenen Schutzpocken ist, ist heute nicht mehr aufrecht zu halten, und damit fällt auch die Vorstellung, daß man aus der Zahl der Impfnarben auf die Güte des Impfschutzes schließen könne. Nach der kutanen Insertion ist eine einzige reguläre Impfpocke hinreichend, um den vollen Impfschutz herbeizuführen. Bei Revaccinierten ist schon die Bildung eines rudimentären Knötchens ausreichend.

Dagegen ist es wahrscheinlich, daß die Dauer der Immunität mit der Virulenz der verwendeten Lymphe zusammenhängt. Dafür spricht ja schon die Tatsache, daß einmal Geblatterte in der Regel nicht zum zweiten Male an den Pocken erkranken, sondern für die Dauer eines langen Lebens immun sind. Das virulentere Pockenvirus bringt also, wenigstens für die meisten Fälle — Ausnahmen bestätigen die Regel —, eine längere Immunität hervor als die Impfung mit dem weniger virulenten Vaccinevirus. Damit im Einklang würde die Beobachtung von L. Voigt stehen, daß mit frischer, sehr kräftiger Variola-Vaccine ein weit nachhaltigerer Impfschutz erzielt wird als mit älteren, lange von Kalb zu Kalb fortgezüchteten Vaccinestämmen.

Das Verschwinden der Immunität hört nicht mit einem Schlage, sondern ganz allmählich auf. Aus dem absoluten Impfschutz, der in den ersten Jahren besteht, wird zunächst ein partieller. In den ersten Jahren nach der Impfung besteht trotz gegebener Ansteckungsmöglichkeit überhaupt keine Empfänglichkeit für die Erkrankung an den Blattern. Man hat früher bisweilen die Probe auf dieses Exempel zu machen versucht, indem man geimpften Personen mit Pockeneiter beschmutzte Hemden anzog oder sie mit Variolakranken zusammen in demselben Bette schlafen ließ, um so die Ansteckungsmöglichkeit zu erhöhen. Stets war ein negativer Erfolg zu verzeichnen, die Blatternerkrankung blieb aus; es bestand also ein absoluter Impfschutz. Erfolgt die Ansteckung geimpfter Personen aber in der Zeit der langsam schwindenden Immunität, so macht sich der noch bestehende partielle Impfschutz darin geltend, daß nur ein abgeblaßtes Bild der echten Variola, die Variolois, in Erscheinung tritt. Diese Tatsache wird illustriert durch die Beobachtungen im zweiten Dezennium des vorigen Jahrhunderts, als die im frühen Kindesalter geimpften Personen langsam ihren Impfschutz verloren und wieder „pockenfähig" wurden. Die große Mehrzahl der zwischen dem 10. bis 15. Lebensjahre vorkommenden Pockenansteckungen verlief unter dem Bilde der Variolois und erst nach der Pubertätsperiode kamen in wachsender Zahl auch wieder schwerere Pockenfälle vor, weil allmählich auch der partielle Impfschutz verloren ging und wieder völlige Empfänglichkeit für das Blatternvirus auftrat.

Der Gedanke an die Notwendigkeit der Revaccination, der doch die logische Folgerung solcher Beobachtungen ist, brach sich, wie wir sahen, erst allmählich Bahn. Wir erfuhren im historischen Überblick über die Entwicklung der Vaccination, wie zuerst das Militär mit gutem Beispiele voranging und durch die Einführung der obligatorischen Wiederimpfung ein rapides Absinken der Pockensterblichkeit erzielte, und wie schließlich im französischen Kriege 1870—1871 der glänzendste Beweis für die Bedeutung der Wiederimpfung durch den erstaunlich günstigen Gesundheitszustand des gut durchgeimpften deutschen Heeres im Vergleich zu dem traurigen Zustande der französischen Armee erbracht wurde. —

Die Wiederimpfung der Soldaten beim Eintritt in die Armee war aber noch nicht das Ideal einer zweckmäßigen Revaccination, da sie erst um das 20. Lebensjahr herum vorgenommen wurde, also in einer Zeit, wo der von der Erstimpfung herrührende Impfschutz längst erloschen war. Erst das deutsche Impfgesetz, das im Jahre 1874 erlassen wurde, trug den Anforderungen zweckmäßiger Immunisierung besser Rechnung. Nachdem die große Pandemie vom Jahre 1872—1874 aufs grellste die Notwendigkeit beleuchtet hatte, dem Volk einen hinreichenden Impfschutz zuteil werden zu lassen, wurde bestimmt, daß jedes Kind in dem auf sein Geburtsjahr folgenden Kalenderjahre sowie im zwölften Lebensjahre zu impfen sei. Bei der Festlegung des 12. Lebensjahres als Termin der Wiederimpfung wurde die obengenannte Erfahrung benutzt, daß im Durchschnitt nach 10 Jahren die Vaccineimmunität zu schwinden beginnt. Die glänzenden Erfolge des deutschen Impfgesetzes sind in einem besonderen Kapitel genauer ausgeführt[1]). An dieser Stelle muß aber hervorgehoben werden, daß bei drohender Pockenepidemie dringend eine nochmalige Impfung aller gefährdeten Personen geboten ist. Da die Revaccination auf das zwölfte Lebensjahr festgesetzt ist und Militärpflichtige bei ihrem Eintritt in die Armee wiedergeimpft werden, so folgt daraus, daß Frauen und nichtmilitärpflichtige Männer schon von der Mitte der Zwanzigerjahre an des Impfschutzes entbehren. Wollte man alle Konsequenzen aus den besprochenen Erfahrungstatsachen ziehen, so könnte man sich veranlaßt sehen zu empfehlen, die gesamte Bevölkerung alle 7 bis 10 Jahre einer Revaccination zu unterziehen. Das würde aber eine etwas weitgehende und deshalb schwer durchführbare Maßregel sein, die bei dem heutigen Standpunkte unserer hygienischen und sanitären Verhältnisse nicht nötig ist. Da in Deutschland jeder Pockenfall sofort der Behörde angezeigt werden muß, so können im gegebenen Moment alle erforderlichen Maßnahmen getroffen

---

[1]) Erfolge der Impfung in statistischer Beleuchtung.

werden, um einer Epidemie vorzubeugen. In Deutschland besteht deshalb auch in den meisten Bundesstaaten die Bestimmung, daß bei drohender Pockengefahr Zwangsimpfungen vorzunehmen sind, und dort, wo solche Bestimmungen nicht bestehen, ist es Sache des vorsichtigen Arztes, seine Klientel auf die drohende Gefahr aufmerksam zu machen und sie von der Notwendigkeit einer Nachimpfung zu überzeugen. Im Krankenhause lasse ich, sowie ein Pockenfall eingeliefert wird, alle nicht kurz vorher geimpften Personen, in erster Linie natürlich das Ärzte- und Pflegepersonal, von neuem vaccinieren.

Der Impfschutz im Lichte der Immunitätslehre.

Aus welchem Grunde bewirkt die Impfung mit Kuhpockenlymphe Immunität gegen Variola?

Um diese Frage erschöpfend zu beantworten, wäre die erste Vorbedingung: die sichere Kenntnis des Erregers der Variola-Vaccine und die Möglichkeit, experimentell mit Reinkulturen dieses spezifischen Keimes arbeiten zu können. Aber auch wenn dieses Postulat erfüllt wäre, würde uns noch ein weiter Weg vom Ziele trennen, denn selbst bei Infektionskrankheiten, wo die genannten Voraussetzungen vorhanden sind, so z. B. bei der Tuberkulose, haben die Anschauungen über das Zustandekommen des Immunitätsprozesses das Gebiet der Hypothese noch nicht verlassen. Immerhin haben die Forschungen der letzten zwei Jahrzehnte uns dem Ziele erheblich näher gebracht.

Sicher ist folgendes: Echte Pocken und Kuhpocken werden durch denselben Erreger erzeugt. Durch Übertragung des Pustelsekrets von echten Blattern entstehen beim Rinde Kuhpocken und die Rückübertragung der Kuhpocken auf den Menschen verursacht nicht mehr echte Blattern, sondern Vaccine. Das Pockenvirus hat durch diese Passage des Tierkörpers eine Abschwächung seiner Virulenz erfahren, so daß Verimpfung der Vaccinelymphe auf die Haut des Menschen nur noch eine lokale Pusteleruption hervorruft. Das Überstehen der Schutzpocken erzeugt aber beim Menschen nicht nur Immunität gegen Kuhpocken, sondern auch gegen die echte Variola. Die Jennersche Schutzpockenimpfung ist also in der Sprache der Immunitätslehre eine aktive Immunisierung des Menschen mittels des durch Tierpassage abgeschwächten Pockenvirus. Die Vaccination ist das klassische Beispiel für die Erzeugung jener Immunität, die man als aktive Immunität bezeichnet, weil von dem Körper des infizierten Individuums eine aktive Arbeitsleistung, nämlich die Erzeugung von Schutzstoffen, verlangt wird.

Wo diese Immunität verleihenden Schutzstoffe im Körper ihren Sitz haben, welche Zellen sie produzieren, ob sie dauernd oder nur vorübergehend im Blute kreisen, oder ob der immunisierte Körper sie nur im Bedarfsfalle, d. h. bei Berührung mit dem Pockengift produziert, das sind die Fragen, die sich uns zunächst aufdrängen, und die zum Teil bereits eine experimentelle Beantwortung erfahren haben.

Bevor wir aber der Frage nähertreten, wo die Schutzstoffe entstehen, muß zunächst dem Schicksal des Vaccinevirus selbst nachgegangen werden. Kreist das Vaccinevirus nach seiner Einführung in den Körper im Blute? Die darüber gemachten Beobachtungen widersprachen sich lange Zeit. Reiter und Pfeiffer gaben an, daß sie mit Vaccineblut vom Menschen auf großen Kontaktflächen positive Impfresultate erzielt haben. Prowazek und Halberstädter dagegen kamen zu dem Resultat, daß eine Generalisation des Virus von der Haut aus nicht stattfindet. Bei Versuchen an Kälbern fand Frosch, ferner auch Vanselow und Freyer, daß das Virus zu bestimmten Zeiten im Körper des Kalbes kreist, Hiller und Paaschen kamen dagegen auf Grund ihrer Versuche zu entgegengesetzten Erscheinungen. Die Versuche über das Verhalten des Vaccinevirus im Kaninchenkörper kamen fast durchgehends zu denselben Resultaten. Nach Jürgens, Prowazek, Paaschen, Mühlens und Hartmann generalisiert sich bei kutaner und kornealer Verimpfung das Virus nicht. Auch Süpfle kommt zu dem Resultat, daß der lokal inserierte Vaccineerreger beim Kaninchen nicht in den allgemeinen Kreislauf übergeht.

Diese Versuche finden durch die Beobachtungen intravenöser Einführung des Virus ihre Bestätigung. Wenn der Vaccineerreger die Neigung hätte, sich im Blute längere Zeit aufzuhalten, so würde das bei dieser Form der Einverleibung sich am ehesten zeigen. Prowazek und Yamamato zeigten, daß nach intravenöser Einspritzung bei Kaninchen das Virus nach einer Stunde aus der Blutbahn verschwindet und nach zwei Stunden in Leber, Milz und Knochenmark durch Korneaimpfung nachweisbar ist. Das Verschwinden ist aber nicht etwa die Folge einer Abtötung durch das Blut; denn es zeigte sich, daß das sofort nach der Einspritzung des Virus aus der Ohrvene entnommene Blut, welches den Erreger enthält, also bei Verimpfung auf die Kornea Guarnierische Körperchen erzeugt, auch nach 24stündigem Stehen noch infektiös ist. Wohin das Virus nach dem Verschwinden aus dem Blute gelangt ist, wird aus folgenden Versuchen ersichtlich. Wenn man bei intravenös geimpften Albinokaninchen einige Zeit nach der Impfung am Rücken und Nacken die Haare mit Calciumhydrosulfit depiliert und die Haut durch Reiben mit Sandpapier aufschließt, so entstehen konfluierende Hautpocken. Dies Experiment gelingt am besten 4 Stunden nach der intravenösen Infektion, etwas weniger reichlich sind die Hauteruptionen nach 24 und zweimal 24 Stunden. Wird von dieser Hautaffektion eine Kaninchenkornea geimpft, so kann man sich überzeugen, daß es sich wirklich um eine Vaccine handelte. Diese Versuche von

Prowazek und Yamamato stehen in Einklang mit analogen Versuchen von Calmette und Guérin. Aus diesen Beobachtungen geht hervor, daß die Vaccineerreger, die bereits nach 2 Stunden aus dem Blutstrom und nach 4 Stunden aus dem Knochenmark verschwinden, noch 2 Tage in der Hautdecke weiterleben, dort ihre Virulenz behalten und bei Eröffnung des Hautorgans sofort ihre Tätigkeit entfalten. Es besteht also eine deutliche Affinität zum Hautorgan. Das Vaccinevirus hat die Tendenz, in die Haut einzuwandern, sich dort festzusetzen und seine Entwicklung durchzumachen. Bei der Variola liegen die Verhältnisse ähnlich mit dem Unterschiede, daß hier der Erreger vorübergehend im Blute kreist. Zülzer soll es bereits gelungen sein, mit dem Blute eines Variolakranken einen Affen zu infizieren. Prowazek und Arragao verimpften wiederholt Blutserumextrakte von Milz, Niere und Leber konfluierender und hämorrhagischer Variola auf die rasierte Bauchhaut von Kaninchen oder auf mehrere Kaninchencorneae in großer Menge mit zweifelhaften und zumeist negativen Resultaten. In einem Falle von Blutimpfung eines hämorrhagischen Falles auf zwei Kaninchencorneae und Bauchhaut wurden nach 6 Tagen verspätet in der einen Kaninchencornea im Schnitt Guarnierische Körperchen nachgewiesen. Sie konnten ferner mit dem Leberextrakt eines Fötus, dessen Mutter an Variola confluens gestorben war, positive Impfungen mit Nachweis der Guarnierischen Körperchen vornehmen.

Aus diesen Versuchen geht hervor, daß eine Generalisation des Variolavirus durch die Blutbahn zu einer gewissen Zeit stattfinden muß. Von hier aus gehen sie in das Hautorgan, wo sie ihren Entwicklungsgang durchmachen.

Daß das Variolavirus im Blute kreist, das Vaccinevirus dagegen anscheinend nicht, könnte man mit Süpfle dadurch erklären, daß die Vermehrungstendenz des Variolaerregers größer ist als die seiner abgeschwächten Modifikation, der Vaccine. Jedenfalls zeigt sich bei der Vaccine sowohl als bei der Variola, daß das Virus ein rein epidermales ist, das bei seiner Weiterentwicklung auf das Hautorgan angewiesen ist. Dieses Verhalten deutet schon darauf hin, daß die Variola-Vaccineimmunität vorwiegend eine histogene, von der Haut ausgehende Immunität sein muß. Ob diese Vermutung durch Tatsachen gestützt wird, soll im folgenden erörtert werden.

Pfeiffer war noch der Anschauung, daß die Immunität bei der Variola und Vaccine durch lebende Keime, die im Körper zurückbleiben, jahrelang unterhalten wird, und daß sie mit ihrem Absterben erlischt. Diese Vorstellung trifft nicht das Richtige. Entnimmt man der Impfstelle nach Eintritt des Impfschutzes Proben und verimpft sie auf die Kaninchencornea, so entwickeln sich keine Guarnierischen Körperchen. Es sind also keine Vaccineerreger mehr in der Haut vorhanden. Noch sicherer spricht folgende Beobachtung gegen die Pfeiffersche Anschauung. Es gelingt auch, durch subkutane Vorbehandlung von Tieren mit abgetöteter Lymphe eine Immunität zu erzeugen. Hier sind also überhaupt keine lebenden Keime in den Körper hineingelangt. So viel ist daher sicher, daß eine dauernde Anwesenheit der Parasiten keine notwendige Vorbedingung für das Zustandekommen der Immunität ist.

In dem Bestreben, den Immunitätsvorgängen bei der Variola-Vaccine auf die Spur zu kommen, wurde zunächst im Serum mit den verschiedensten neueren Methoden nach Immunkörpern gesucht. Der erste Weg, den man einschlug, um solche Schutzkörper nachzuweisen, war das Tierexperiment. Wenn im Serum geimpfter Tiere wirksame Immunisierungsstoffe auftreten, so mußte es gelingen, ungeimpfte Tiere durch Übertragung des Blutes von Immuntieren unempfänglich für die Impfung zu machen. Solche Versuche führten Straus, Chambon und Ménard schon im Jahre 1890 aus. Wenn sie das Blut von geimpften Kälbern 7 Tage nach der Pustulation in einer Menge von 4 bis 6 *kg* anderen ungeimpften Tieren durch Transfusion einführten, so ging die kurz nachher angelegte Impfinsertion infolge dieser passiven Immunisierung gar nicht oder sehr verkümmert an. Die bedeutende Blutmasse, die notwendig war, um dieses Resultat zu erzielen, zeigte schon, daß die Menge der im Blute kreisenden Immunkörper keine sehr große sein kann. Wurde dasselbe Experiment statt am siebenten Tage nach erfolgreicher Impfung erst 6 Wochen später vorgenommen, so waren bereits keine immunisierenden Substanzen mehr im Blute nachzuweisen. Diese Versuche wurden von verschiedenen Autoren bestätigt. Hlava und Zagari fanden solche blutimmunisierenden Eigenschaften vom 10. bis 50. Tage.

Auch in vitro lassen sich solche Immunkörper oft, wenn auch keineswegs regelmäßig, deutlich demonstrieren.

Die Versuchsanordnung, die Beclair, Chambon und Ménard anwendeten, war folgende: 5 *ccm* des zu untersuchenden Serums werden mit 0·2 bis 0·3 *ccm* wirksamer Lymphe gemischt, durch 48 Stunden stehen gelassen und zentrifugiert. Dann wird das Serum abgehebert und zur Impfung beim Menschen oder bei Versuchstieren benutzt. Bei Verwendung des Serums erfolgreich geimpfter Tiere bleibt die Impfung ohne Erfolg. Mischt man aber die Lymphe mit normalem, d. h. von ungeimpften Tieren stammendem Serum, so wird sie in ihrer Wirksamkeit nicht beeinträchtigt.

Auf diese Weise gelang der Nachweis einer „action antivirulente". Im Serum von geimpften Menschen und von Pockenrekonvaleszenten, ebenso im Serum von Rindern, Pferden, Affen und Kaninchen ist die virulicide Substanz vom zwölften Tag ab nachweisbar.

Wichtig ist die Tatsache, daß die Unempfänglichkeit des Tieres für kutane Impfung bereits vorhanden ist, wenn die virulicide Wirksamkeit des Serums noch nicht ihren Höhepunkt erreicht hat. Ferner ist für die Beurteilung dieser ganzen Antikörperfrage von Bedeutung, daß sich die virulicide Wirksamkeit im Serum meist nur relativ kurze Zeit hält, während die Immunität weit länger andauert.

Bei Pferden war die immunisierende Substanz noch nach 9 Monaten deutlich vorhanden, aber schon nach 12 Monaten unsicher, dagegen hat die Revaccination noch nach 19 Monaten einen modifizierten Erfolg. Der Einfluß der Erstimpfung auf die Revaccination dauerte also auch hier länger, als der virulicide Antikörper im Blute war. Beim Menschen sind die Resultate ganz besonders schwankend. Während einzelne noch Jahre nach der Impfung Immunkörper besitzen, sind sie in anderen Fällen schon nach wenigen Tagen verschwunden, und wieder andere Personen bilden überhaupt keine Antikörper. Zur Ergänzung sei hier noch auf die schon früher berührte Tatsache hingedeutet, daß auch bei Variolarekonvaleszenten kurz nach dem Überstehen der Krankheit nur eine sehr spärliche und unregelmäßige Antikörperbildung nachgewiesen werden kann. Bei Affen konnte auch bei subkutaner Vorbehandlung mit verdünnter Lymphe eine Produktion von Antikörpern angeregt werden. Exemplare von Macacus cynomolgus, die von Prowazek mit 1 10 verdünnter Lymphe mehrmals in gleichen Zeiträumen behandelt wurden, lieferten vom 13. Tage ab ein Serum, welches das Virus abtötete. Diese virulizide Kraft des Serum nahm 41 Tage nach der Impfung wiederum ab. Man ging dabei so vor, daß das Serum inaktiviert, mit Komplement versetzt und durch 24 Stunden unter öfterem Umschütteln im Eisschrank mit einem gleichen Volumen von Lymphe in Kontakt gehalten wurde. Dieses Gemisch wurde zur Impfung an Malaienkindern benutzt.

Der auf die beschriebene Art im Serum verschiedener Tierspezies nach der Impfung auftretende Immunkörper ist sehr beständig. Er verliert seine Wirksamkeit nicht durch Erhitzen auf 70°, ebensowenig durch Sonnenlicht und durch einjährige Lagerung. Er ist an die Globuline des Blutserums gebunden und wird durch Alkohol gefällt.

Interessant sind die Beziehungen zwischen dem Auftreten dieser viruliciden Substanz und der Virulenz des Pustelinhalts. Beim Kalbe schwindet die Virulenz der unter der Kruste der Impfpocke sitzenden Lymphe gleichzeitig mit dem Auftreten der immunisierenden Eigenschaften im Serum.

Ob die viruliciden Vaccineimmunkörper ähnlich wie die baktericiden Antikörper sich aus zwei Komponenten zusammensetzen, aus dem thermostabilen Ambozeptor und dem thermolabilen Komplement, ist noch nicht völlig sichergestellt, doch hält Süpfle nach seinen Untersuchungen die komplexe Natur für wahrscheinlich. Der Mangel der Reinkultur des Erregers und die schwankende Wirksamkeit des Immunserums erschweren die Beurteilung dieser Frage.

Sehr variabel sind die viruliciden Eigenschaften des Serums beim Kaninchen. In den Versuchen Süpfles, der kutan, subkutan und intravenös Kaninchen vaccinierte und ihr Serum prüfte, schwankte der Titer des viruliciden Vermögens in weiten Grenzen, und gelegentlich waren überhaupt keine viruliciden Körper nachweisbar. Dasselbe Resultat hatten Prowazek und Yamamato.

Neben diesen viruliciden Antikörpern ist noch über Präzipitine und über komplementbindende Stoffe im Serum Vaccinierter berichtet worden. Tamaka, ferner Freyer und weiter Casagrandi kamen zu dem Resultat, daß nach der Impfung auch Präzipitine im Serum auftreten. Andere Autoren wie Prowazek und von Pirquet kamen zum gegenteiligen Ergebnis. Die Entscheidung darüber ist schon deshalb sehr schwierig, weil beim Stehenlassen des Gemisches von animaler Lymphe und von Immunserum allerlei Zelltrümmer niedergeschlagen werden, die allgemein zu Fehldeutungen Veranlassung geben können.

Noch ganz unklare Ergebnisse hat die Komplementbindungsmethode nach Bordet und Gengou gehabt. Jobling und Casagrandi erhielten positive, Heller, Tomarkin, ferner Moscs (1909) negative Resultate. Eine Bedeutung kommt daher diesen Untersuchungen nicht zu.

Nach dem Bisherigen ist also als einziger Gewinn unserer Kenntnisse zu buchen, daß im Serum vaccinierter Individuen bisweilen virulicide Stoffe nachgewiesen werden können. Der Gehalt des Serums an solchen Substanzen ist aber für das Zustandekommen der Variolaimmunität vermutlich nur von untergeordneter Bedeutung. Das geht aus drei Momenten hervor:

1. ist der eigentliche Beginn der Immunität unabhängig von dem Auftreten dieser Antikörper,

2. besteht die Immunität in den meisten Fällen noch lange, nachdem die Antikörper längst verschwunden sind,

3. ist das Vorkommen der viruliciden Antikörper im Blute von Menschen, Affen und Kaninchen äußerst variabel und keineswegs gesetzmäßig.

Diese Beobachtungen legen die Vermutung nahe, daß sich die Immunitätsvorgänge nicht im Scrum, sondern im Hautorgan abspielen, daß also eine vom Hautgewebe ausgehende histogene Immunität die Hauptrolle spielt. Das ist um so wahrscheinlicher, als ja das Vaccinevirus, wie wir oben schon feststellten, gar nicht im Blute zirkuliert und selbst bei intravenöser Einverleibung so schnell wie möglich seinen Weg zum Hautepithel nimmt, um sich dort festzusetzen und sich zu entwickeln.

Daß eine rein lokale histogene Immunität ohne jede Beziehung zum Blutserum bei der Vaccine vorkommt, lehren die eigenartigen Immunitätsverhältnisse der Kornea von Kaninchen und Affen. Wenn man Kaninchen kutan, subkutan oder intravenös mit Vaccinelymphe impft, so werden sie immun, nur die Kornea allein bleibt empfänglich. Während auf dem ganzen Hautbezirk dieser Tiere Nachimpfungen erfolglos verlaufen, ruft die Impfung auf der Hornhaut die typischen vaccinalen Eruptionen hervor. Umgekehrt bewirkt die erfolgreiche Vaccination der Kornea ausschließlich eine Immunität am geimpften Auge, während die gesamte Hautdecke und das andere Auge empfänglich bleiben. Dieses auffällige Verhalten erklärt sich aus der Anatomie und Ernährungsphysiologie des Auges. Es ist bekannt, daß das Kammerwasser des Kaninchenauges kein Komplement enthält; auch wissen wir, daß die bakteriziden, agglutinierenden und antitoxischen Antikörper, die im Serum entstehen, nicht ins Kammerwasser übergehen. Die Beobachtung dieser rein lokalen Immunität, die man am Kaninchenauge durch die Vaccination erzeugen kann, zeigt aufs klarste, daß eine Vaccineimmunität ohne jede Mitwirkung des Blutserums rein durch die zelluläre Tätigkeit entstehen und fortdauern kann. Der Analogieschluß, daß ganz ähnliche zelluläre Vorgänge wie im Auge auch im Hautorgan die Entstehung der Immunität bewirken, liegt auf der Hand. Aber während im Auge aus anatomischen und ernährungsphysiologischen Gründen die Immunität ganz abgeschlossen und isoliert bleibt, kann sie sich auf der Haut auf dem Lymphwege schnell über die ganze Körperoberfläche verbreiten. Von dem Moment an, wo diese Immunität der Haut eintritt, vermag der Variola-Vaccineerreger nicht mehr in der Hautdecke zu leben, obgleich er doch sonst hier seine besten Entwicklungsbedingungen findet. Diese Tatsache konnten Prowazek und Yamamato durch folgenden schönen Versuch illustrieren: Wie wir schon oben ausführten, beherbergt die Hautdecke von Albinokaninchen bei intravenöser Injektion von Lymphe das Virus noch nach zweimal 24 Stunden, so daß bei Eröffnung der Hautdecke eine Pustelentwicklung zustande kommt. Eine Reihe von Albinokaninchen wurde nun nach Depilation des Rückens mit Calciumhydrosulfit und Sandpapierabreibung sowie Skarifikation mit einem Dreißigstel verdünnter Lymphe infiziert. Nach Abheilen der typischen Hautaffektion (12 Tage) wurde zum Zwecke der Immunitätsprüfung ein Teil dieser Versuchsserie intravenös injiziert, nach 4 Stunden abermals am Nacken und Rücken depiliert, mit Sandpapier abgerieben und skarifiziert, während der zweite Teil der Versuchsreihe, mit einem Dreißigstel Lymphe geimpft, zur Kontrolle diente. In keinem Falle wurde eine Hautaffektion oder allergetische Reaktion der Haut, abgesehen von einer banalen Wundreaktion, beobachtet. Die intravenös injizierten Albinos wurden nach 12 Tagen wieder geimpft, zeigten aber auch in diesem Falle keine typische Hautreaktion. Daraus geht hervor, daß die Hautdecke der Albinokaninchen, die nach intravenöser Injektion noch nach zweimal 24 Stunden das Virus in sich beherbergen und nach Eröffnung der Hautdecke dieses sogar entwickeln kann, nach einer Eröffnung nicht mehr virushaltig ist, und daß in ihr nach vorhergegangener Immunisierung das Virus nicht mehr leben kann.

Die nächstliegende Frage ist nun die: Wie hat man sich die Funktion und namentlich die Fortdauer dieser Hautimmunität vorzustellen? Sind hier dauernd virulicide Antikörper deponiert, die die Entwicklung der Vaccineerreger verhindern, oder werden solche Stoffe erst im Bedarfsfalle, d. h. bei Begegnung mit Variola-Vaccinevirus produziert? Eine dauernde Aufspeicherung von Antikörpern im Hautorgan zum Zwecke der Abwehr der Infektion ist unwahrscheinlich. Man hat bei der Prüfung dieser Frage versucht, durch Zusatz der Zellen immuner Corneae, die durch feine mechanische Zertrümmerung aufgeschlossen waren, eine Abschwächung frischer Vaccinelymphe zu bewirken; das ist nur in sehr bescheidenem Maße gelungen und bei Verwendung epidermaler Hautzellen waren die Resultate negativ. Viel wahrscheinlicher ist, daß die Immunität des Hautorgans auf der Eigenschaft beruht, bei erneuter Infektion mit Variola-Vaccine sofort virulicide Antikörper in hinreichendem Maße zu produzieren und damit den Ansturm der Erreger abzuwehren. Diese Zustandsänderung der Zellen der Haut, vermöge deren sie die Fähigkeit besitzen, schneller als nichtimmune Zellen Antikörper zu produzieren, nennt Pirquet Allergie (von $\dot{\alpha}\lambda\lambda o\varsigma$ und $\dot{\varepsilon}\varrho\gamma\varepsilon\dot{\iota}\alpha$). Diese Allergie, diese veränderte Reaktionsfähigkeit macht sich ja auch in der beschleunigten Reaktion geltend, die wir als Frühreaktion bei Nachimpfungen kennen lernten. Es erscheint sehr plausibel, daß gelegentlich der massenhaften Produktion von Antikörpern im Hautorgan, also namentlich bei Beginn der klinischen Immunität, ein Teil derselben auch ins Blutserum übergeht und dort auf die besprochene Weise nachgewiesen werden kann. Notwendig zur Abwehr des Erregers sind diese im Blute kreisenden Antikörper offenbar nicht, da auch ohne ihre Anwesenheit Immunität bestehen kann. „Bereit sein ist alles!“ In der verschärften Bereitschaft der Hautzellen zur Abwehr des eingedrungenen Feindes besteht die Vaccine-Variolaimmunität.

Ob außer in der Haut noch in anderen Organen Immunkörper gebildet werden, bleibt zweifelhaft. Seit kurzer Zeit wissen wir, daß es auch ohne Erzeugung einer Hautpustel durch subkutane und intravenöse Einverleibung des Vaccinevirus gelingt, Immunität gegen Vaccine zu erzeugen. Kraus und Volk konnten bei subkutaner Injektion mit Lympheverdünnungen von 1 : 1000 ohne jede Hautreaktion Affen immunisieren (1906). Ähnliche Ergebnisse hatten am Menschen Nobl und Knöpfelmacher. Es ging aus diesen Experimenten unzweifelhaft hervor, daß beim Zustandekommen der Immunität die Erzeugung einer Hautpustel nicht notwendig ist. Da man aber bei den subkutan mit Vaccine immunisierten Kindern das Auftreten von erbsengroßen Infiltraten beobachtete (Knöpfelmacher), und da auch subkutan geimpfte Affen solche Infiltrationen zeigten (Prowazek), so nahm man an, daß die im subkutanen Bindegewebe sitzenden Knoten in Beziehung zur Immunität zu bringen seien. Kraus und Volk bewiesen mit Sicherheit, daß weder solche im Bindegewebe sitzende Knoten, noch eine kutan erzeugte Hautpustel zur Immunisierung nötig ist, indem sie nach Vornahme der Hautimpfung die Pustelbildung durch Exzision der Impfstelle am dritten Tage verhinderten. Dasselbe beweisen vor allem die gelungenen Versuche, durch intravenöse Einführung der Lymphe Immunität zu erzeugen. Für das Pferd und das Rind war es schon seit längerer Zeit bekannt, daß man auch auf intravenösem Wege Impfschutz erzielen kann. Calmette und Guérin konnten 1901 zeigen, daß Kaninchen nach intravenöser Injektion der Lymphe immun werden, daß aber eine Pustelbildung auf der Haut dabei nur dann auftritt, wenn eine Eröffnung der Hautdecke durch Rasieren oder Kahlrupfen erfolgt.

Aus allen diesen Versuchen braucht man m. E. noch nicht den Schluß zu ziehen, daß bei subkutaner oder intravenöser Einverleibung die Immunität nicht im Hautorgan, sondern in anderen inneren Organen zustande kommt. Wir wissen aus den schon besprochenen Untersuchungen von Prowazek, daß bei intravenöser Einverleibung das Virus seinen Weg nach der Hautdecke nimmt und dort bei Eröffnung der Haut noch nach 2 Tagen Eruptionen erzeugen kann. Das Einwandern in das Hautorgan genügt aber vollständig, um die epidermalen Zellen allergisch zu machen.

Dasselbe gilt auch für die interessante Beobachtung, daß auch mit abgetöteter Lymphe auf subkutanem oder intravenösem Wege Immunität erzielt werden kann. Prowazek vermochte mit Lymphe, die durch Zusatz von Kaninchengalle abgetötet war, einen Affen zu immunisieren; anderen gelang dasselbe mit erhitzter Lymphe.

Die gleiche Affinität, die das Vaccinevirus zu den Epidermiszellen der Haut hat, bewirkt, daß es auf dem schnellsten Wege in die Haut gezogen wird, mag es subkutan oder intravenös eingespritzt werden, mag es lebend oder abgetötet sein. Ist es aber erst im Hautorgan angelangt, so löst es hier denselben allergischen Zustand aus, der bei der kutanen Insertion erzeugt wird. Die Tatsache, daß auch auf subkutanem und intravenösem Wege ohne Erzeugung einer Hautpustel Immunität gegen Vaccine erzeugt werden kann, braucht also meines Erachtens an der Annahme einer rein histogenen Immunität nichts zu ändern.

Erfolge der Impfung in statistischer Beleuchtung.

Die Geschichte der Entdeckung und Ausbreitung der Vaccination, die im vorstehenden Kapitel kurz dargestellt wurde, gab natürlicherweise an verschiedenen Stellen bereits Gelegenheit, auf die segensreiche Wirkung der Impfung hinzuweisen. Da aber trotz aller klar zu Tage liegenden Erfolge der Vaccination immer noch Zweifler und Gegner der Sache in Fülle vorhanden sind, die alle für den Nutzen der Impfung sprechenden Momente entweder ganz leugnen oder auf andere Einflüsse zurückführen, so erscheint es geboten, noch einmal in kurzen Sätzen diejenigen Argumente hervorzuheben, die die Bedeutung des vaccinalen Schutzes beweisen, und sie an der Hand statistischer Angaben zu erhärten. Zugleich sollen die Einwände, die von dem ernst zu nehmenden Teile der Impfgegner dagegen vorgebracht werden, zu ihrem Rechte kommen.

Seit der Einführung der Vaccination zu Beginn des 19. Jahrhunderts haben die Blattern an Häufigkeit und Gefährlichkeit in auffälliger Weise abgenommen. Am Ausgange des 18. Jahrhunderts galt es als etwas Selbstverständliches, daß der Mensch einmal in seinem Leben die Pocken bekommen müsse. Noch 1787 bemerkte Hildebrandt, wenn irgend jemand sterbe, ohne in seinem Leben an den Pocken erkrankt gewesen zu sein, so sei anzunehmen, daß er sie im Mutterleibe überstanden habe. Heutzutage ist in Deutschland und in anderen Staaten, wo die Impfung in der richtigen Weise durchgeführt wird, die Variola eine fast unbekannte Krankheit.

Will man an der Hand der Statistik die Morbiditäts- und Mortalitätsverhältnisse der Blattern der prävaccinalen und postvaccinalen Periode miteinander vergleichen, so stößt man auf die Schwierigkeit, daß nur wenige gutgeführte Statistiken aus den Zeiten vor der Einführung der Vaccination vorhanden sind. Die wenigen aber, die existieren, sprechen eine beredte Sprache.

Das einzige Land, das schon seit Mitte des 18. Jahrhunderts Volkszählungen und statistische Aufzeichnungen über Krankheiten machte, ist Schweden. Seine statistischen Angaben über die Blatternmortalität sind deshalb für uns von höchstem Interesse. Vom Jahre 1774 an sind hier alle Blatterntodesfälle genau registriert worden. Die ersten Impfungen geschahen in Schweden 1801, aber erst im Jahre 1810 kam die Vaccination allgemeiner in Gebrauch, und 1816 wurde sie gesetzlich eingeführt.

Während in der prävaccinalen Periode bis zum Jahre 1801 die jährliche Blatternsterblichkeit, berechnet auf 100.000 Lebende, 205 Blatterntote beträgt, starben von 1801—1810 durchschnittlich 68·6, und in der Zeit von 1816—1855 durchschnittlich 16·9 Menschen an den Pocken.

Bis zum Jahre 1816, dem Jahre der gesetzlichen Einführung des Impfzwanges, war jedes zweite Jahr ein Epidemiejahr, d. h. unter 42 Jahren waren 18, in denen mehr als 1 $^0/_{00}$ der Bevölkerung an Blattern starb. Dagegen ist in dem von 1817—1885 reichenden Zeitraum von 69 Jahren kein einziges zu verzeichnen, in welchem die Pockensterblichkeit auf 1 $^0/_{00}$ gestiegen wäre.

Während in einzelnen Epidemien des 18. Jahrhunderts auf 100.000 Lebende oft 400 Blatterntote und mehr kamen, steigt die Mortalität seit Einführung des Impfzwanges nur dreimal über 50, erreicht aber niemals, selbst in dem großen Epidemiejahr 1874, die Höhe von 100 Fällen. Von je 100.000 Lebenden starben an den Pocken:

1792 88·0	1802 64·6	1812 16·7	1821—1825 14·06
1793 94·4	1803 61·3	1813 22·5	1826—1830 11·60
1794 175·8	1804 60·8	1814 12·6	1831—1835 26·20
1795 295·6	1805 45·2	1815 19·1	1836—1840 31·00
1796 196·3	1806 61·6	1816 27·7	1841—1845 1·94
1797 75·1	1807 88·8	1817 9·6	1846—1850 10·39
1798 58·5	1808 75·9	1818 12·0	1851—1855 25·72
1799 160·9	1809 100·9	1819 6·3	1856—1860 21·64
1800 512·6	1810 34·7	1820 5·5	1861—1865 13·38
1801 256·6	1811 29·1	1821 1·4	1866—1869 31·05
		1874 92·00	

Diese Zahlen zeigen, daß die Pocken seit der Einführung der Impfung in eklatanter Weise abgenommen haben. Daß die Blatternsterblichkeit von Zeit zu Zeit wieder anstieg, lag nur daran, daß man zeitweise lässig bei der Durchführung der Schutzimpfung war. Seit 1891 sind die Blattern fast ganz aus Schweden verschwunden. 1900—1907 starben von je 100.000 Lebenden jährlich 0·0215 an den Pocken.

Außer in Schweden wurden in der prävaccinalen Zeit auch in der Mark Brandenburg genaue jährliche Sterblichkeitslisten (seit 1789) geführt. Vergleicht man diese mit der postvaccinalen Blatternmortalität der gesamten preußischen Monarchie, die erst seit 1816 über genauere Aufzeichnungen verfügt, so ergeben sich die deutlichsten Unterschiede.

Es entfielen im letzten Jahrzehnt des 18. Jahrhunderts, also vor Entdeckung der Schutzpockenimpfung, von je 100 Todesfällen auf die Pocken:

Im Jahre	Kurmark	Neumark
1789	8·27	8·16
1790	15·06	3·26
1791	13·94	14·00
1792	7·58	13·41
1793	6·38	4·53
1794	7·45	5·41
1795	9·83	13·06
1796	13·42	22·17
1797	4·99	4·86
1798	4·85	1·78 (?)

Aus diesen Zahlen geht hervor, daß in dem prävaccinalen Zeitraume von 1789—1799 die Blatternsterblichkeit im Mittel 9·1 % der Gesamtsterblichkeit betrug. Dabei zeigten sich noch für die einzelnen Jahre dieses 10 jährigen Zeitraumes je nach dem Vorkommen kleinerer oder größerer Epidemien Schwankungen von 3·3 bis 17·8 %.

Vergleicht man mit diesen Werten das Verhalten der Variola im Gesamtgebiete Preußens innerhalb der langen postvaccinalen Periode von 1816—1870, so betrug der auf die Pocken entfallende Prozentsatz der Gesamtsterblichkeit durchschnittlich jährlich in den Jahren:

1816—1819 0·74	1835—1839 0·66	1855—1859 0·53
1820—1824 0·63	1840—1844 0·72	1860—1864 1·11
1825—1829 0·65	1845—1849 0·43	1865—1869 1·17
1830—1834 1·12	1850—1854 0·85	1870 0·71 1871 8·13

Es ergibt sich also als Mittelwert aus allen Jahren eine Variolamortalität von nur 0·8 %; auch schwanken die einzelnen Jahreswerte nur innerhalb der Breiten von 0·3 bis 1·7 %. Wenn es also erlaubt ist, die prävaccinale Variolasterblichkeit der Mark Brandenburg mit der postvaccinalen Gesamtpreußens zu vergleichen, so fällt der p r o z e n t u a l e D u r c h s c h n i t t s w e r t f ü r d i e p r ä v a c c i n a l e V a r i o l a m o r t a l i t ä t 11 m a l g r ö ß e r a u s a l s f ü r d i e p o s t v a c c i n a l e d e s Z e i t r a u m e s v o n 1816—1870. Auch die Schwankungen, die durch den Einfluß des Genius epidemicus auf die Blatternsterblichkeit zustandekommen, sind in der postvaccinalen Zeit erheblich geringfügiger als in der prävaccinalen. Eine akute, aber glücklicherweise nur ganz vorübergehende Änderung in diesem Verhalten brachten erst die Jahre 1871/72, in denen die große Pandemie herrschte. In diesen beiden Jahren erhob sich die Variolamortalität plötzlich wieder bis auf 8 % der Gesamtmortalität, um jedoch nachher wieder steil abzusinken. Diese hohe Prozentzahl bedeutet die größte Höhe der Pockenopfer im ganzen Jahrhundert, erreicht aber noch nicht einmal ganz den prozentualen Durchschnittswert für die Mark Brandenburg in der prävaccinalen Periode und bleibt hinter den größten Erhebungen derselben Periode um etwas mehr als die Hälfte zurück.

Weiterhin mögen als Beispiel für die Abnahme der Variolamortalität im Gefolge der Vaccination zwei deutsche Städte aufgeführt werden, die aus der prävaccinalen Zeit genauere Angaben über die Blatternsterblichkeit besitzen, so daß man einen Vergleich mit den späteren Verhältnissen ziehen kann. In Berlin, wo die Schutzpockenimpfung im Jahre 1800 versucht und allmählich im Jahre 1810 eingeführt wurde, fielen nach Guttstadt durchschnittlich jährlich von je 100 Todesfällen auf Pocken:

1758—1762	8·23	1785—1789	9·34
1763—1767	11·00	1790—1794	8·53
1768—1772	6·85	1795—1799	6·52
1773/74 u.		1800—1804	7·48
1782/83/84	9·11	1805—1809	6·36

Die prozentuale Variolamortalität betrug also im Durchschnitt etwa 8 % der Gesamtmortalität. In einzelnen Jahren aber, in denen Pockenepidemien auftraten, stieg der Bruchteil der Gesamtsterblichkeit, der auf die Pocken entfiel, in enormer Weise an, denn von je 100 Todesfällen kamen auf Blattern im Jahre:

1759	13·20	1770	19·26	1789	15·25
1766	22·07	1786	21·21	1801	21·17

In dem ersten Dezennium des 19. Jahrhunderts wurde die Vaccination in Berlin wie überhaupt in Preußen nur lässig betrieben. Dementsprechend nahm die prozentische Blatternsterblichkeit im Vergleich zur Gesamtsterblichkeit nur wenig ab. Erst vom Jahre 1810 ab wurde die Vaccination in Berlin und Preußen allgemein wieder Usus, was denn auch sofort ein Absinken der prozentischen jährlichen Variolamortalität auf 0·7 % nach sich zog. Während der folgenden Reihe von Lustren der Epoche von 1815—1869 schwankten die Prozentzahlen zwischen 0·06 bis 1·34.

Der Durchschnittswert der prozentualen Blatternsterblichkeit betrug 0·8 %, also gerade ein Zehntel des prävaccinalen. Im genaueren sind die Zahlen folgende:

1810—1814 0·74		1840—1844 0·49
1815—1819 1·34		1845—1849 0·06
1820—1824 0·15		1850—1854 0·14
1825—1829 0·46		1855—1859 0·65
1830—1834 0·55		1860—1864 1·08
1835—1839 0·60		1865—1869 0·78

1870   0·64

In dem Dezennium von 1860—1870, wo die Vaccination in Berlin wieder einen gewissen Tiefstand erreichte, wurde der Boden vorbereitet für die Pandemie der Jahre 1871/72. Die Mortalität betrug:

im Jahre 1871 15·7 %

„ „ 1872 3·8 %

Selbst die hohe Zahl vom Jahre 1871, die für das 19. Jahrhundert eine bisher unerhörte Höhe erreichte, steht aber doch noch unter den oben genannten Maximalwerten des 18. Jahrhunderts.

Ganz entsprechende Resultate ergeben sich, wenn man die Todesfälle an Variola der prävaccinalen Periode (einschließlich des Zeitraumes gänzlich unzureichender Vaccinationsverhältnisse von 1801—1809) auf 100.000 Einwohner Berlins mit derjenigen der postvaccinalen Zeit bis 1869 vergleicht. Es starben im jährlichen Durchschnitt von 100.000 Einwohnern:

1758—1762	. . . .	407 Personen
1763—1767	. . . .	364 „
1768—1772	. . . .	294 „
1773—1784	. . . .	? „
1785—1789	. . . .	360 „
1790—1794	. . . .	310 „
1795—1799	. . . .	239 „
1800—1804	. . . .	261 „
1805—1809	. . . .	306 „

Alle diese Zahlen zeichnen sich, wie man sieht, durch beträchtliche absolute Höhe aus.

Dagegen starben, jährlich und durchschnittlich, auch noch an Variola im postvaccinalen Zeitraum von 1810—1869:

1810—1814	. . . .	31 Personen
1815—1819	. . . .	40 „
1820—1824	. . . .	4 „
1825—1829	. . . .	13 „
1830—1834	. . . .	19 „

1835—1839	18 Personen
1840—1844	13 „
1845—1849	2 „
1850—1854	5 „
1855—1859	18 „
1860—1864	30 „
1865—1869	26 „

Letztere beiden Zahlen entsprechen mit ihren etwas größeren Werten der oben betonten Vernachlässigung der Vaccination, die im siebenten Dezennium Platz griff; im übrigen bleiben auch sie noch bei weitem hinter sämtlichen prävaccinalen zurück.

Das Quinquennium 1870—1874, in welches hinein die große Pandemie fällt, erfordert natürlich wiederum eine gesonderte Berücksichtigung. Es starben nämlich während desselben auf 100.000 Einwohner Berlins im jährlichen Durchschnitt 160, eine Zahl, die alle unmittelbar voranstehenden um ein sehr erhebliches übersteigt, aber trotzdem wiederum um vieles kleiner ist, als sämtliche Zahlen der prävaccinalen Periode. (S. obige Tabelle.)

In **Stuttgart** war das Verhältnis der Pockenmortalität zur Gesamtmortalität in den Jahren:

1782—1796 1 : 13·5
1797—1812 1 : 17·1
1813—1827 1 : 11·48

Es starben nach **Schübler** durchschnittlich jährlich an den Pocken:

1782—1786	177	1802—1806	154
1787—1791	189	1807—1811	2
1792—1796	224	1812—1816	0
1797—1801	274	1817—1821	10
	1822—1827	0	

Der Unterschied zwischen der prävaccinalen Mortalität an Variola in den Jahren 1782—1796 und derjenigen der vaccinalen Periode ist nach diesen Zahlen eklatant. Die Vaccination hatte während des ersten Dezenniums des 19. Jahrhunderts in Württemberg allmählich Eingang gefunden und war im Jahre 1816 für den Umfang des Königreichs obligatorisch geworden.

Läßt sich nach solchen Zahlen die Tatsache schlechterdings nicht bestreiten, daß die Blatternepidemien nach der Einführung der Vaccination seltener und milder geworden sind, so erklären die Impfgegner, auch andere Seuchen hätten mit der fortschreitenden

Kultur und der Hygiene an Gefährlichkeit abgenommen. Dieser Einwand ist nicht haltbar. Denn einmal können wir von einer wirklich zielbewußten Hygiene erst von der Mitte des 19. Jahrhunderts an sprechen, und zweitens spricht für die Impfung die Tatsache, daß immer nur diejenigen Staaten ein Sinken der Pockenmortalität aufweisen, die geordnete Impfverhältnisse besitzen. Drittens haben die Pocken für ungeimpfte Menschen auch im 19. Jahrhundert nicht das geringste an Gefährlichkeit verloren. Die Mortalität für ungeschützte Personen ist, wie wir noch sehen werden, auch im 19. Jahrhundert genau dieselbe wie im 18. Jahrhundert geblieben.

Vergleicht man gut und schlecht impfende Staaten, so zeigt sich, daß die Blattern nur dort seltener und milder sind, wo geordnete Impfzustände herrschen. So haben z. B. bei der großen Pandemie von 1871/72 die Staaten mit relativ gutem Impfzustande der Seuche eine ganz andere Widerstandskraft entgegensetzen können als solche mit schlechten Impfverhältnissen. Das beweisen folgende Zahlen.

Es betrug die Pockensterblichkeit

in relativ gut impfenden Ländern:

Schweden   1873 – 1875   8062 = 16·20 à 100.000 Einwohner
Bayern   1873—1875   6260 = 16·60 à 100.000
Schottland 1871—1872   6260 = 14·70 à 100.000

in schlecht impfenden Ländern:

Niederlande 1870—1872   20·231 = 54·90 à 100.000 Einwohner
Österreich 1872—1874   141·084 = 61·80 à 100.000

Aus diesen Zahlen ergibt sich als gesetzmäßige Tatsache, daß Staaten mit konsequent durchgeführter Schutzimpfung von den Pocken weit seltener heimgesucht werden als solche mit ungenügenden Impfzuständen.

Daß das Sinken der Pockenmortalität als eine Folge der Vaccination aufzufassen ist, erklärt sich aus folgenden Überlegungen.

Einmal wurden durch die Verbreitung der Impfung Millionen von Menschen gegen die Ansteckung gefeit, so daß schon dadurch die Morbidität an den Pocken zurückgehen mußte. Außerdem wurden durch das Immunwerden so vieler Menschen ebensoviele Quellen der Ansteckung für die nichtgeschützten Personen beseitigt, so daß die Impfung indirekt auch den nicht geimpften und wieder empfänglich gewordenen Menschen zugute kam. Schließlich kommt aber noch ein anderer wichtiger Punkt hinzu, der zur weiteren Herabsetzung der Blatternmortalität beitragen mußte, nämlich die Tatsache, daß geimpfte Personen, wenn sie überhaupt an den

Pocken erkrankten, in der Regel eine auffällig milde Form von Blattern bekamen.

Der Beweis der Richtigkeit der ebengenannten Gründe für das Sinken der Pockenmortalität im 19. Jahrhundert wird durch die Statistik erbracht. Der Vergleich geimpfter und ungeimpfter Personen ergibt folgende, für den Nutzen der Schutzimpfung sprechende Argumente:

1. Die Pockenmortalität geimpfter Menschen ist geringer als die der ungeimpften.

2. Geimpfte Personen erkranken und sterben seltener an den Pocken als ungeimpfte.

Der erste dieser beiden Punkte, die Behauptung, daß bei geimpften Personen, die an den Blattern erkranken, der Charakter der Krankheit ein auffallend milder ist und daß deshalb die Sterblichkeit der früher geimpften Blatternkranken geringer ist als die der ungeimpften, läßt sich an Hand der Statistik relativ leicht beweisen. Nehmen wir als Beispiele einige der in größeren Krankenhäusern gemachten Beobachtungen.

Im Städtischen Krankenhause zu Leipzig wurden im Jahre 1872 1727 Pockenkranke behandelt. Den Vergleich zwischen Geimpften und Nichtgeimpften bringt folgende Tabelle zum Ausdruck:

	Gesamtzahl	Gestorben
Pockenkranke	1727	—
Nichtgeimpfte	139	99 = 71 %
Geblatterte	22	6 = 23 %
Geimpfte	1504	116 = 8 %
Unbekannter Impfzustand	62	—

Die Sterblichkeit ist also bei den Ungeimpften etwa 9 mal größer als bei den Geimpften.

Nach Quincke (Charité-Annalen 1855) wurden in Berlin während der Jahre 1849—1853 im ganzen 1949 Patienten als variolakrank vermeldet. Hievon hatten Variola vera 175 Ungeimpfte und 188 Geimpfte, Variola modificata (Varioloid) 57 Ungeimpfte und 1529 Geimpfte. Die absolute Zahl der an Variola vera Erkrankten war demnach für die Ungeimpften mehr als 3 mal so groß als für die Geimpften, obwohl im ganzen und absolut doch ganz erheblich mehr Geimpfte als Ungeimpfte sich unter den überhaupt Erkrankten befanden.

Ferner starben von den 1717 Geimpften und Erkrankten 52 = 3·2 %. von den 232 Ungeimpften und Erkrankten dagegen 86 = 37·0 %. Hiernach war also die Letalität der Variolaerkrankungen bei den Ungeimpften 12 mal größer als bei den Geimpften.

Auch die Lazarettberichte der Pandemie von 1870—1874 zeigen

deutlich den Unterschied der Pockenmortalität zwischen Geimpften und Ungeimpften. Es starben z. B. in

	Ungeimpfte	Geimpfte	Revaccinierte
Münster	80 %	13 %	0 %
Posen	78 %	12 %	2 %
Berlin: Palisadenstraße . .	54 %	13 %	0 %
„ Eisenbahnstraße . .	70 %	16 %	4 %
„ Zellengefängnis . .	66 %	15 %	4 %
„ Tempelhofer Ufer .	81 %	14 %	9 %

Das Überwiegen der leichteren Pockenformen bei den geimpften Blatternkranken geht aus folgenden Beobachtungen hervor:

Innerhalb der 20 Jahre 1837—1856 wurden im Allgemeinen Krankenhause zu Wien im ganzen 6213 Blatternkranke verpflegt. Von diesen waren Geimpfte 5217, Ungeimpfte 996. An schwerer Variola (Variola vera usw.) litten 1323, an leichter Variola (Varioloid) 4880 Blatternkranke. Diese beiden Haupttypen der Krankheit verteilten sich auf Geimpfte und Ungeimpfte wie folgt:

Von den 5217 Geimpften entfallen auf schwere Variola 732 Erkrankungen oder 14·0 %, auf leichte Variola 4485 Erkrankungen oder 85·9 %. Von den 996 Ungeimpften dagegen entfallen auf schwere Variola 591 Erkrankungen oder 59·3 %, auf leichte Variola 405 Erkrankungen oder 40·7 %. Hieraus ergibt sich, daß die Disposition zu schwerer Variola-Erkrankung bei den Ungeimpften 4·2 mal größer war als bei den Geimpften.

Sehr überzeugend sind auch die Aufzeichnungen Körösis aus den Budapester Spitälern. Die Zahl der Pockenerkrankungen und Todesfälle verteilten sich auf Geimpfte und Ungeimpfte in folgender Weise:

	Erkrankte	Verstorbene	also Sterblichkeit
Geimpfte	631	42	6·66 %
Ungeimpfte	465	231	49·68 %
Zweifelhafte Fälle . . .	17	3	—

Die Blatternsterblichkeit der Ungeimpften übersteigt also jene der Geimpften um das Achtfache.

Wir sehen aus diesen wenigen Beispielen, daß zwischen geimpften und ungeimpften Pockenkranken ein großer Unterschied hinsichtlich der Schwere der Pockenerkrankung besteht. Die Mortalität bei den Ungeimpften ist erheblich höher. Sie erreicht fast in allen Beispielen die Höhe der Pockensterblichkeit des 18. Jahrhunderts, nämlich 30 bis 40 % und darüber. Ein ungeschützter Pockenkranker hat die mehrfach größere Chance, an den Pocken zu Grunde zu gehen als ein geimpfter.

Gegenüber diesen Ergebnissen pflegen die Impfgegner einzuwenden, daß die größere Sterblichkeit der ungeimpften Pockenkranken nicht eine Folge der unterlassenen Impfung sei, sondern bedingt sei dadurch, daß die Gesamtheit der Ungeimpften schon von vornherein eine Gesamtheit der Schwächeren darstelle, so daß die größere Sterblichkeit nicht nur an den Blattern, sondern auch an anderen Krankheiten für sie die Regel bilde. Die Ungeimpften rekrutierten sich aus den ärmeren und ungebildeteren Klassen, ferner enthielten sie die Kinder, namentlich aber fast alle Säuglinge. Überdies würden alle kränklichen und schwächlichen Kinder der Impfung entzogen, die gesunden aber geimpft.

Diesen Einwänden hat Körösi bei seinen ebengenannten Zahlen Rechnung getragen, indem er einmal die Pockentodesfälle des ersten Lebensjahres ganz fortließ und für jede Altersstufe die Sterblichkeit besonders berechnete. Dabei zeigte sich, daß von seinen Blatternkranken gestorben sind:

	Geimpfte	Ungeimpfte
Im Alter von 5 bis 20 Jahren	2·62	42·9 %
20 30	7·2	36·4 %

Die Sterblichkeit der ungeimpften Pockenkranken ist also im Kindesalter eine 16fach größere als die der Geimpften; aber auch im Mannesalter ist sie 5mal größer als die der Geimpften.

Der zweite Einwand der Impfgegner hinsichtlich der geringeren Widerstandsfähigkeit der Ungeimpften, der theoretisch natürlich eine gewisse Berechtigung hat, wurde durch Körösi in folgender Weise widerlegt. Er stellte den Impfzustand aller an sonstigen Krankheiten in den gleichen Spitälern Behandelten fest (im ganzen über 18.000 Kranke) und berechnete ganz allgemein die Mortalität der Ungeimpften im Vergleich zu den Geimpften, wobei die Pockensterblichkeit ganz beiseite gelassen wurde. Dabei zeigte sich, daß die Sterblichkeit der Ungeimpften, an den verschiedensten Krankheiten Leidenden um die Hälfte größer war als die der Geimpften. Oben wurde gezeigt, daß in Blatternfällen die Mortalität der Ungeimpften eine nahezu 8fach größere ist. Nach dem eben Gesagten wäre diese Zahl also auf die Hälfte zu reduzieren. Dann bleibt aber immer noch die Tatsache bestehen, daß ungeimpfte Pockenkranke 4mal häufiger an der Krankheit zu Grunde gehen als geimpfte Pockenkranke.

Weit schwieriger war der statistische Nachweis für das zweite der obengenannten Argumente: geimpfte Personen erkranken und sterben seltener an den Blattern als ungeimpfte. Zur Bekräftigung dieses Satzes ist es notwendig, außer der Zahl und den

Mortalitätsverhältnissen der geimpften und nichtgeimpften Pockenkranken innerhalb eines Bevölkerungskreises **auch die Gesamtzahl der geimpften und ungeimpften Menschen desselben Bevölkerungskomplexes zu kennen.** Solche Statistiken sind aber schwer zu erbringen und deshalb haben die Impfgegner mit Vorliebe an diesem Punkt angesetzt, um die Schwäche der Vaccinationsstatistik hervorzuheben. Mit Recht sagt Bohn: „Die Impfgegner fordern den tadellosen Zahlenbeweis für die bevorzugte Zahl, in welcher sich die Vaccinierten befinden sollen, wohl wissend, wie mißlich ein Erfolg gerade hierdurch zu führen sei. Denn für eine derartige Statistik muß die Kenntnis aller Geimpften und Ungeimpften in einer gegebenen Bevölkerung verlangt werden und nicht nur die Kenntnis aller Pockenerkrankungen und Todesfälle, **zwei für größere Menschenkomplexe kaum erschwingbare Forderungen.**

Die Kardinalfrage lautet also: **Erkranken und sterben von je 100 Geimpften weniger an Blattern als von je 100 Ungeimpften?** Körösi hat sich um die Beantwortung dieser Frage ein großes Verdienst erworben, indem er im Jahre 1886 an großen Bevölkerungskomplexen in Ungarn den Impfzustand aller Kranken und Verstorbenen feststellen ließ und ihn bei dem Vergleich zwischen geimpften und ungeimpften Pockenkranken mit in Rechnung setzte. Unter 20.351 Patienten, die im Jahre 1886 in 4 Budapester und 15 ungarischen Provinzhospitälern behandelt wurden, waren

	Geimpfte	Ungeimpfte	Zweifelhafte Fälle	Zusammen
von Blatternkranken	$631 = 56 \cdot 7^0/_0$	$465 = 41 \cdot 8^0/_0$	$17 = 1 \cdot 5^0/_0$	$1 \cdot 113$
von den an sonstigen Krankheiten Erkrankten .	$16.135 = 83 \cdot 99^0/_0$	$2437 = 12 \cdot 7^0/_0$	$666 = 3 \cdot 4^0/_0$	$19 \cdot 238$
zusammen	16.766	2902	683	20.351

Unter 19.238 an sonstigen Krankheiten Leidenden befanden sich 2437 Ungeimpfte, das ist $12 \cdot 7\,^0/_0$. Wäre die Vaccination ohne Einfluß auf die Variolamortalität, so müßte sich auch unter den in gleicher Zeit vorgekommenen 1113 Variolaerkrankungen nur $12 \cdot 7\,^0/_0$ Ungeimpfte, d. i. 141 Fälle, befunden haben. In Wirklichkeit betrug jedoch die Zahl der Ungeimpften, an Blattern Erkrankten nicht 141, sondern $465 = 41 \cdot 8\,^0/_0$ aller Pockenkranken. **Es ist also für die Ungeimpften eine $3\frac{1}{2}$ mal größere Disposition zur Erkrankung an Pocken vorhanden als bei Geimpften.**

Körösi hat bei diesen Berechnungen auch die verschiedenen Altersklassen berücksichtigt und an demselben Material gefunden, daß die Schutzkraft der Impfung für alle Altersklassen feststeht. Sahen wir, daß im allgemeinen bei Ungeimpften eine $3\frac{1}{2}$ größere Disposition zur Erkrankung an den Pocken vorhanden war als bei den Geimpften, so ergab sich für die Geimpften im Alter von

$$
\left.
\begin{array}{lll}
1 \text{ bis } 5 \text{ Jahren} & \text{die vierfach} \\
5 \text{ „ } 20 & 4\frac{2}{3}\text{fach} \\
20 \text{ „ } 30 & \text{„ zweifach}
\end{array}
\right\}
\begin{array}{l}
\text{gesteigerte Disposition zur} \\
\text{Erkrankung an den Pocken.}
\end{array}
$$

Auch bezüglich der Sterblichkeit an Variola bei Geimpften und Ungeimpften kam Körösi zu einem analogen Resultat. Unter 14.668 Verstorbenen waren:

	Geimpfte	Ungeimpfte	Zweifelhafte Fälle	Insgesamt
an Blattern verstorben	$239 = 18\cdot3\%$	$1054 = 80\cdot8\%$	$12 = 0\cdot9\%$	1.305
an sonstigen Krankheiten verstorben	$10.003 = 74\cdot8\%$	$1839 = 13\cdot8\%$	$1531 = 11\cdot4^0{}_0$	13.373
insgesamt	10.242	2893	1543	14.678

Also unter 13.373 an sonstigen Krankheiten Verstorbenen befanden sich 1839 Ungeimpfte, d. i. $13\cdot8\%$. Wäre die Vaccination ohne Einfluß auf die Variolasterblichkeit, so müßten sich auch unter den in gleicher Zeit vorgekommenen 1305 Variolafällen nur etwa $13\cdot8\%$ Ungeimpfte befunden haben, das wären 180 Fälle. In Wirklichkeit betrug jedoch die Zahl der ungeimpften und an Variola verstorbenen Personen $1054 = 80\cdot8\%$. Diese Prozentzahl bedeutet also für die Ungeimpften eine 6 mal größere Sterblichkeit an Variola als bei den Geimpften.

Ungeimpfte Personen haben also nach diesen Berechnungen im Vergleich zu den Geimpften die $3\frac{1}{2}$ mal größere Chance, an den Pocken zu erkranken und die 6 mal größere Chance, daran zu Grunde zu gehen.

Neben den Aufzeichnungen Körösis sind in diesem Zusammenhange noch die statistischen Angaben über die Städte Chemnitz und Waldheim zu erwähnen, weil auch hier über den Gesundheitszustand der gesamten Bevölkerung genau geführte Statistiken vorhanden sind.

In Chemnitz (Sachsen) befanden sich nach Flinzers Angabe zu Beginn der großen Epidemie von 1870/71 im ganzen 64.225 Einwohner, davon früher Geblatterte $4652 = 7\cdot3\%$, von denen keiner an Variola wiederum erkrankte und die daher einfach in Abzug zu bringen sind; ferner Geimpfte $53.891 = 83\cdot9\%$, ungeimpft Verbliebene $5712 = 8\cdot9\%$.

An Variola erkrankten während der Epidemie im ganzen 3596 Personen $= 5\cdot6\%$ der Bevölkerung. Von den Erkrankten waren Geimpfte

953 Personen, ungeimpft Verbliebene 2643 Personen. Es entfällt also mit Rücksicht wiederum auf die Gesamtzahlen der Geimpften und der ungeimpft Verbliebenen ein Erkrankungsfall an Variola auf Geimpfte 56·7 Personen, ungeimpft Verbliebene 2·2 Personen. Letztere beiden Zahlen verhalten sich zueinander wie nahezu 26 : 1 oder, mit anderen Worten: die relative Morbilität an Variola war für Geimpfte 26 mal kleiner als für ungeimpft Verbliebene.

Die relative Mortalität verhielt sich folgendermaßen:

Es starben während genannter Epidemie in Chemnitz an Variola im ganzen 249 Personen, davon Geimpfte 7, ungeimpft Verbliebene 242. Es entfällt also mit Rücksicht auf die Gesamtzahlen der Geimpften und der ungeimpft Verbliebenen ein Sterbefall an Variola auf Geimpfte 7698·7 Personen, ungeimpft Verbliebene 23·6 Personen. Letztere beiden Zahlen verhalten sich zueinander wie nahezu 326 : 1 oder, mit anderen Worten: die relative Mortalität an Variola war für den geimpften Bevölkerungsanteil 326 mal kleiner als für den ungeimpft verbliebenen.

Drückt man endlich noch die absoluten Mortalitätszahlen der Geimpften und der ungeimpft Verbliebenen in Prozentzahlen der Erkrankungen aus, so ergibt sich folgendes:

Von 953 geimpften Blatternkranken starben $7 = 0.7\,\%$, von 2643 ungeimpften Blatternkranken starben $242 = 9.2\,\%$, d. h:

Die Letalität an Variola war also im Erkrankungsfalle für Geimpfte nahezu 13 mal geringer als für Ungeimpfte.

Ähnliches ergibt sich für die Stadt Waldheim i. Sachsen während der entsprechenden Epidemie vom Januar 1872 bis April 1873 (nach A. Müller). Die Einwohnerzahl betrug zu Beginn 5055 Seelen, wovon Geimpfte 4713 Personen $= 93.2\,\%$, ungeimpft Verbliebene 342 Personen $= 6.2\,\%$.

Es erkrankten an Variola im ganzen 250 Personen $= 4.9\,\%$ der Bevölkerung. Von den Erkrankten waren Geimpfte 124 Personen, ungeimpft Verbliebene 126 Personen. Es entfällt also ein Erkrankungsfall an Variola auf Geimpfte 38·0 Personen, ungeimpft Verbliebene 2·7 Personen. Letztere beiden Zahlen verhalten sich zueinander wie 145 : 1; die relative Morbilität der Geimpften in der Bevölkerung war also 145 mal kleiner als diejenige der Ungeimpften.

Die relative Mortalität verhält sich folgendermaßen:

Es starben an Variola 66 Personen im ganzen, wovon Geimpfte 11 Personen, ungeimpft Verbliebene 55 Personen. Hiernach entfällt also ein Sterbefall an Variola auf Geimpfte 428·5 Personen, ungeimpft Verbliebene 6·2 Personen. Letztere beiden Zahlen verhalten sich zueinander wie 69 : 1. Die relative Mortalität an Variola war also für den geimpften Bevölkerungsanteil 69mal kleiner als für den ungeimpft verbliebenen.

Drückt man wiederum noch die absoluten Mortalitätszahlen der Geimpften und der Ungeimpften in Prozentzahlen der Erkrankungen aus, so ergibt sich folgendes:

Von 124 geimpften Blatternerkrankten starben $11 = 8.9\,\%$, von 126 ungeimpften Blatternerkrankten starben $55 = 43.7\,\%$, d. h. die Sterblichkeit der Variola war, im Erkrankungsfalle, für die Geimpften nahezu 5mal kleiner als für die Ungeimpften.

Bei den bisherigen Beispielen wurde der **Einfluß der Revaccination** noch so gut wie ganz aus dem Spiele gelassen. Es wurde lediglich von Geimpften und Ungeimpften gesprochen und dabei stillschweigend vorausgesetzt, daß es sich meist nur um einmal geimpfte Personen handelte, weil die Beispiele aus Zeiten stammen, in denen die Wiederimpfung noch keine allgemeinere Verbreitung unter der Zivilbevölkerung gefunden hatte. Trotzdem konnte mit Sicherheit bewiesen werden, daß die Blattern infolge der Einführung der Vaccination an Häufigkeit abgenommen haben, daß geimpfte Personen weit seltener an den Blattern erkranken als ungeimpfte, und daß die Sterblichkeit bei geimpften Pockenkranken weit niedriger ist als bei ungeschützten, bei denen sie sich auf die Höhe der Pockensterblichkeit des 18. Jahrhunderts erhebt.

Die letzten Einwände der ärgsten Impfgegner müssen fallen, wenn wir uns nun zu den **Ergebnissen der Revaccination und des deutschen Impfgesetzes** wenden.

Schon in dem vorangegangenen historischen Überblick konnte gezeigt werden, daß die Erfolge der Vaccination und Revaccination in der preußischen Armee zu den glänzendsten Beweisen für die Schutzkraft der Pocken zu zählen sind. Noch in den Jahren 1825 bis 1830 war die Pockensterblichkeit in der preußischen Armee größer als in der Zivilbevölkerung, da die Ansteckung durch das Zusammenleben in der Kaserne sehr erleichtert wird und der in der Kindheit erlangte Impfschutz bei den durchschnittlich im Alter von 20 bis 25 Jahren stehenden Soldaten bereits nachgelassen hatte. Es starben von 100.000 Mann der Iststärke an den Pocken in den Jahren:

1825	. . . . . . 9·9	1830	22·1
1826	. . . . . . 13·1	1831	. 75·0
1827	. . . . 18·8	1832	. 66·7
1828	. . . . . 28·7	1833	.75·2
1829	. . . . . . 28.9	1834	.28·1

Die durchschnittliche jährliche Mortalität betrug also 36·44.

Mit einem Schlage veränderte sich das Bild, als im Jahre 1834 die Revaccination in der Armee eingeführt wurde. Es starben von je 100.000 Mann der Iststärke an Pocken durchschnittlich jährlich in den Jahren:

1835—1839	3·88	1850—1854	1·40
1840—1844	2·08	1855—1859	0·42
1845—1849	0·64	1862—1864	0·33
	1865—1869	1·04	

In den Jahren 1847, 1855, 1856, 1858 und 1863 starb in der preußischen Armee niemand an den Pocken, obgleich in denselben Jahren die Zivilbevölkerung viel unter der Seuche zu leiden hatte.

Die Wirkung der Einführung von Impfung, bzw. Wiederimpfung, auf die Pockenmortalität der Militärbevölkerung Preußens illustriert nachstehendes Bild:

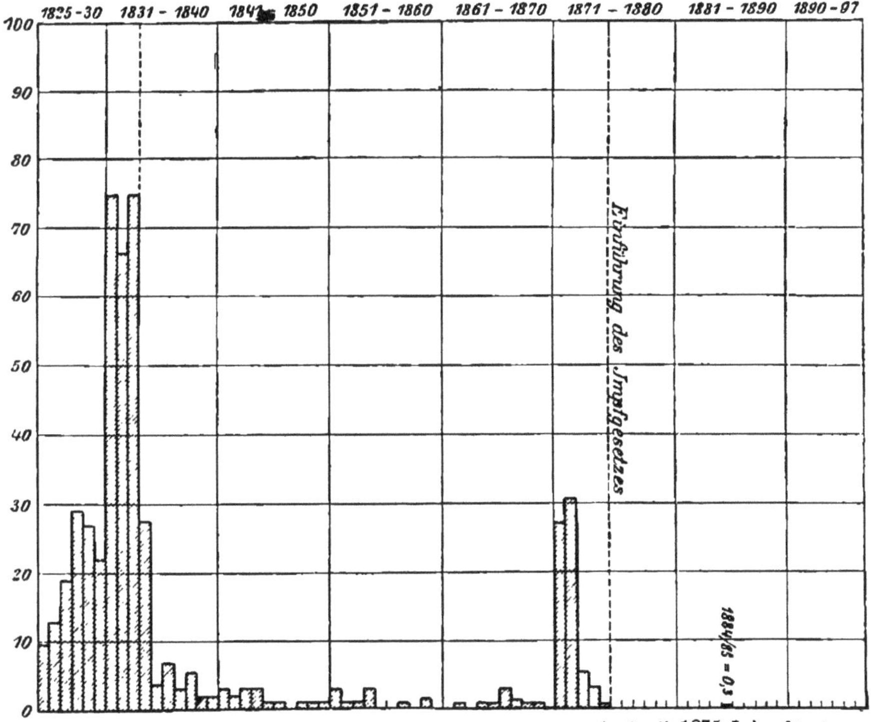

Pockensterblichkeit bei der Militärbevölkerung Preußens. (Seit 1865 Impfung allgemein durchgeführt.)

16. Juni 1834 Impfung, bzw. Wiederimpfung aller neu Eingestellten obligatorisch.

1. April 1875 Inkrafttreten des deutschen Reichs-Impfgesetzes.

Die gleichen günstigen Ergebnisse erzielte die gesetzliche Revaccination in den Armeen Bayerns, Badens, Hannovers sowie in den Armeen und Flottenmannschaften Schwedens, Dänemarks und Norwegens. Nach dem Berichte des königlich bayrischen Kriegsministeriums im englischen Blaubuch verlor z. B. die bayrische Armee seit dem Jahre 1844, wo die Revaccination eingeführt wurde, bis 1855 keinen Mann an den Pocken.

Inmitten größerer Pockenepidemien, welche die Zivilbevölkerung des Landes zuweilen schwer heimsuchten, blieb die Armee fast wie gefeit und unbeschädigt. Ein Vergleich der Militärbevölkerung Preußens mit der Zivilbevölkerung ergab folgendes: Während der Jahre 1867 bis 1874 starben von je 100.000 preußischen Soldaten an den Pocken 71·24, dagegen bei der weniger gut geimpften Zivilbevölkerung 649·67, also 10 mal mehr. Die Impfgegner haben gegen diesen Vergleich nicht mit Unrecht eingewendet, daß hier heterogene Größen verglichen werden, die Militärbevölkerung bestehe ausschließlich aus Erwachsenen im kräftigsten Mannesalter, die Zivilbevölkerung zu einem nicht geringen Teile aus Kindern, die dem Ansturm der Seuchenerkrankung weniger Widerstand entgegensetzen. Wir wollen deshalb auf diese Zahlen weniger Gewicht legen, obgleich der Unterschied in der Mortalität ein unverhältnismäßig großer ist, und nicht Armee mit Zivilbevölkerung, sondern gut impfende und schlecht impfende Armeen vergleichen.

Die Gesamtziffer der Pockenerkrankungen im deutschen, österreichischen und französischen Heer gibt ein anschauliches Bild darüber, wie die bestimpfende Armee auch die wenigsten Blatternerkrankungen aufweist. Es erkrankten

im deutschen Heer (1875—1887)	148 Mann
österreichischen Heer (1875—1886)	10.238
französischen Heer (1875—1881)	5.605

Und ganz analog verhält es sich naturgemäß mit der Mortalität. In der deutschen Armee starb an Variola während 13 Jahre (1875—1887) überhaupt nur ein einziger (und zwar ein erfolglos revaccinierter Reservist, der zu einer Übung eingezogen war). Dagegen starben:

in der französischen Armee (1875—1886) 550 Mann = 45·8 pro Jahr;

in der österreichischen Armee (1875—1881) 595 Mann = 85·0 pro Jahr.

Wie sich der Impfschutz der deutschen Armee in der Pandemie von 1871 bis 1874 bewährte, ist im historischen Teil ausführlicher dargestellt und dort nachzulesen. Für den großen Segen der Revaccination bildet das Verhalten des deutschen Heeres in den kritischen Jahren für immer ein leuchtendes Beispiel.

So glänzend das Gesamtergebnis der Pockenmorbidität und -mortalität bei der deutschen Armee im Vergleich zum französischen Heer und zur deutschen Zivilbevölkerung war — wir erinnern uns aus dem historischen Überblick, daß die französische Armee infolge ihrer ungünstigen Vaccinations- und Revaccinationsverhältnisse eine 49fach größere Zahl von Pockentodesfällen als das deutsche Heer zu verzeichnen hatte —, so kann nicht verschwiegen werden, daß auch die deutschen Soldaten unter der Seuche zu leiden hatten. Die amtlichen Berichte ergaben 8463 Pockenkranke im deutschen Heere und 459 Todesfälle. Sehr lehrreich wäre es für die Beurteilung der Revaccination, wenn wir über den Impfzustand aller dieser an Blattern Erkrankten und Verstorbenen unterrichtet wären. Daß die deutschen Soldaten nicht alle gleichmäßig gut geimpft waren, ist bekannt. Denn abgesehen von jenen Rekruten, bei denen die Zeit vor der Absendung zum Kriegsschauplatz nicht mehr zu einer Wiederimpfung ausgereicht hatte, gab es noch eine ganze Anzahl von Soldaten, die ohne Erfolg revacciniert waren. Aufzeichnungen über den Impfzustand aller im deutschen Heere an Blattern erkrankten Soldaten sind nicht vorhanden. Wohl aber besitzen wir, wie ich Kübler entnehme, einen Amtsbericht über den Impfzustand von 1005 Pockenkranken der deutschen Armee, der den Einfluß der mangelnden oder erfolglosen Revaccination aufs beste beweist. Es waren von 1005 Kranken:

4 nicht oder ohne Erfolg geimpft und nicht wiedergeimpft mit einem Todesfall;

531 nicht wiedergeimpft mit 46 Todesfällen;

224 ohne Erfolg wiedergeimpft mit 10 Todesfällen;

7 mit ungewissem Erfolg wiedergeimpft;

130 als wiedergeimpft bezeichnet, ohne Angabe des Erfolges mit einem Todesfall;

109 erfolgreich wiedergeimpft mit 2 Todesfällen.

Die Zahlen besagen, daß von diesen sämtlichen Pockenkranken rund 80% nicht oder ohne Erfolg und 2% mit Erfolg revacciniert waren, und daß unter 60 Todesfällen, d. h. also, fast dem vierfachen Teil der Sterbefälle der gesamten mobilen Armee, nur 2 bei erfolgreich revaccinierten dagegen 57 bei nachweislich gar nicht oder ohne Erfolg wiedergeimpften Personen vorgekommen sind.

Wir sehen also, Wiedergeimpfte haben eine weit geringere Chance, an Pocken zu erkranken und im Falle der Erkrankung daran zu sterben als einmal Geimpfte, und die erfolgreich Wiedergeimpften sind gegenüber den erfolglos Revaccinierten bei weitem im Vorteil.

Eine gute Illustration erfahren diese Sätze auch durch die Betrachtung der im Jahre 1866/67 in der preußischen Armee vorgekommenen

Variolaerkrankungen. Es wurden damals im ganzen nach Prager und Immermann 320 Variolafälle beobachtet, von denen 10 (oder $3 \cdot 2^{0}/_{0}$) starben. Diese Pockentodesfälle betrafen sämtlich Nichtrevaccinierte. Nach dem Charakter der Krankheit wurden 295 mal leichte Variola (Variola modificata) und 25 mal schwere Variola (Variola vera) beobachtet. Von der letzten (Variola vera) betrafen 24 Fälle ebenfalls Nichtrevaccinierte und 1 Fall einen erfolglos Wiedergeimpften. Überhaupt aber verhalten sich die vorgekommenen 320 Erkrankungsfälle an Variola folgendermaßen: Es kamen auf

Nichtrevaccinierte	185 Fälle oder	$57 \cdot 8^{0}/_{0}$
erfolglos Wiedergeimpfte	73	$22 \cdot 8^{0}/_{0}$
erfolgreich Revaccinierte	66	$19 \cdot 8^{0}/_{0}$

Am besten stellen sich, wie aus den angeführten Zahlen hervorgeht, die erfolgreich Revaccinierten, denn sie liefern weder zu den Todesfällen noch auch zu den Fällen schwerer Variola überhaupt irgend ein Kontingent und sie zeigen außerdem noch die geringste Prozentzahl der Erkrankungen. Ihnen kommen in der Reihe die erfolglos Wiedergeimpften mit etwas ungünstigeren Erkrankungsverhältnissen nach und endlich, von beiden durch eine breite Kluft getrennt, die Nichtrevaccinierten, die sämtliche Todesfälle, fast alle Fälle von Variola vera und zu alledem mehr als die Hälfte aller Erkrankungsfälle überhaupt stellen.

Einige Beispiele aus neuerer Zeit[1]) kommen zu denselben Ergebnissen:

Verlauf und Ausgang der im Deutschen Reiche in den Jahren 1906, 1907 und 1908 gemeldeten Pockenerkrankungen unter Berücksichtigung des Impfzustandes.

(Nach den med. stat. Mitteil. des Kaiserlichen Gesundheitsamtes, Bd. XI u. XIII.)

An-zahl	Der Erkrankten Impfzustand	Es starben	Es erkrankten		
			schwer, bzw. mittelschwer	leicht	unbekannt
190	Ungeimpft	$73 = 38 \cdot 4^{0}/_{0}$	$65 = 34 \cdot 2^{0}/_{0}$	$52 = 27 \cdot 4^{0}/_{0}$	—
38	Erfolglos geimpft	$8 = 21 \cdot 1^{0}/_{0}$	$18 = 47 \cdot 7^{0}/_{0}$	$12 = 31 \cdot 5^{0}/_{0}$	—
50	Zu spät geimpft	$14 = 28 \cdot 0^{0}/_{0}$	$6 = 12 \cdot 0^{0}/_{0}$	$27 = 54 \cdot 0^{0}/_{0}$	$3 = 6 \cdot 0^{0}/_{0}$
279	Einmal geimpft	[2] $30 = 10 \cdot 75^{0}/_{0}$	$77 = 27 \cdot 6^{0}/_{0}$	$170 = 60 \cdot 9^{0}/_{0}$	$2 = 0 \cdot 75^{0}/_{0}$
78	Zu spät wiedergeimpft	$6 = 7 \cdot 7^{0}/_{0}$	$9 = 11 \cdot 5^{0}/_{0}$	$59 = 75 \cdot 6^{0}/_{0}$	$4 = 5 \cdot 2^{0}/_{0}$
355	Wiedergeimpft	$23 = 6 \cdot 48^{0}/_{0}$	$76 = 21 \cdot 41^{0}/_{0}$	$254 = 71 \cdot 55^{0}/_{0}$	$2 = 0 \cdot 56^{0}/_{0}$
45	Unbekannt	$22 = 48 \cdot 9^{0}/_{0}$	$15 = 33 \cdot 3^{0}/_{0}$	$8 = 17 \cdot 8^{0}/_{0}$	—
1035		$176 = 17 \cdot 0^{0}/_{0}$	$266 = 25 \cdot 7^{0}/_{0}$	$582 = 56 \cdot 2^{0}/_{0}$	$11 = 1 \cdot 1^{0}/_{0}$

[1]) Kirchner, Schutzpockenimpfung und Impfgesetz.

[2]) Darunter einer an den Folgen einer schweren Mittelohrentzündung.

Die Sterblichkeit betrug also bei den Wiedergeimpften 6·48, bei den einmal Geimpften 10·75 und bei den Ungeimpften 38·4 % und in denjenigen Fällen, die nicht tödlich endigten, zeigte sich, daß der Verlauf bei den Wiedergeimpften in einer weit größeren Zahl von Fällen ein leichterer war, als bei einmal Geimpften. Die meisten schweren Fälle rekrutierten sich naturgemäß aus den ungeimpften Personen. Schwer oder mittelschwer war die Erkrankung nämlich bei den revaccinierten in 21·41 %, bei den einmal geimpften in 27·6 % und bei den ungeimpften Personen in 34·2 % der Fälle.

Ganz analoge Beobachtungen machten B r e g e r und R i m p a u bei der Pockenepidemie in Metz im Jahre 1906/07, was aus folgender Tabelle hervorgeht:

An-zahl	Der Erkrankten Impf-zustand	Es starben	Es erkrankten	
			schwer	leicht
28	Ungeimpft	14 = 50·0 %	9 = 32·1 %	5 = 17·9 %
8	Erfolglos geimpft	2 = 25·0 %	4 = 50·0 %	2 = 25·0 %
2	Zu spät geimpft . . .	—	1 = 50·0 %	1 = 50·0 %
34	Einmal mit Erfolg geimpft . .	4 = 11·8 %	11 = 32·3 %	19 = 55·9 %
7	Zu spät wiedergeimpft	2 = 28·6 %	—	5 = 71·4 %
69	Wiedergeimpft	6 = 8·6 %	15 = 21·8 %	48 = 69·6 %
15	Unbekannt	10 = 66·7 %	2 = 13·3 %	3 = 20·0 %
163		38 = 23·3 %	42 = 25·8 %	83 = 50·9 %

Erkranken erfolgreich Geimpfte und Wiedergeimpfte nach einigen Jahren, wenn der Impfschutz nachgelassen hat, an den Blattern, so spielt natürlich das Alter, bzw. die zwischen der letzten Impfung und der Erkrankung liegende Zeit, eine Rolle für die Schwere der Krankheit. Das geht ebenfalls aus den oben angeführten Zahlen von B r e g e r und R i m p a u hervor. Die 34 einmal mit Erfolg geimpften und erkrankten Personen waren bis auf zwei älter als 21 Jahre, waren also vor 20 und mehr Jahren geimpft, so daß der Impfschutz als erloschen betrachtet werden mußte. Dasselbe gilt von den vier Verstorbenen, die einmal geimpft und älter als 41 Jahre waren. Von den 69 Wiedergeimpften waren vier jünger als 21 Jahre, jedoch war nur eine Person mit Erfolg wiedergeimpft. Von den sechs Revaccinierten, die gestorben sind, waren drei älter als 40 Jahre, und von den dreien, die ein jüngeres Alter aufwiesen, waren nur zwei mit Erfolg revacciniert.

Der letzte und schönste Beweis für die segensreichen Wirkungen der Revaccination ist der E r f o l g   d e s   d e u t s c h e n   I m p f g e s e t z e s, das am 1. April 1875 in Kraft trat und neben der Impfung im frühen

Lebensalter die Revaccination im 12. Lebensjahre vorschrieb. Seine Vorschriften sind im Deutschen Reiche im allgemeinen gewissenhaft ausgeführt worden. Die Folgen davon spiegelt die Statistik wieder. Sehr lehrreich ist in dieser Beziehung der Vergleich der Pockenmortalität einer Reihe deutscher Städte nach Einführung des Impfgesetzes mit ebensoviel schlecht impfenden Städten des Auslandes. Es ergibt sich dabei folgendes Bild.

Es starben von je 100.000 Einwohnern mit gutem Impfzustande in den Jahren 1875—1883 durchschnittlich jährlich:

in Berlin	1·6	in Hannover	0·2
„ Hamburg	0·6	„ Aachen	8·2
„ Breslau	1·7	„ Heilbronn	14·7
„ München	1·4	„ Liegnitz	—
„ Dresden	1·6	„ Königshütte	9·0

Dagegen starben von je 100.000 Einwohnern durchschnittlich jährlich:

in Paris	1875—1883	33·4
„ Wien	1875—1883	89·2
„ Warschau	1878—1886	118·2
„ St. Petersburg	1878—1883	117·0
„ Budapest	1874—1886	113·2
„ Triest	1873—1883	64·8
„ Lemberg	1873—1883	139·6
„ Krakau	1874—1883	119·3
„ Troppau	1873—1883	83·9
„ Brüssel	1870—1883	61·4

Die Zahlen beweisen, daß die obligatorische Einführung der Revaccination die Pockensterblichkeit in den deutschen Städten auf ein Minimum herabgedrückt hat, während in außerdeutschen Städten die Seuche nach wie vor ganz erheblich größere Opfer fordert.

Mit der Klarheit eines Experimentes kann man den Nachteil ungenügenden Impfschutzes ersehen, wenn in einer Stadt, die sich sonst eines guten Impfzustandes erfreute, plötzlich aus besonderer Ursache der Impfschutz versagt. So entfielen im Jahre 1894 von 88 Pockentodesfällen im ganzen Deutschen Reiche allein 58 auf den Kreis Ratibor. Als daraufhin sofort eine amtliche Untersuchung über die Ursache dieser plötzlichen Häufung der Blatterntodesfälle eingeleitet wurde, ergab sich, daß dort im vorausgegangenen Jahre bei den Impfungen ungenügend wirksamer Impf-

stoff zur Verwendung gelangte, und daß daher eine große Zahl von
Impfungen erfolglos geblieben war. Die Bevölkerung jenes Grenzkreises
hatte jahrelang der von Österreich ständig drohenden Seuchengefahr dank
des Impfschutzes Widerstand geleistet. In den Jahren 1886—1892 waren
nur 6 Todesfälle an der Krankheit vorgekommen. Mit dem Jahre 1893
dagegen, in welches die unbefriedigenden Impfergebnisse fielen, begann
auch die Seuche die nun ungenügend geschützte kindliche Bevölkerung
heimzusuchen.

In Preußen ist der Unterschied zwischen der Pockensterblichkeit
vor und nach der Einführung des Impfgesetzes ein ganz
gewaltiger. Von je 100.000 Einwohnern[1]) starben durchschnittlich jährlich
an den Pocken in den Jahren:

1825—1829	18·7	1850—1854	26·1
1830—1834	35·1	1855—1859	15·5
1835—1839	18·5	1860—1864	30·1
1840—1844	21·7	1865—1869	34·7
1845—1849	12·8	1870—1874	113·7.

Nach 1875 dagegen, dem Jahre der Einführung des Impfgesetzes,
starben in Preußen von je 100.000 Einwohnern durchschnittlich jährlich
an den Pocken:

1875—1879	1·8	1890—1894	0·23
1880—1884	2·6	1895—1899	0·05
1885—1889	0·64	1900—1904	0·08
		1905—1908	0·07

Vergleicht man die Pockensterblichkeit der Zivilbevölkerung und
der Militärbevölkerung Preußens von 1825 bis 1908 miteinander, so zeigt
sich sehr deutlich, wie bei der Armee, in der bereits 1835 die Revaccination eingeführt wurde, sich ein starker Rückgang der Pockenopfer
bemerkbar macht, während sich in der Zivilbevölkerung erst 1875 nach
der Einführung des Impfgesetzes der gleiche Umschwung vollzieht. Die
nächste Tabelle demonstriert das aufs beste. Sie weist aber außerdem
noch die interessante Tatsache auf, daß infolge der Einführung des
deutschen Impfgesetzes die Blatternsterblichkeit der preußischen Armee
fast gleich Null geworden ist. Es ist darin eine indirekte Einwirkung des
Impfgesetzes zu sehen; denn seit 1875 sind mit dem gewaltigen Rückgange der Pockenmortalität in der preußischen Zivilbevölkerung die

---

[1]) Nach Kirchner, l. c.

Quellen der Ansteckung fast sämtlich versiegt, die bis dahin immer noch einen, wenn auch geringen, aus irgendwelchen Gründen ungeschützten Teil der Armee zu infizieren vermochte.

Von je 100.000 Einwohnern starben an den Pocken in Preußen:

Im Jahre	In der Zivil-bevölkerung	Im Heere	Im Jahre	In der Zivil-bevölkerung	Im Heere	Im Jahre	In der Zivil-bevölkerung	Im Heere
1825	15·4	9·9	1853	39·5	0·8	1881	3·6	—
1826	14·4	13·1	1854	43·6	2·3	1882	3·6	—
1827	25·4	18·8	1855	9·7	—	1883	2·0	—
1828	19·0	28·7	1856	7·3	—	1884	1·4	—
1829	19·3	27·0	1857	13·3	0·7	1885	1·4	0·2
1830	24·1	22·1	1858	26·4	—	1886	0·5	—
1831	11·9	75·0	1859	19·6	1·4	1887	0·5	—
1832	30·3	66·7	1860	19·0	?	1888	0·3	—
1833	60·1	75·0	1861	30·2		1889	0·5	—
1834[1])	49·1	28·1	1862	21·1	0·5	1890	0·1	—
1835	27·1	3·5	1863	33·8	—	1891	0·666	—
1836	18·8	6·4	1864	46·3	0·5	1892	0·30	—
1837	15·3	2·4	1865	43·8	0·5	1893	0·44	—
1838	16·8	5·5	1866	62·0	3·1	1894	0·25	—
1839	14·5	1·6	1867	43·2	0·8	1895	0·076	—
1840	16·1	2·4	1868	18·8	0·4	1896	0·02	—
1841	14·5	1·6	1869	19·4	0·4	1897	0·02	—
1842	22·4	1·6	1870	17·5	—	1898	0·04	0·2
1843	28·3	2·4	1871	243·2	27·8	1899	0·08	—
1844	27·0	2·4	1872	262·4	5·4	1900	0·14	—
1845	15·9	0·8	1873	35·7	3·4	1901	0·16	—
1846	15·3	0·8	1874[2])	9·5	0·4	1902	0·04	—
1847	9·5	—	1875	9·5	—	1903	0·04	0·2
1848	13·7	0·8	1876	3·1	—	1904	0·047	—
1849	10·8	0·8	1877	0·3	—	1905	0·027	—
1850	15·7	0·8	1878	0·7	—	1906	0·08	—
1851	13·0	2·3	1879	1·3	—	1907	0·061	—
1852	18·9	0·8	1880	2·6	—	1908	0·161	—

Auch in den anderen Bundesstaaten ergibt ein Blick auf die Pockensterblichkeit genau dasselbe Bild: den rapiden Abfall der Pockenmortalität mit dem Jahre 1875. Für das Deutsche Reich bestehen seit 1889 dank den Bemühungen des Kaiserlichen Gesundheitsamtes genaue Feststellungen über sämtliche Blatterntodesfälle und Blatternerkrankungen. Die Pocken-

---

1) Einführung der Impfung im Heere.
2) Erlaß des Reichsimpfgesetzes, das am 1. April 1875 in Kraft trat.

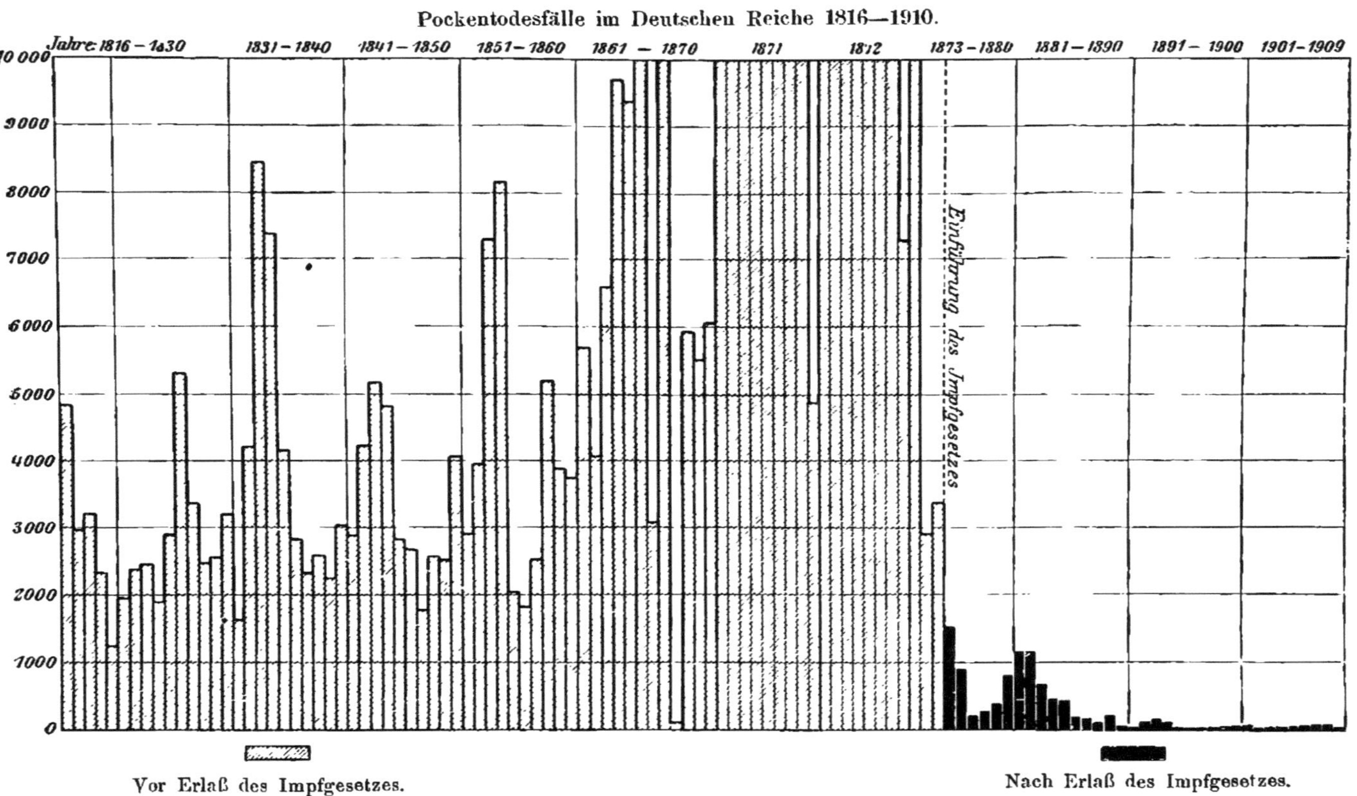
Pockentodesfälle im Deutschen Reiche 1816—1910.
Jochmann, Pocken.
Jahre: 1816—1830
1831—1840
1841—1850
1851—1860
1861—1870
1871
1872
1873—1880
1881—1890
1891—1900
1901—1909
10 000
9000
8000
7000
6000
5000
4000
3000
2000
1000
0
Einführung des Impfgesetzes
Erfolge der Impfung in statistischer Beleuchtung.
Vor Erlaß des Impfgesetzes.
Nach Erlaß des Impfgesetzes.
17
257

todesfälle im Deutschen Reiche, in absoluten Zahlen und auf je 100.000 Einwohner berechnet, verhalten sich in den Jahren 1889 bis 1910 in folgender Weise [1]):

Im Jahre	Absolute Zahl	Berechnet auf je 100.000 Einw.	Im Jahre	Absolute Zahl	Berechnet auf je 100.000 Einw.
1889	200	0·380	1900	49	0·087
1890	58	0·110	1901	56	0·099
1891	49	0·093	1902	15	0·026
1892	108	0·205	1903	20	0·034
1893	157	0·298	1904	25	0·042
1894	88	0·167	1905	30	0·050
1895	27	0·052	1906	47	0·077
1896	10	0·019	1907	63	0·102
1897	5	0·009	1908	65	0·103
1898	15	0·028	1909	26	0·042
1899	28	0·052	1910	33	0·053

Wäre die Pockensterblichkeit noch so groß wie im 18. Jahrhundert, so müßten nach Kirchner bei einer Bevölkerung von 64 Millionen im Durchschnitt jährlich 160.000 Menschen an den Pocken sterben. In Wirklichkeit starben nach dem Durchschnitt der letzten 10 Jahre in Deutschland 38 Personen an den Pocken.

Die Pockensterblichkeit im Deutschen Reiche von 1816 bis 1909 und der Einfluß des Impfgesetzes wird aufs anschaulichste durch das Bild auf vorangehender Seite illustriert.

Die angeführten Zahlen mögen genügen, um den Wert der Schutzpockenimpfung zu illustrieren. Es steht unumstößlich fest, daß die Vaccination einen zuverlässigen, wenn auch zeitlich begrenzten Schutz gegen die Erkrankung an Pocken verleiht, und daß rechtzeitige Wiederholung der Impfung beim Nachlassen des Impfschutzes diese Immunität zu einer dauernden gestalten kann. Die Pocken sind jetzt für Deutschland, das Land des besten Impfzustandes, so gut wie ausgerottet. Die Pockenmortalität der anderen Länder steht in direktem Verhältnis zur Güte ihrer Impfgesetze. Die verheerende Seuche ist in gutimpfenden Ländern durch zielbewußte Prophylaxe beseitigt und zu Boden geschlagen und wird nirgends mehr ihr Haupt erheben können, wo Vernunft und Energie sich verbinden, um den Schatz, den Edward Jenner uns hinterlassen hat, nach seinem wahren Werte zu würdigen.

---

[1]) Kirchner.

Über die Impfgegner.

Nach den Ausführungen der früheren Kapitel könnte es fast überflüssig erscheinen, auch nur mit einem Wort auf die Argumente einzugehen, die von den Impfgegnern gegen die Vorzüge der Impfung ins
Feld geführt werden. Denn alle Einwände müssen fallen vor der Wucht
der zahlenmäßigen Beweise für den Segen der Vaccination. Aber da ein
Bild erst durch die richtige Verteilung von Licht und Schatten seine
Lebenswahrheit gewinnt, so dürfen auf dem Bilde, das in diesem Buche
von der Vaccination entworfen wird, neben den impffreundlichen Argumenten auch die impfgegnerischen nicht fehlen. Wie jede große Entdeckung, so hat auch die Vaccination bei ihrer Einführung und Ausbreitung nicht nur begeisterte Aufnahme, sondern auch lebhafte Opposition erfahren.

Wir sahen schon bei dem historischen Überblick, daß die ersten
Feinde der neuen Methode gleich bei ihrem Auftauchen in England aus
den Kreisen der englischen Inokulatoren erwuchsen. Sie waren die betrübten Lohgerber, denen die Felle wegschwammen. Denn beim Aufkommen der neuen Entdeckung mußte die Inokulation, mit der sie bis
dahin ihr Geld verdient hatten, notwendig zum alten Eisen geworfen
werden. Hier war es also Geschäftsinteresse, das zum Widerspruch
drängte. Wir hörten ferner von Leuten, die vor der bovinisierenden
Wirkung der Vaccination warnten. Es sei zu befürchten, daß man durch
Einverleibung tierischer Lymphe auch tierische Eigenschaften einpflanze.
Schon ganz verdächtige Zeichen, die darauf hindeuteten, seien beobachtet
worden. Ein Kind soll nach der Impfung geblökt haben wie ein Kalb
und sei auf allen vieren gelaufen, ein anderes habe Neigung zu Huf-
und Schwanzbildung gezeigt, und eine Frau habe Haare am ganzen
Leibe bekommen. Hier war es die Dummheit, mit der die Vaccination
zu kämpfen hatte. Wir sahen ferner, daß fromme Seelen sich Skrupel
machten, ob nicht in der Impfung eine vermessene Einengung der Wege
Gottes zu erblicken sei, da man doch die vom Himmel gesandte Krankheit in sündhafter Überhebung bekämpfe. Hier waren es religiöse
Bedenken, die das Verfahren ablehnten.

Dazu kamen Auflehnung gegen die Bevormundung des Staates im Namen der Freiheit und des Selbstbestimmungsrechtes, Furcht vor Vergiftung und Blutverschlechterung und vor der Übertragung von Krankheiten, Haß gegen alles, was wissenschaftliche Arzneikunst heißt, und noch vieles andere mehr. Ein buntes Konglomerat der verschiedensten Motive bietet sich dem Blicke dar, wenn wir nach den Gründen der Impfgegnerschaft suchen. Auf alle Einzelheiten einzugehen, die fanatische Querköpfe ersonnen haben, um die Sache der Impfung zu schädigen, ist hier nicht der Ort. Soweit aber sollen die Argumente der Impfgegner geprüft werden, als sie noch für die heutige Zeit Interesse haben.

Die Elemente, aus denen sich die impfgegnerische Agitation zusammensetzt, sind heute sehr verschieden. Die Beteiligung der Ärzte an dieser Bewegung hat in den letzten Jahrzehnten erheblich abgenommen. In der Zeit vor der Einführung des Impfgesetzes ist der bekannteste impfgegnerische Arzt Dr. Nittinger in Stuttgart gewesen, der die aufgeregten Thesen aufstellte:

„1. Die Impfung erscheint vor dem Tribunal der Vernunft als Unsinn;

2. die Impfung erscheint vor der Leuchte der Wissenschaft als eine traurige Illusion;

3. die Impfung erscheint vor der Geschichte der Menschheit als das größte Verbrechen, das seit 50 Jahren begangen worden ist."

Nach der großen Pandemie im Jahre 1871—1874 ging eine Reihe von Ärzten ins impffeindliche Lager über. Lorinser, der Direktor des Wiedener Krankenhauses, mit seinem Primararzte Hermann; German, Professor und Arzt der gynäkologischen Universitätspoliklinik in Leipzig; ferner Böing und namentlich der Professor der Hygiene und Sanitätsstatistik Vogt in Bern; Reitz, Oberarzt des Klemmschen Kinderhospitals in St. Petersburg u. a.

Während einzelne dieser Autoren, z. B. Böing und Vogt, sich durch die Sachlichkeit und den Fleiß ihrer Arbeiten auszeichneten, sanken die impfgegnerischen Schriften allmählich auf ein immer tieferes Niveau. Persönliche Injurien und Verdrehungen nahmen überhand, ja, man scheute sich in fanatischem Eifer nicht vor direkten Fälschungen, die den Nutzen der Impfung herabsetzen sollten. Ein trauriges Beispiel für die Art dieser Beweisführungen waren die Angaben Kellers, des Chefarztes der Österreichischen Staatsbahn, dem Körösi bewußte Fälschungen der statistischen Erhebungen über die Erfolge der Impfung nachweisen konnte. Daß die rein wissenschaftliche Beurteilung der Frage über Vorzüge und Nachteile der Impfung allmählich zurücktrat hinter kritikloser Aufbauschung angeblicher Impfschäden, lag hauptsächlich daran, daß mit

der Einführung des Impfgesetzes auch Laienkreise sich immer wieder
mit dieser Frage beschäftigten. Der Justizrat Martini in Leipzig, der
Kaufmann Löhnert in Chemnitz, der mit bewußter Absicht das Pseudonym „Dr. Tony" wählte, der Apotheker Hahn, der unter dem Namen
Hermann schrieb, sind bekannte impfgegnerische Schriftsteller, deren
Arbeiten weniger durch die Kraft ihrer Überzeugung als durch die Kraft
ihrer Ausdrücke sich auszeichneten. Vor allem ergriffen die Scharen der
sogenannten Naturheilkundigen, die Anhänger des Naturheilverfahrens,
mit Leidenschaft die Fahne der impfgegnerischen Agitation. Das lag
nicht etwa daran, daß die Impfung sich mit den Gesetzen der Natur-
heilkunde nicht verträgt, sondern war vielmehr durch dieselbe Ursache
bedingt, die die alten englischen Inokulatoren zu Gegnern des Jennerschen Verfahrens machte. Es war der Haß gegen die wissenschaftliche
Heilkunde, durch die die Impfung zu einem Vorrecht der staatlich ausgebildeten Ärzte erhoben wird. Die rührigen Agitatoren arbeiteten mit
allen Mitteln, um zu ihrem Ziele, der Aufhebung des Impfzwanges, zu
gelangen.

Abgesehen von einzelnen Tageszeitungen, die sich heute in den
Dienst der impffeindlichen Sache stellen, sind es vor allem die Zeitschriften der Naturheilkundigen und sogar besondere impfgegnerische
Organe, die dem angegebenen Zwecke dienen. Von dem ehemaligen
Schauspieler ·Gerling wurde eine Zeitschrift „Der Impfgegner" begründet. Seit Anfang 1911 existiert der „Antivaccinator", ein Jahrbuch
des Internationalen Impfgegnerbundes, herausgegeben von dem Oberlehrer a. D. Professor Molenar. Der Hauptinhalt dieser Zeitschriften
sind Mitteilungen über angebliche Impfschädigungen, die maßlos über-
trieben und mit den gröbsten Ausfällen gegen die Impffreunde serviert
werden. Außerdem wird das Volk mit Flugblättern überschüttet, die besonders schreckliche Impfschädigungen in Wort und Bild darstellen und
in denen die Behörden der Vertuschung solcher Schädigungen angeklagt
werden. In einer von Wegner, dem Vorsitzenden des Impfgegnervereines
in Frankfurt a. M., herausgegebenen Flugschrift, die eine große Anzahl
angeblicher Impfschädigungen enthält, heißt es: „Man kann die Impfung
betrachten wie man will, man muß immer zu dem Schlusse kommen,
daß dieselbe vom medizinischen Standpunkte eine Blutvergiftung, vom
juristischen Standpunkte aus eine vorsätzliche Körperverletzung, vom
rechtlichen Standpunkte aus eine Verletzung der persönlichen Freiheit,
vom religiösen Standpunkte aus eine Gotteslästerung, im ganzen also
Wahnsinn oder Verbrechen ist." Amtliche Erhebungen des Kaiserlichen
Gesundheitsamtes zeigen, daß von den in solchen Flugschriften und
Zeitungen enthaltenen Impfschädigungen die große Mehrzahl auf kritik-
losen Schlüssen beruhen und vor der Prüfung des Sachverständigen in

ein Nichts zerfallen, ja zum Teil auf direkte Fälschungen des Tat-
bestandes zurückzuführen sind. Es ist interessant, daß einer der maß-
volleren Impfgegner selbst zeigt, wie wenig loyal solche Kampfesweise
ist. So sagt Böing: „Ich selbst habe darüber in meiner langjährigen
Tätigkeit als Impfarzt vielfache Erfahrungen gesammelt und kenne die
Art, wie derartige Zeitungsnachrichten zustande kommen. Sie sind oft
nichts als ein häßliches Gemisch aus unbestimmten Gerüchten, gewöhnlichem Klatsch, oberflächlichen Beobachtungen, Böswilligkeit und Ver-
leumdungssucht. Doch aber möchte ich hervorheben, daß in der Regel
nicht die Eltern der geschädigten Kinder und die ehrlichen Impfgegner
die Schuld an diesen Lügen tragen, sondern sehr oft dritte Personen, die
Zwecke verfolgen, die mit der Impfung als solcher nichts zu tun haben.“

Es ist nicht zu bestreiten, daß die fanatischen Agitationen der
Impfgegner in Deutschland ihre Wirkungen auf unklare Köpfe nicht ver-
fehlten. Ein Zeichen dafür ist die Zunahme von Unterschriften unter
den Petitionen um Aufhebung oder Abänderung des Impfzwanges, die
alljährlich dem Reichstage zugehen. Um so wichtiger ist es, das Volk
über den wahren Sachverhalt aufzuklären. An den Schriften, die sich
die Abwehr der Angriffe der Impfgegner zur Aufgabe machen, hat es
in den letzten vier Dezennien nicht gefehlt, doch sind nur wenige so
volkstümlich gehalten, daß sie auch von Nichtsachverständigen gelesen
werden und deshalb größere Verbreitung finden konnten. Eine gute Volksschrift waren die Kussmaulschen 20 Briefe „Über die Menschen-
pocken- und die Kuhpockenimpfung“, die im Jahre 1870 erschienen,
aber noch heute sehr lesenswert sind, obwohl sich in einzelnen Punkten
die wissenschaftlichen Anschauungen geändert haben. Gemeinverständlich
geschrieben waren ferner die Schriften von Bohn, „Bedeutung und Wert
der Schutzpockenimpfung“, 1872, und Wolfberg. „Die Impfung und
ihr neuester Gegner,“ 1880, und seine 1896 erschienene Arbeit über die
„Schutzwirkung der Impfung“ sowie „Über die Erfolge des deutschen
Impfgesetzes vom 8. April 1874“ Zahl und Bedeutung der Impfschäden
reduzierte L. Voigt in Hamburg auf das richtige Maß in seinen Arbeiten
„Über die Impfschäden“, 1888 und 1903. Die beste gemeinverständliche
Schrift aus neuerer Zeit ist die von Martin Kirchner „Über Schutz-
pockenimpfung und Impfgesetz“, auf die hier an verschiedenen Stellen
Bezug genommen wurde.

Groß ist die Zahl der Schriften, die mehr für einen rein ärztlichen
Leserkreis bestimmt sind. Ungemein fleißig und wertvoll ist die von
Körösi geschriebene „Kritik der Vaccinationsstatistik“. Gegen den be-
kannten Impfgegner Vogt in Bern und sein Buch „Für und wider die
Schutzpockenimpfung“ schrieb Th. Lotz eine glänzende Kontroverse.
Wertvolle Angaben enthalten ferner die Ergebnisse der im Gesundheits-

amt bearbeiteten „Beiträge zur Beurteilung des Nutzens der Schutzpockenimpfung" (1888), ferner die Arbeiten des um die Sache der Impfung
sehr verdienten Oberstabsarztes Kübler „Statistisches zur Wirkung des
Impfgesetzes" und „Impfgegnerische Beweismittel"; ferner die von ihm
bearbeitete Denkschrift des Kaiserlichen Gesundheitsamtes „Blattern und
Schutzpockenimpfung", die 1896 und in der 3. Auflage 1900 erschien,
sowie seine vorzügliche „Geschichte der Pocken und der Impfung".
Schließlich enthalten die medizinal-statistischen Mitteilungen des Kaiserlichen Gesundheitsamtes wertvolle Berichte über das Impfgeschäft und
die Pockensterblichkeit.

So viel über die Literatur für und wider die Impfung und nun zur
Sache selbst.

Die Impfgegner sondern sich in zwei Gruppen. Die einen, und
das ist die Minderzahl, wenden sich nur gegen den staatlichen
Zwang zur Impfung, erkennen aber im übrigen die Vorzüge der Vaccination an. Die anderen verurteilen die ganze Impfung in
Bausch und Bogen und begnügen sich nicht damit, alle für die Vorteile
des Verfahrens sprechenden Argumente einfach zu negieren, sondern er-
greifen die Offensive und machen die Vaccination verantwortlich für eine
ganze Reihe von Schädigungen, die im folgenden noch genauer zu besprechen sind.

Bei der Beurteilung der Frage des Impfzwanges muß man zwischen
einer juristischen und einer medizinischen Seite der Sache unterscheiden.
Über Wert oder Unwert der Impfung, ihren Nutzen und ihren Schaden
zu entscheiden, ist eine rein ärztliche Sache. Die Frage der Notwendigkeit und Durchführbarkeit des Impfzwanges dagegen ist rechtlicher und
politischer Art und gehört vor das Forum der Juristen. Dementsprechend
hat sich z. B. der Reichskanzler des Deutschen Reiches, als er am
5. Februar 1874 dem Reichstage den Entwurf zu einem Gesetze über
den Impfzwang vorlegte, in den beigefügten Motiven auf die von der
königl. preußischen wissenschaftlichen Deputation für das Medizinalwesen
erstatteten Gutachten berufen. Die Schlußsätze des ersten dieser Gutachten sind folgende:

„1. Die Sterblichkeit hat bei der Blatternkrankheit seit Einführung
der Impfung bedeutend abgenommen.

2. Die Impfung gewährt für eine gewisse Reihe von Jahren einen
möglich großen Schutz gegen diese Krankheit.

3. Die wiederholte Impfung tilgt ebenso sicher für eine längere
Zeit die wiederkehrende Empfänglichkeit für die Krankheit und gewährt
einen immer größeren Schutz gegen deren tödlichen Ausgang.

4. Es liegt keine verbürgte Tatsache vor, welche für einen nachteiligen Einfluß der Impfung auf die Gesundheit der Menschen spricht."

Auf Grund dieses ärztlichen Gutachtens waren Reichskanzler und Bundesrat zu dem Urteil gekommen, daß ein staatlicher Impfzwang erforderlich sei, und der Reichstag hat denn auch, dem vorgelegten Gesetzentwurfe entsprechend, die Durchführung des Impfzwanges beschlossen.

Trotzdem wird in Deutschland immer wieder versucht, durch Petitionen an den Reichstag den Impfzwang umzustoßen. Es wird dabei immer wieder hervorgehoben, Vaccination und Wiederimpfung sei eine rein private Angelegenheit des Bürgers, in die sich der Staat nicht hineinzumischen habe. Jeder Zwang in dieser Frage verstoße gegen die Freiheit und Selbstbestimmung des Staatsbürgers und sei deshalb widerrechtlich. Die Taktik dieses Vorgehens ist nicht ungeschickt. Das Ziel ist natürlich nicht die Beseitigung des Zwanges zur Impfung, sondern die Beseitigung der Impfung überhaupt. Indem die Impfgegner die rechtliche und politische Seite der Frage in den Vordergrund schieben und dem Staate das Recht absprechen, einen Zwang auf den Bürger in privaten Dingen auszuüben, sind sie sich dessen wohl bewußt, daß sie der Unterstützung jener Kreise sicher sind, die aus Prinzip dem Staate gegenüber stets in der Opposition verharren.

Was für Folgen es hat, wenn der Staat die Durchführung der Impfung nicht mehr selbst in die Hand nimmt, hat in England die Einführung der Gewissensklausel in das Gesetz gezeigt, die bestimmt, daß die Impfung unterbleiben muß, wenn der Vater oder Vormund des Kindes die Erklärung abgibt, daß nach seiner Überzeugung die Impfung der Gesundheit des Kindes schädlich sein würde. Die Zahl der geimpften Kinder nimmt in England von Jahr zu Jahr ab und erreicht kaum noch den vierten Teil sämtlicher Kinder.

Die Gegner der Impfung gehen bei ihrer Opposition gegen die angebliche Widerrechtlichkeit des staatlichen Impfzwanges von einer ganz verkehrten Auffassung des Freiheitsbegriffes aus. In klassischer Weise äußerte sich Immermann über diesen Punkt:

„Klar sollte es doch vor allem sein, daß persönliche Freiheit und Selbstbestimmung im Rechtsstaate ihre Grenzen haben, und daß sie namentlich unter keinen Umständen mit dem Gesamtwohle in Kollision geraten dürfen, soll anders nicht vermeintliches Recht zum wirklichen Unrecht werden. So aber steht es, letzteren Falles, mit der Unterlassung einer Maßregel, die, wie die Impfung (und Wiederimpfung), nicht nur dem Geimpften selbst einen absehbaren Schutz gegen die Pocken direkt gibt, sondern namentlich auch indirekt noch eine gar nicht hoch genug zu schätzende Gewähr gegen die epidemische Ausbreitung dieser Krankheit für die gesamte übrige Population eines Bezirkes, Landes usw. schafft. Auf letzteres, die Herabsetzung der allgemeinen Pockengefahr, kommt es aber bei der Rechtsfrage des Impfschutzes in erster Reihe an,

nicht darauf, ob die nach eigenem Willen ungeimpft und darum blattern-
fähig Verbliebenen gelegentlich Gefahr laufen, die Variola in höchst-
eigener Person zu akquirieren und ihr eventuell zu erliegen. ‚Habeant
sibi!‘ möchte man vielleicht da sagen, wäre nicht ein solcher Wunsch
unfromm und unhuman. Da jedoch durch jeden neuen Blatternfall ein
neues Zentrum für neue, mögliche Ansteckungen geschaffen wird, so be-
geht derjenige, der aus Unverstand den Schutz des eigenen Ichs ver-
schmäht, eine Fahrlässigkeit, die eventuell auch anderen zum größten
Nachteile gereichen kann!

Erscheint nun aber schon aus diesem Grunde der Impfzwang als
eine sehr vernünftige und höchst berechtigte Maßnahme des Staates,
welche die Eigenmächtigkeit des einzelnen ausschließt und damit dem
Wohle des Ganzen dient, so kommt noch ein zweiter Grund für ihn
hinzu, der womöglich noch triftiger ist. Es hat der zivilisierte Staat die
humane Pflicht auf sich, der Unmündigen sich anzunehmen und sie vor
der Willkür der Mündigen zu schützen. Hiermit ist gesagt, daß der
Staat nicht für die Unterlassungssünden der Erwachsenen die Kinder
büßen lassen darf und deswegen seiner sittlichen Aufgabe nur getreu
bleibt, wenn er, ohne viele Weiterungen, zum wenigsten die Kinder-
impfung von sich aus strikte verlangt. Diese Forderung ist gewiß um
so berechtigter, als die Variola, gerade für das Kindesalter, eine so
überaus gefährliche Krankheit ist. Oder soll etwa im modernen Kultur-
staat europäischer Gesittung die Möglichkeit jener Kalamität auf einmal
wieder winken, daß die Blattern nach alter Manier periodisch unter den
Kindern aufräumen und unermeßliches Elend über sie bringen, bloß deswegen, weil es Vätern, Vormündern usw. im Namen der Freiheit beliebt
gewesen sein soll, die ihnen anvertrauten Kinder und Pfleglinge der
Impfung zu entziehen und sie damit stumpfsinnig der Laune jenes Dä-
mons auszuliefern?

Wo die Ausübung der Vaccination nicht absolute Volkssitte geworden ist, und das ist sie leider bisher niemals in völlig zureichendem
Grade geworden, da erscheint vorderhand der staatlich ausgeübte Zwang
als das einzige Mittel, um einem Unfuge zu steuern, der gerade die
Unschuldigen am schlimmsten bedroht. Trotzdem wirkt er aber auch noch
auf die Massen erzieherisch dadurch, daß er allgemach immer mehr als
etwas Unabänderliches von ihnen empfunden wird, und daß aus ihm
heraus dann am ehesten noch mit der Zeit die Sitte sich entwickeln
kann.“ —

Wie kritiklos die Impfgegner mit ihren Versuchen sind, durch Ne-
gierung aller für die Vorzüge der Impfung sprechenden Argumente die
Sache der Impfung zu schädigen, erwähnten wir bereits im vorigen
Kapitel. Als die Statistik feststellte, daß die Pockensterblichkeit infolge

der Einführung der Vaccination enorm zurückgegangen sei, erklärten die
Impfgegner, die Abnahme der Blatternsterblichkeit sei die
Folge einer besseren öffentlichen Gesundheitspflege.
Dieser Einwurf konnte leicht widerlegt werden durch die Beobachtung,
daß Länder mit unzureichenden Impfverhältnissen trotz aller hygienischen
Fortschritte eine große Pockenmortalität zeigen, während solche mit
guten Impfgesetzen so gut wie frei von den Blattern geworden sind.

Aber die Gegner haben sich nicht damit begnügt, die Erfolge der
Vaccination einfach zu negieren. Sie gingen auch zu offenen An-
griffen über und machten sie für die mannigfaltigsten Schäden verantwortlich. Das ganze Verfahren wird mit Vorliebe als ein unheil-
voller Eingriff in das natürliche Walten der Natur bezeichnet.

Ausgehend von humoralpathologischen Vorstellungen, wonach jede
hitzige Krankheit mit ihrem beschleunigten Stoffwechsel ein natürlicher
Gesundungsvorgang, eine ultima ratio der Natur sei, wurde behauptet,
daß den Pocken die wichtige Aufgabe zufalle, den menschlichen Körper
von der „Schärfe seiner Säfte" zu befreien. Verhindere die Impfung
diesen wohltätigen Prozeß, so käme es durch Anhäufung giftiger Stoffe
zur Selbstvergiftung, die die mannigfachsten schädlichen Folgeerscheinungen nach sich zögen. Man sollte meinen, daß solche aben-
teuerliche Vorstellungen als Kuriosa längstvergangener Epochen für uns
nur noch historisches Interesse beanspruchen dürfen. Aber weit gefehlt!
Noch in unseren Tagen vertritt der Oberlehrer Prof. Dr. Paul Förster
in seinen Schriften solche Anschauungen, die auf ungebildete Kreise
leider ihre Wirkungen bisweilen nicht verfehlen, um so mehr, als sie
hier von einem gebildeten Schulmanne vorgetragen werden.

Von dem Worte Vergiftung wird überhaupt der weitgehendste Gebrauch gemacht. Nicht nur Selbstvergiftung durch Zurückhaltung der
scharfen Säfte, sondern vor allem auch eine Vergiftung mit tierischen Produkten! Da die Vaccinelymphe vom Tiere stamme, so
bringe man etwas Fremdartiges, Schädliches in den menschlichen Organismus hinein, das von ungünstiger Wirkung sein müsse. Es ist kaum
glaublich, wie infolge solcher Anschauungen alles auf das Konto der
Impfung geschoben wurde. So lehrte Vergé de Lisle in Frankreich
um die Mitte des vorigen Jahrhunderts, daß die Bevölkerung degeneriert
und die Ursache davon die Impfung sei. „Die Kurzsichtigkeit, Kahlköpfigkeit, pessimistische Weltanschauung, die Selbstmorde, der Rückgang in
der Wissenschaft, in der Malerei, in der Dichtkunst — alles dies ist
Jenners Werk." Es verlohnt sich nicht, auf solche Ausgeburten der
impfgegnerischen Phantasie hier ernsthaft näher einzugehen; aber einzelne
Symptome der behaupteten Impfvergiftung sollen doch kurz erwähnt

werden, da solche noch heute in den Köpfen der Impfgegner spuken und vor allem leider auch noch im Volke Beunruhigung stiften.

Die allgemeinste Wirkung der Impfung sei eine tiefgehende Degeneration der Rasse, die weit schwerer ins Gewicht falle als die früher von den Pocken geforderten Menschenopfer. Nittinger, der in Württemberg um das Jahr 1858 die impfgegnerische Agitation mit wütendem Eifer leitete, wurde nicht müde, für diese Behauptungen immer neue Scheinbeweise zu erbringen. „Die Impfung habe die Statur, den Knochen- und Muskelbau verkümmert und die Körperformen abgeartet. Wenn die Militäraushebungen eine größere Anzahl von Untauglichen ergeben, so trage auch hier die Impfung die Schuld. Auch die Zunahme der künstlichen Geburten, ja sogar die Geisteskrankheiten seien eine Folge der Vaccination. Selbst die Kinder im Mutterleibe schmachteten unter den Folgen der Impfung, und das häufige Vorkommen der Doppelglieder finde seine natürliche Erklärung in der Anwendung des Jennerschen Verfahrens." Auch der Oberlehrer Förster jammert noch in unseren Tagen darüber, daß die künstliche Einimpfung des Blatternstoffes, den er geschmackvoll als „Schmutzstoff" bezeichnet, die Menschen blutkrank mache. Aber auch in moralischer und geistiger Beziehung soll der degenerierende Einfluß der vertierten Lymphe auf das Volk klar zu Tage treten. Solche und ähnliche Behauptungen über die allgemeine Degeneration der Massen und über die Zunahme der Sterblichkeit infolge der Einführung der Schutzpockenimpfung werden noch heute beständig von den Impfgegnern wiederholt. Es ist wohl kaum nötig, solchen Phantastereien die Tatsache gegenüberzustellen, daß das deutsche Volk, also gerade dasjenige, das die Vaccination am konsequentesten durchgeführt hat, anstatt Zeichen von Degeneration zu zeigen, in Wissenschaft, Technik und Industrie eine beispiellose Entwicklung durchgemacht hat und sich des schlagfertigsten Heeres erfreut.

Die Behauptung, daß infolge der Vaccination die körperliche Tüchtigkeit des Volkes zurückgegangen sei und daß dies durch die Zunahme der Sterblichkeit bewiesen werde, ist ein Irrtum, denn die Statistik lehrt genau das Gegenteil. In Preußen starben nach Kirchner von je 1000 Lebenden im Jahre 1822 27·4, im Jahre 1909 dagegen nur 17·7 %. Vergleicht man das Jahr 1875, in dem die moderne Medizinalstatistik in Preußen begann, mit dem Jahre 1909, so sank die Gesamtsterblichkeit in dieser Zeit von 26·33 auf 22·31, also um 15·3 %. Von einer Zunahme der Sterblichkeit ist also hier nichts zu bemerken; wir haben vielmehr eine eklatante Verlangsamung der Absterbeordnung. Genau dieselbe Beobachtung macht man auch in anderen Staaten. Vergleicht man z. B. die Sterblichkeitsverhältnisse in Schweden vor und nach der Einführung der Vaccination, so ergeben sich die gleichen Resultate. In allen Altersklassen ist ein erheblicher Rückgang der Sterblichkeit zu beobachten. Es starben in Schweden von 1000 Lebenden:

		1876—1895	1841—1850
zwischen 0 bis 5 Jahren . . .	85·0	56·9
„ 5 „ 10 „ . . .	13·6	7·8
„ 10 „ 15 „ . . .	6·2	4·4
„ 15 „ 20 „ . . .	7·0	4·8
„ 20 „ 30 „ . . .	8·9	6·8
„ 30 „ 40 „ .	11·6	9·8

Diese Verlangsamung der Absterbeordnung erstreckt sich für Schweden noch bis in das 100. Lebensjahr hinein.

Ein anderer impfgegnerischer Vorwurf ist der, daß die Sterblichkeit infolge der Einführung der Vaccination eine ungünstige Verschiebung erfahren habe. Carnot, ein Artillerieoffizier in Autun (1849), wies auf Grund seiner Beobachtungen an der Bevölkerung von Paris darauf hin, daß zwar infolge der Impfung die Todesfälle im Kindesalter abgenommen haben, daß dafür aber unter den 20 bis 40 jährigen Personen die Sterblichkeit ganz bedeutend gestiegen sei. Dieses „déplacement de la mortalité" bringe es mit sich, daß der Hauptteil der Sterblichkeit, anstatt auf die nichtproduktiven Altersklassen zu fallen, gerade auf die produktive Altersperiode komme. Das müsse allmählich zum Ruin der menschlichen Gesellschaft führen.

Die Verkehrtheit dieser Anschauung ist bereits von Simon im englischen Blaubuch, durch Häser, Dupin, Bertillon u. a. erwiesen worden. Der Fehler lag hauptsächlich daran, daß Carnot ausschließlich die Sterblichkeitsverhältnisse von Paris in Betracht gezogen hat, ohne zu überlegen, daß daraus noch keine verallgemeinernden Schlüsse für das ganze Land gezogen werden können. Der Grund für die hohe Beteiligung der erwähnten Altersklassen an der Gesamtsterblichkeit lag, wie Häser nachwies, einfach daran, daß in Paris (wie in anderen Großstädten auch) Personen im Alter von 20 bis 40 Jahren in unverhältnismäßig größerer Zahl vorhanden sind. Die Menge der Toten dieses Alters betrug in Paris 10 bis 14 %, dagegen in Belgien nur 7·1 % der Gesamtsterblichkeit, weil in Paris ein Viertel mehr junge Leute auf eine gleiche Menge von Einwohnern kamen als in Belgien. (Kübler.) Einige statistische Beispiele mögen den Irrtum der Carnotschen Ansicht noch belegen. Vergleicht man nach Bertillon die Mortalitätsverhältnisse der hier interessierenden produktiven Altersperiode in Frankreich um die Mitte des 18. Jahrhunderts und des 19. Jahrhunderts miteinander, so ergibt sich im Gegensatz zu Carnot ein erhebliches Sinken der Mortalität. Es starben von 1000 Lebenden jährlich

<table>
<tr><td></td><td>Mitte des
18. Jahrhunderts</td><td>1849—1859</td></tr>
<tr><td>zwischen 20 bis 30 Jahren . .</td><td>14·7</td><td>10·7</td></tr>
<tr><td>„ 30 „ 40 „ . .</td><td>21·7</td><td>9·7</td></tr>
</table>

Auch die Sterblichkeitsverhältnisse in Schweden zeigen, wie wir oben sahen, ganz allgemein eine Abnahme der Sterblichkeit in jeder Altersklasse und damit auch in der kritischen Altersperiode von 20 bis 40 Jahren.

Neben dieser angeblichen Deplacierung der Sterblichkeit infolge der Einführung der Impfung soll auch eine Deplacierung der Todesursachen Platz gegriffen haben. Gregori hatte 1845 die Theorie von der Vikariierung der exanthematischen Krankheiten aufgestellt, wonach die Gesamtzahl der an Pocken, Masern, Scharlach und Keuchhusten Verstorbenen sich stets ungefähr auf der gleichen Höhe erhält. Wenn z. B. die Blatternsterblichkeit erheblich sinkt, so steigt dafür die Mortalität der anderen Krankheiten an, so daß die Gesamthöhe der Mortalitätsziffern gewahrt bleibt. Diese an sich unbewiesene Behauptung, die von Gregori übrigens ausgesprochen wurde, ohne daß er die Impfung für das Auftreten anderer exanthematischer Krankheiten verantwortlich machen wollte, wurde von den Impfgegnern natürlich mit Freude ergriffen und für ihre Zwecke verwertet. Infolge der Vaccination sollen die übertragbaren Krankheiten, wie Masern, Scharlach, Typhus, Tuberkulose, Keuchhusten und Rhachitis, an Zahl erheblich zugenommen haben. Die Zahl der Todesfälle der an diesen Krankheiten Verstorbenen sei ganz erheblich gestiegen. Ein Blick auf die Statistik lehrt das Gegenteil.

Wenn es wahr wäre, daß die Zahl der Sterbefälle an den genannten Krankheiten in dem Verhältnis zugenommen hat, wie die Pockensterblichkeit gesunken ist, so würde die allgemeine Sterblichkeit im 19. Jahrhundert nicht abgenommen haben. Für die Abnahme der allgemeinen Sterblichkeit wurden jedoch schon oben die statistischen Beweise erbracht. Die Statistik zeigt aber auch direkt, daß die Sterblichkeit an den übertragbaren Krankheiten in dem letzten Jahrhundert ganz auffällig zurückgegangen ist. Die Mortalität an übertragbaren Krankheiten betrug nach Kirchner von je 1000 Lebenden

im Jahre 1875 7·27 und

„ „ 1900 3·84, ist also um 42 % gestiegen.

An Tuberkulose starben von je 1000 Lebenden

im Jahre 1876 3·10 und

„ „ 1908 1·64, d. h. die Tuberkulosesterblichkeit hat in 32 Jahren um 46 % abgenommen.

Dieser Rückgang der Sterblichkeit an den ansteckenden Krankheiten ist natürlich nicht allein auf das Sinken der Pockenmortalität zu schieben, sondern ist zum großen Teil auch die Folge des Aufschwunges der Hygiene und der besseren Seuchenprophylaxe. Jedenfalls aber hat die Einführung der Vaccination auf die Mortalitätsziffer der Infektionskrankheiten keinen schädigenden Einfluß ausgeübt, was zu beweisen war.

Am meisten Stoff zur Agitation gegen die Impfung haben von jeher die angeblich in enormer Menge vorgekommenen direkten Impfschädigungen gegeben. „Als Impfschädigungen dürfen und müssen", nach den Worten des Oberlehrers Paul Mirus, des Vorsitzenden des Verbandes deutscher Impfgegnervereine, „nicht nur die Fälle gerechnet werden, in denen Krankheit oder Tod eine direkte Folge der Impfung ist, sondern ebenso alle diejenigen Fälle, in denen durch die Impfwunden in den Körper Krankheitsstoffe gelangt sind, ohne daß sie in der Lymphe gewesen sind, ja alle Fälle, in denen nach der Impfung eine Krankheit entsteht, wenn nicht deren Entstehung positiv und sicher anderswoher abgeleitet werden kann." Daß man bei Befolgung dieser aller wissenschaftlich-medizinischen Denkweise hohnsprechenden Grundsätze zu den unglaublichsten Resultaten gelangen würde, ist von vornherein klar, und es fehlt gar nicht viel daran, daß wir wieder zu den oben gekennzeichneten Entgleisungen eines Vergé de Lisle gelangen, der auch die Kahlköpfigkeit usw. als Impfschädigung anführte.

Daß Syphilis bei Impfung von Arm zu Arm in unglücklichen Fällen durch die Lymphe übertragen werden kann, wurde bereits im historischen Teil ausgeführt und mit einigen Beispielen belegt. Groß ist die Zahl der Syphilisübertragungen im Verhältnis zu der ganz enormen Ziffer der überhaupt vorgenommenen Impfungen niemals gewesen. Nach Erlaß des Impfgesetzes sind nach Kirchner in Deutschland nur noch zwei Fälle von Syphilisübertragung mit zusammen 19 Erkrankungen nachgewiesen worden. Mit der Einführung der animalen Lymphe ist die Gefahr der Impfsyphilis völlig beseitigt; denn Rinder sind für Syphilis nicht empfänglich, also kann die Lymphe niemals Syphilisspirochaeten enthalten.

Auch die Möglichkeit der Übertragung von Skrofulose und Tuberkulose wurde schon bei Beginn der impfgegnerischen Bewegung beständig als Beweis für die Gefährlichkeit der Impfung ins Feld geführt. Entwickelte sich ein Kind nach der Impfung nicht in der erwarteten Weise, traten im Verlaufe der nächsten Wochen oder Monate Drüsenschwellungen, Hautausschläge, Knochen- oder Gelenkerkrankungen oder Lungenaffektionen auf, so war man schnell bereit, aus dem post hoc auf ein propter hoc zu schließen und die Schutzpocken dafür verantwortlich zu machen. Dem Kausalitätsbedürfnis des Volkes Rechnung tragend, haben denn auch die Impfgegner nicht gezögert, die Impfung als die

Ursache solcher Schädigungen hinzustellen und zur Bekräftigung dessen
zu behaupten, daß Skrofulose und Tuberkulose seit Einführung der
Impfung ganz erheblich zugenommen haben. Wir erfuhren bereits aus
der Statistik, daß im Gegenteil eine beständige Abnahme dieser Krankheiten stattgefunden hat.

Auf die Unwahrscheinlichkeit eines Zusammenhanges zwischen der
Impfung und der Skrofulose hat bereits Kussmaul im neunzehnten
seiner Briefe hingewiesen. Auch das Gutachten der wissenschaftlichen
Deputation für das Medizinalwesen in Preußen vom 28. Februar 1872
hat die Möglichkeit dieses Zusammenhanges von der Hand gewiesen.
Schon der Umstand mußte dagegen sprechen, daß es ganze Länder und
Gegenden gibt, in denen trotz sehr verbreiteter und gut durchgeführter
Impfung weder Skrofulose noch Tuberkulose gefunden werden, so in
Island und auf den Faröerinseln, in den Hochländern des Engadin und
in Graubünden.

Die Behauptung der Impfgegner, daß die geimpften Kinder häufiger
an Skrofulose erkranken als die ungeimpften, ist durch die Feststellung
Löschners als falsch erwiesen.

Nach den heutigen Anschauungen über das Wesen der Skrofulose
ist das, was man früher unter diesem Namen zusammenfaßte, keineswegs alles gleichbedeutend mit Tuberkulose zu bezeichnen. Es handelt
sich vielmehr bei der Skrofulose um eine besondere Konstitutions-
anomalie des Körpers, die sich in Drüsenschwellungen, Hautausschlägen
usw. äußert, und die man nach Czerny als exsudative Diathese bezeichnet. Nur bei einem Teil der Fälle mit exsudativer Diathese, dort
nämlich, wo es zu einer Infektion mit Tuberkelbazillen kommt, handelt
es sich um tuberkulöse Erkrankungen.

Tuberkulose dürfte durch die Impfung von Arm zu Arm schwer-
lich übertragen werden können, da die Voraussetzung dafür wäre, daß
die Stammimpflinge in ihrem Pustelinhalt Tuberkelbazillen beherbergen,
was noch niemals nachgewiesen wurde.

Wenn nach der Impfung Erscheinungen einer exsudativen Diathese
auftreten, so ist das auf andere Weise gar nicht zu deuten, als daß es
sich um Symptome handelt, die vorher bereits latent vorhanden waren
und nun erst deutlich wurden. Von einer Übertragung der beiden Formen
von Skrofulose kann also selbst bei der Impfung von Arm zu Arm
niemals die Rede sein.

Bezüglich der Tuberkulose äußert sich der impfgegnerische Arzt
Bilfinger im Antivaccinator (Leipzig 1911): „Für mich besteht gar
kein Zweifel, daß auch durch die jetzt gebräuchliche Impfung mittels
Kälberlymphe die Tuberkulose erst recht künstlich gezüchtet wird." Diese
Anschauung ist irrtümlich, denn die Übertragung von Tuberkulose durch

animale Lymphe ist ganz unmöglich. Die bei der Herstellung der Vakzine-
lymphe verwendeten Kälber werden aufs sorgfältigste durch beamtete
Tierärzte schon vor der Impfung untersucht. Sind irgendwelche Zeichen
von Rindertuberkulose, also von Perlsucht, vorhanden, so werden sie von
der Impfung ausgeschlossen. Außerdem aber findet noch eine zweite
ärztliche Untersuchung am geschlachteten Tiere statt, und nur die Lymphe
von absolut gesunden Tieren wird verarbeitet. Die Möglichkeit, daß Lymphe
von perlsuchtkranken Tieren verwendet wird, ist dadurch so gut wie
ausgeschlossen. Nun kommt aber noch hinzu, daß die Perlsucht der
Rinder und die Tuberkulose des Menschen ganz verschiedene Krankheiten
darstellen. Der Perlsuchtbazillus ist für den Menschen, und der menschliche Tuberkelbazillus ist für das Rind fast völlig harmlos, wie durch
Übertragungsversuche festgestellt ist. Karl Spengler hat sich z. B.
selbst Perlsuchtbazillen unter die Haut des Armes gespritzt, ohne an
Tuberkulose zu erkranken. Also selbst wenn die Möglichkeit bestünde,
daß Perlsuchtbazillen durch irgend einen unglücklichen Zufall in die
Vaccinelymphe hineinkommen könnten, so wäre eine Schädigung des
Impflings nicht zu erwarten. Aus mehrfachen Gründen ist also die
Übertragung von Tuberkelbazillen auf den Menschen bei Ver-
wendung von animaler Lymphe völlig ausgeschlossen.

Der Typhus, von dem die Impfgegner früher ebenfalls behaupteten,
daß er infolge der Vaccination an Häufigkeit enorm zugenommen habe,
ist mit der fortschreitenden Hygiene und der besseren Trinkwasser-
versorgung allenthalben trotz der Impfung rapide zurückgegangen. Dasselbe gilt von Cholera und Ruhr. Daß Genickstarre oder spinale
Kinderlähmung durch die animale Lymphe übertragen werden könnten,
wie das in dem bereits genannten impfgegnerischen Blatt „Antivaccinator"
verbreitet wird, ist völlig undenkbar. Schon die Seltenheit dieser Krankheiten im Gegensatz zu der enormen Zahl alljährlich vorgenommener
Impfungen müßte den denkenden Menschen davon abhalten, solche leere
Behauptungen aufzustellen. Völlig unmöglich ist auch die Übertragung
von Scharlach, Masern, Diphtherie, Keuchhusten, Varizellen durch die
animale Lymphe.

Daß bei unreinlicher und unvorschriftsmäßiger Ausführung des Impfgeschäftes gewisse Schädigungen für den Impfling auftreten können, ist
natürlich nicht zu leugnen und ist bereits ausführlicher bei den Komplikationen des Vaccinationsverlaufes besprochen worden. „Nimmermehr
soll bestritten werden," so sagt Bohn bereits, „daß die milde Kuh-
pockenerkrankung ausnahmsweise eine bedrohliche Richtung einschlagen
kann, so daß sie zur ernsten Erkrankung wird, der hie und da ein
Impfling zum Opfer fällt. Würde man aber die Forderung aufstellen,
daß eine Operation, trotzdem sie in fast allen Fällen nicht bloß ohne

alle schädlichen Folgen bleibt, sondern auch Gesundheit und Leben
rettet, dennoch deshalb nicht unternommen werden dürfte, weil durch
dieselbe unter 100.000 Fällen einmal der Tod eintreten könnte, so würde
man damit jedwede Operation verdammen und unmöglich machen."

In vielen Fällen wird aber gerade von den Impfgegnern der Entwicklung solcher Schädigungen Vorschub geleistet. So empfiehlt z. B.
der bekannte Naturheilkundige B i l z in seinem „Lehrbuch des neuen
Naturheilverfahrens", die frischen Impfschnitte mit den Lippen a u s z u -
s a u g e n, um die Lymphe zu entfernen. Daß dadurch die schwersten
Infektionen der Impfstelle entstehen können, liegt auf der Hand. Aber
die Impfgegner sind in ihrem fanatischen Haß gegen die Lymphe so
verblendet, daß sie an solche Nebenwirkungen bei ihrem Vorgehen überhaupt nicht denken oder nicht denken wollen. Dasselbe gilt von der
Empfehlung, die Lymphe mit Watte oder mit einem Tuch abzuwischen
oder Wasserkompressen aufzulegen.

Bei vorschriftsmäßig vorgenommener Impfung ist die Vaccination
ein ungefährlicher Eingriff, und es bleibt ein unverantwortliches Vorgehen,
wenn die Impfgegner trotz aller Widerlegungen immer wieder das Gegenteil behaupten und gelegentlich vorkommende unglückliche Ausnahmefälle als die Regel hinstellen wollen. Ängstliche Eltern werden durch
solche Schreckgespenster beunruhigt und lassen sich dadurch unter Umständen betören, ihre Kinder der gesetzmäßigen Impfung zu entziehen.

Anhang.

Das deutsche Impfgesetz vom 8. April 1874
nebst Ausführungsbestimmungen.

§ 1. Der Impfung mit Schutzpocken soll unterzogen werden: 1. jedes Kind vor dem Ablauf des auf sein Geburtsjahr folgenden Kalenderjahres, sofern es nicht nach ärztlichen Zeugnissen (§ 10) die natürlichen Blattern überstanden hat; 2. jeder Zögling einer öffentlichen Lehranstalt oder einer Privatschule mit Ausnahme der Sonntags- und Abendschulen, innerhalb des Jahres, in welchem der Zögling das 12. Lebensjahr zurückgelegt, sofern er nicht nach ärztlichem Zeugnis in den letzten 5 Jahren die natürlichen Blattern überstanden hat oder mit Erfolg geimpft worden ist.

§ 2. Ein Impfpflichtiger, welcher nach ärztlichem Zeugnis ohne Gefahr für sein Leben oder seine Gesundheit nicht geimpft werden kann, ist binnen Jahresfrist nach Aufhören des diese Gefahr begründenden Zustandes der Impfung zu unterziehen. Ob diese Gefahr noch fortbesteht, hat in zweifelhaften Fällen der zuständige Impfarzt (§ 6) endgültig zu entscheiden.

§ 3. Ist eine Impfung nach dem Urteile des Arztes (§ 5) erfolglos geblieben, so muß sie spätestens im nächsten Jahre und, falls sie auch dann erfolglos bleibt, im dritten Jahre wiederholt werden. Die zuständige Behörde kann anordnen, daß die letzte Wiederholung der Impfung durch den Impfarzt (§ 6) vorgenommen werde.

§ 4. Ist die Impfung ohne gesetzlichen Grund (§§ 1, 2) unterblieben, so ist sie binnen einer von der zuständigen Behörde zu setzenden Frist nachzuholen.

§ 5. Jeder Impfling muß frühestens am sechsten, spätestens am achten Tage nach der Impfung dem impfenden Arzte vorgestellt werden.

§ 6. In jedem Bundesstaate werden Impfbezirke gebildet, deren jeder einem Impfarzte unterstellt wird. Der Impfarzt nimmt in der Zeit von Anfang Mai bis Ende September jeden Jahres an den vorher bekanntzumachenden Orten und Tagen für die Bewohner des Impfbezirkes Impfungen unentgeltlich vor. Die Orte für die Vornahme der Impfungen sowie für die Vorstellung der Impflinge (§ 5) werden so gewählt, daß kein Ort des

Bezirkes von dem nächstgelegenen Impforte mehr als 5 Kilometer entfernt ist.

§ 7. Für jeden Impfbezirk wird vor Beginn der Impfzeit eine Liste der nach § 1, Ziffer 1, der Impfung unterliegenden Kinder von der zuständigen Behörde aufgestellt. Über die auf Grund des § 1, Ziffer 2, zur Impfung gelangenden Kinder haben die Vorsteher der betreffenden Lehranstalten eine Liste anzufertigen. Die Impfärzte vermerken in den Listen, ob die Impfung mit oder ohne Erfolg vollzogen oder ob und weshalb sie ganz oder vorläufig unterblieben ist. Nach dem Schluß des Kalenderjahres sind die Listen der Behörde einzureichen. Die Einrichtung der Listen wird durch den Bundesrat festgestellt.

§ 8. Außer den Impfärzten sind ausschließlich Ärzte befugt, Impfungen vorzunehmen. Sie haben über die ausgeführten Impfungen in der im § 7 vorgeschriebenen Form Listen zu führen und dieselben am Jahresschluß der zuständigen Behörde vorzulegen.

§ 9. Die Landesregierungen haben nach näherer Anordnung des Bundesrates dafür zu sorgen, daß eine angemessene Anzahl von Impfinstituten zur Beschaffung und Erzeugung von Schutzpockenlymphe eingerichtet werde. Die Impfinstitute geben die Schutzpockenlymphe an die öffentlichen Impfärzte unentgeltlich ab und haben über die Herkunft und Abgabe derselben Listen zu führen. Die öffentlichen Impfärzte sind verpflichtet, auf Verlangen Schutzpockenlymphe, soweit ihr entbehrlicher Vorrat reicht, an andere Ärzte unentgeltlich abzugeben.

§ 10. Über jede Impfung wird nach Feststellung ihrer Wirkung (§ 5) von dem Arzte ein Impfschein ausgestellt. In dem Impfschein wird, unter Angabe des Vor- und Zunamens des Impflings, sowie des Jahres und Tages seiner Geburt, bescheinigt, entweder daß „durch die Impfung der gesetzlichen Pflicht genügt ist", oder „daß die Impfung im nächsten Jahre wiederholt werden muß". In den ärztlichen Zeugnissen, durch welche die gänzliche oder vorläufige Befreiung von der Impfung (§§ 1, 2) nachgewiesen werden soll, wird unter der für den Impfschein vorgeschriebenen Bezeichnung der Person bescheinigt, aus welchem Grunde und auf wie lange die Impfung unterbleiben darf.

§ 11. Der Bundesrat bestimmt das für die vorgedachten Bescheinigungen (§ 10) anzuwendende Formular. Die erste Ausstellung der Bescheinigung erfolgt stempel- und gebührenfrei.

§ 12. Eltern, Pflegeeltern und Vormünder sind gehalten, auf amtliches Erfordern mittels der vorgeschriebenen Bescheinigungen (§ 10) den Nachweis zu führen, daß die Impfung ihrer Kinder und Pflegebefohlenen erfolgt oder aus einem gesetzlichen Grunde unterblieben ist.

§ 13. Die Vorsteher derjenigen Schulanstalten, deren Zöglinge dem Impfzwange unterliegen (§ 1, Ziffer 2), haben bei der Aufnahme von

Schülern durch Einfordern der vorgeschriebenen Bescheinigungen festzustellen, ob die gesetzliche Impfung erfolgt ist. Sie haben dafür zu sorgen, daß Zöglinge, welche während des Besuches der Anstalt nach § 1, Ziffer 2, impfpflichtig werden, dieser Verpflichtung genügen. Ist eine Impfung ohne gesetzlichen Grund unterblieben, so haben sie auf deren Nachholung zu dringen. Sie sind verpflichtet, 4 Wochen vor Beschluß des Schuljahres der zuständigen Behörde ein Verzeichnis derjenigen Schüler vorzulegen, für welche der Nachweis der Impfung nicht erbracht ist.

§ 14. Eltern, Pflegeeltern und Vormünder, welche den nach § 12 ihnen obliegenden Nachweis zu führen unterlassen, werden mit einer Geldstrafe bis zu 20 Mark bestraft. Eltern, Pflegeeltern und Vormünder, deren Kinder und Pflegebefohlene ohne gesetzlichen Grund und trotz erfolgter amtlicher Aufforderung der Impfung oder der ihr folgenden Gestellung (§ 5) entzogen geblieben sind, werden mit Geldstrafe bis zu 50 Mark oder mit Haft bis zu 3 Tagen bestraft.

§ 15. Ärzte und Schulvorsteher, welche den durch § 8, Absatz 2, § 7 und § 13 ihnen auferlegten Verpflichtungen nicht nachkommen, werden mit Geldstrafe bis zu 100 Mark bestraft.

§ 16. Wer unbefugterweise (§ 8) Impfungen vornimmt, wird mit Geldstrafe bis zu 150 Mark oder mit Haft bis zu 14 Tagen bestraft.

§ 17. Wer bei der Ausführung einer Impfung fahrlässig handelt, wird mit Geldstrafe bis zu 500 Mark oder mit Gefängnisstrafe bis zu 3 Monaten bestraft, sofern nicht nach dem Strafgesetzbuche eine härtere Strafe eintritt.

§ 18. Die Vorschriften dieses Gesetzes treten mit dem 1. April 1875 in Kraft. Die einzelnen Bundesstaaten werden die zur Ausführung erforderlichen Bestimmungen treffen.

Die in den einzelnen Bundesstaaten bestehenden Bestimmungen über Zwangsimpfungen bei dem Ausbruch der Pockenepidemie werden durch dieses Gesetz nicht berührt.

Beschlüsse des Bundesrates vom 28. Juni 1899, betreffend die Ausführung des Impfgesetzes.

I. Beschlüsse, betreffend den physiologischen und pathologischen Stand der Impffrage.

1. Das einmalige Überstehen der Pockenkrankheit verleiht mit seltenen Ausnahmen Schutz gegen ein nochmaliges Befallenwerden von derselben.

2. Die Impfung mit Vaccine ist imstande, einen ähnlichen Schutz zu bewirken.

3. Die Dauer des durch Impfung erzielten Schutzes gegen Pocken schwankt innerhalb weiter Grenzen, beträgt aber im Durchschnitt 10 Jahre.

4. Um einen ausreichenden Impfschutz zu erzielen, ist mindestens eine gut entwickelte Impfpocke erforderlich.

5. Es bedarf einer Wiederimpfung nach Ablauf von 10 Jahren nach der ersten Impfung.

6. Das Geimpftsein der Umgebung erhöht den relativen Schutz, welchen der einzelne gegen die Pockenkrankheit erworben hat, und die Impfung gewährt demnach nicht nur einen individuellen, sondern auch einen allgemeinen Nutzen in bezug auf Pockengefahr.

7. Die Impfung kann unter Umständen mit Gefahr für den Impfling verbunden sein.

Bei der Impfung mit Menschenlymphe ist die Gefahr der Übertragung von Syphilis, obwohl außerordentlich gering, doch nicht gänzlich ausgeschlossen. Von anderen Impfbeschädigungen kommen nachweisbar nur akzidentelle Wundkrankheiten vor.

Alle diese Gefahren können durch sorgfältige Ausführung der Impfung auf einen so geringen Umfang beschränkt werden, daß der Nutzen der Impfung den eventuellen Schaden derselben unendlich überwiegt.

8. Seit Einführung der Impfung hat sich keine wissenschaftlich nachweisbare Zunahme bestimmter Krankheiten oder der Sterblichkeit im allgemeinen geltend gemacht, welche als Folge der Impfung anzunehmen wäre.

II. Beschlüsse, betreffend die allgemeine Einführung der Impfung mit Tierlymphe.

1. Es haben sich bisher keine Anhaltspunkte für die Annahme eines ursächlichen Zusammenhanges zwischen den in der Tierlymphe bekannten Keimen und den Reizerscheinungen ergeben, welche nach der Impfung auftreten.

2. Die Impfung ist mit Tierlymphe vorzunehmen. Menschenlymphe darf sowohl bei öffentlichen, als auch Privatimpfungen nur in Ausnahmefällen verwendet werden.

3. Die Tierlymphe darf für alle Impfungen nur aus staatlichen Impfanstalten oder deren Niederlagen, oder aus solchen Privatimpfanstalten, welche einer staatlichen Aufsicht unterstehen, bezogen werden.

4. Für die Einrichtung und den Betrieb der staatlichen Anstalten sind die hierüber ergehenden besonderen Vorschriften maßgebend.

5. Für den Handel mit Tierlymphe in den Apotheken gelten folgende Vorschriften:

a) Die Lymphe muß aus staatlichen Impfanstalten oder aus deren Niederlagen, oder aus solchen Privatanstalten, welche einer staatlichen Aufsicht unterstehen, bezogen sein.

b) Die Lymphe ist an einem kühlen Orte und vor Licht geschützt aufzubewahren.

c) Die Lymphe darf nur in der von der Impfanstalt gelieferten Verpackung abgegeben werden, und dieser Verpackung müssen die Bezeichnung der Anstalt, Angaben über die Nummer des Versandbuches,
über den Tag der Abnahme der Lymphe und über die in der Verpackung enthaltenen Portionen, sowie eine Gebrauchsanweisung bei-
gefügt sein. Letztere hat den Wortlaut der §§ 13 bis 19 der Vorschriften, welche von den Ärzten bei der Ausführung des Impfgeschäftes zu befolgen sind, zu enthalten.

d) Lymphe, welche vor mehr als 3 Monaten abgenommen ist, darf nicht
abgegeben werden.

e) Über den Empfang und die Abgabe der Lymphe ist ein Buch zu
führen, in welchem der Tag des Empfanges, die Bezeichnung der
Anstalt, in welcher die Lymphe gewonnen ist, der Tag der Abgabe,
der Name und die Wohnung des Abnehmers einzutragen sind.

III. Vorschriften, welche von den Ärzten bei der Ausführung
des Impfgeschäftes zu befolgen sind.

A. Allgemeine Bestimmungen.

§ 1. Es ist wünschenswert, daß der Impfarzt in jedem Orte seines
Bezirkes öffentliche Impfungen vornimmt. An Orten, an welchen ansteckende
Krankheiten, wie Scharlach, Masern, Diphtheritis, Croup, Keuchhusten,
Flecktyphus, rosenartige Entzündungen in größerer Verbreitung auftreten,
ist die Impfung während der Dauer der Epidemie nicht vorzunehmen.

Erhält der Impfarzt erst nach Beginn des Impfgeschäftes davon
Kenntnis, daß derartige Krankheiten an den betreffenden Orten herrschen,
oder zeigen sich dort auch nur einzelne Fälle von Rotlauf (Erysipel) bei
Geimpften, so hat er die Impfung an diesem Orte sofort zu unterbrechen
und der zuständigen Behörde davon Anzeige zu machen.

Hat der Impfarzt einzelne Fälle ansteckender Krankheiten in Behandlung, so hat er in zweckentsprechender Weise deren Verbreitung bei
dem Impfgeschäfte zu verhüten.

Es empfiehlt sich, öffentliche Impfungen während der Zeit der größten
Sommerhitze (Juli bis August) zu vermeiden.

§ 2. Im Impftermine hat der Impfarzt im Einvernehmen mit der
Ortsbehörde für die nötige Ordnung zu sorgen, Überfüllung der für die
Impfung bestimmten Räume zu verhüten und ausreichende Lüftung der-
selben zu veranlassen.

Die gleichzeitige Anwesenheit der Erstimpflinge und der Wiederimpflinge ist tunlichst zu vermeiden.

(Ebenso ist die gleichzeitige Anwesenheit von geimpften Kindern zu vermeiden. Werden Impf- und Nachschautermine verbunden, so sind die letzteren stets nach dem Impftermine abzuhalten und wenn angängig in einem anderen Raume.)

B. Gewinnung der Lymphe.

1. Bei Verwendung von Tierlymphe.

§ 3. Die Impfärzte erhalten für die öffentlichen Impfungen ihren Gesamtbedarf an Lymphe unentgeltlich und portofrei aus den staatlichen Impfanstalten.

§ 4. Der Impfarzt hat — zutreffendenfalls unter Angabe der Nummer des Versandbuches der betreffenden Impfanstalt — aufzuzeichnen, von wo und wann er seine Lymphe erhalten hat.

2. Bei Verwendung von Menschenlymphe.

§ 5. Die Impflinge, von welchen Lymphe zum Weiterimpfen entnommen werden soll (Ab-, Stamm-, Mutterimpflinge), müssen zuvor am ganzen Körper untersucht und als vollkommen gesund und gut genährt befunden werden. Sie müssen von Eltern stammen, welche an vererbbaren Krankheiten nicht leiden, insbesondere dürfen Kinder, deren Mütter mehrmals abortiert oder Frühgeburten überstanden haben, als Abimpflinge nicht benutzt werden. Der Abimpfling soll wenigstens 6 Monate alt, ehelich geboren und nicht das erste Kind seiner Eltern sein. Von diesen Anforderungen darf nur ausnahmsweise abgewichen werden, wenn über die Gesundheit der Eltern nicht der geringste Zweifel obwaltet. Der Abimpfling soll frei sein von Geschwüren, Schründen und Ausschlägen jeder Art, von Kondylomen an den Gesäßteilen, an den Lippen, unter den Armen und am Nabel, von Drüsenanschwellungen, chronischen Affektionen der Nase, der Augen und der Ohren, wie von Anschwellungen und Verbiegungen der Knochen; er darf demnach kein Zeichen von Syphilis, Skrofulose, Rhachitis oder irgend einer anderen konstitutionellen Krankheit an sich haben.

§ 6. Lymphe von Wiedergeimpften darf nur im Notfalle und nie zum Impfen von Erstimpflingen zur Anwendung kommen. Die Prüfung des Gesundheitszustandes eines wiedergeimpften Abimpflings muß mit besonderer Sorgfalt nach Maßgabe der in § 5 angegebenen Gesichtspunkte geschehen.

§ 7. Jeder Impfarzt hat aufzuzeichnen, von wo und wann er seine Lymphe erhalten hat. Insbesondere hat er, wenn er Lymphe zur späteren eigenen Verwendung oder zur Abgabe an andere Ärzte aufbewahren will, den Namen der Impflinge, von denen die Lymphe abgenommen worden ist, und den Tag der erfolgten Abnahme aufzuzeichnen. Die Lymphe selbst ist derart zu bezeichnen, daß später über die Abstammung derselben ein Zweifel nicht entstehen kann. Die Aufzeichnungen sind bis zum Schlusse des nachfolgenden Kalenderjahres aufzubewahren.

§ 8. Die Abnahme der Lymphe darf nicht später als am gleichnamigen Tage der auf die Impfung folgenden Woche stattfinden. Die Blattern, welche zur Entnahme der Lymphe dienen sollen, müssen reif und unverletzt sein und auf einem nur mäßig entzündeten Boden stehen. Blattern, welche den Ausgangspunkt für Rotlauf gebildet haben, dürfen in keinem Falle zum Abimpfen benutzt werden. Mindestens eine Blatter muß am Impfling uneröffnet bleiben.

§ 9. Die Eröffnung der Blattern geschieht durch Stiche oder Schnittchen. Das Quetschen der Blattern oder das Drücken ihrer Umgebung zur Vermehrung der Lymphmenge ist zu vermeiden.

§ 10. Nur solche Lymphe darf benutzt werden, welche freiwillig austritt und, mit bloßem Auge betrachtet, weder Blut noch Eiter enthält. Übelriechende und sehr dünnflüssige Lymphe ist zu verwerfen.

§ 11. Nur reinstes Glyzerin darf mit der Lymphe vermischt werden. Die Mischung soll mittels eines reinen Glasstabes geschehen.

C. Ausführung der Impfung und Wiederimpfung.

§ 12. Die zu impfenden Kinder sind vom Impfarzte vor der Impfung zu besichtigen; auch sind die begleitenden Angehörigen von ihm über den Gesundheitszustand der Impflinge zu befragen.

Kinder, welche an schweren akuten oder chronischen, die Ernährung stark beeinträchtigenden oder die Säfte verändernden Krankheiten leiden, sollen in der Regel nicht geimpft und nicht wiedergeimpft werden.

Ausnahmen sind (namentlich beim Auftreten der natürlichen Pocken) gestattet und werden dem Ermessen des Impfarztes anheimgegeben.

§ 13. Die Impfung ist als eine chirurgische Operation anzusehen und mit voller Anwendung aller Vorsichtsmaßregeln auszuführen, welche geeignet sind, Wundinfektionen fernzuhalten; insbesondere hat der Impfarzt sorgfältig auf die Reinheit seiner Hände, der Impfinstrumente und der Impfstelle Bedacht zu nehmen, auch ist der Lymphevorrat während der Impfung durch Bedeckung vor Verunreinigung zu schützen.

§ 14. Die Tierlymphe ist tunlichst bald nach dem Empfange zu verimpfen, bis zum Gebrauch aber an einem kühlen Ort und vor Licht geschützt aufzubewahren. Die Lymphe darf durch Zusatz von Glyzerin, Wasser oder anderen Stoffen nicht verdünnt werden.

§ 15. Zur Impfung eines jeden Impflings sind nur Instrumente zu benutzen, welche durch trockene oder feuchte Hitze (Ausglühen, Auskochen) oder durch Alkoholbehandlung keimfrei gemacht sind.

Die jedesmal für den Gebrauch notwendige Menge von Lymphe kann entweder unmittelbar aus dem Glasgefäß mit dem Impfinstrument entnommen oder auf ein keimfreies Glasschälchen gebracht werden. Beim Gebrauch von Haarröhrchen kann sie auch unmittelbar aus einem solchen auf das Instrument getropft werden.

§ 16. Die Impfung wird der Regel nach auf einem Oberarm vorgenommen, und zwar bei Erstimpflingen auf dem rechten, bei Wiederimpflingen auf dem linken Arm. Es genügen vier seichte Schnitte von höchstens 1 *cm* Länge. Die einzelnen Impfschnitte sollen mindestens 2 *cm* voneinander entfernt liegen. Stärkere Blutungen sind beim Impfen zu vermeiden.

Einmaliges Einstreichen der Lymphe in die durch Anspannen der Haut klaffend gehaltenen Wunden ist im allgemeinen ausreichend.

Das Auftragen der Lymphe mit dem Pinsel ist verboten.

Übriggebliebene Mengen von Lymphe dürfen nicht in das Gefäß zurückgefüllt oder zu späteren Impfungen verwendet werden.

§ 17. Die Erstimpfung hat als erfolgreich zu gelten, wenn mindestens eine Pustel zur regelmäßigen Entwicklung gekommen ist.

Bei der Wiederimpfung genügt für den Erfolg schon die Bildung von Knötchen, beziehungsweise Bläschen an den Impfstellen.

§ 18. Der Impfarzt ist verpflichtet, etwaige Störungen des Impfverlaufs und jede wirkliche oder angebliche Nachkrankheit, soweit sie ihm ·bekannt werden, tunlichst genau festzustellen und an zuständiger Stelle sofort anzuzeigen.

D. Privatimpfungen.

§ 19. Die Vorschriften des § 1, Absatz 3, sowie der §§ 4 bis 18 gelten auch für Privatimpfungen.

IV. Verhaltungsvorschriften.

A. Für die Angehörigen der Erstimpflinge.

§ 1. Aus einem Hause, in welchem ansteckende Krankheiten, wie Scharlach, Masern, Diphtheritis, Croup, Keuchhusten, Flecktyphus, rosenartige Entzündungen oder die natürlichen Pocken herrschen, dürfen die Impflinge zum allgemeinen Termine nicht gebracht werden.

§ 2. Die Eltern der Impflinge oder deren Vertreter haben dem Impfarzt vor der Ausführung der Impfung über frühere oder noch bestehende Krankheiten des Kindes Mitteilung zu machen.

§ 3. Die Kinder müssen zum Impftermin mit rein. gewaschenem Körper und reinen Kleidern gebracht werden.

§ 4. Auch nach dem Impfen ist möglichst große Reinlichkeit des Impflings die wichtigste Pflicht.

§ 5. Der Impfling soll womöglich täglich gebadet werden, wenigstens versäume man eine tägliche sorgfältige Waschung nicht.

§ 6. Die Nahrung des Kindes bleibe unverändert.

§ 7. Bei günstigem Wetter darf dasselbe ins Freie gebracht werden. Man vermeide im Hochsommer nur die heißesten Tagesstunden und direkte Sonnenhitze.

§ 8. Die Impfstellen sind mit großer Sorgfalt vor dem Aufreiben. Zerkratzen und vor Beschmutzung zu bewahren. Sie dürfen nur mit frisch gereinigten Händen berührt werden; zum Waschen darf nur reiner Schwamm, reine Leinwand oder reine Watte verwendet werden.

Vor Berührung mit Personen, welche an eiternden Geschwüren, Hautausschlägen oder Wundrose (Rotlauf) erkrankt sind, ist der Impfling sorgfältig zu bewahren, um die Übertragung von Krankheitskeimen in die Impfstellen zu verhüten; auch sind die von solchen Personen benutzten Gegenstände von dem Impflinge fernzuhalten.

Kommen unter den Angehörigen des Impflings, welche mit ihm denselben Haushalt teilen, Fälle von Krankheiten der obigen Art vor, so ist es zweckmäßig, den Rat eines Arztes einzuholen.

§ 9. Nach der erfolgreichen Impfung zeigen sich vom vierten Tage ab kleine Bläschen, welche sich in der Regel bis zum neunten Tage unter mäßigem Fieber vergrößern und zu erhabenen, von einem roten Entzündungshofe umgebenen Schutzpocken entwickeln. Dieselben enthalten eine klare Flüssigkeit, welche sich am achten Tage zu trüben beginnt. Vom zehnten bis zwölften Tage beginnen die Pocken zu einem Schorfe einzutrocknen, der nach 3 bis 4 Wochen von selbst abfällt.

Die erfolgreiche Impfung läßt Narben von der Größe der Pusteln zurück, welche mindestens mehrere Jahre deutlich sichtbar bleiben.

§ 10. Bei regelmäßigem Verlaufe der Impfpocken ist ein Verband überflüssig; falls aber in der nächsten Umgebung derselben eine starke, breite Röte entstehen sollte, sind kalte, häufig zu wechselnde Umschläge mit abgekochtem Wasser anzuwenden; wenn die Pocken sich öffnen, ist ein reiner Verband anzulegen. Bei jeder erheblichen, nach der Impfung entstehenden Erkrankung ist ein Arzt zuzuziehen; der Impfarzt ist von jeder solchen Erkrankung, welche vor der Nachschau oder innerhalb 14 Tagen nach derselben eintritt, in Kenntnis zu setzen.

§ 11. An dem im Impftermine bekanntzugebenden Tage erscheinen die Impflinge zur Nachschau. Kann ein Kind am Tage der Nachschau wegen erheblicher Erkrankung oder weil in dem Hause eine ansteckende Krankheit herrscht (§ 1), nicht in das Impflokal gebracht werden, so haben die Eltern oder deren Vertreter dieses spätestens am Termintage dem Impfarzte anzuzeigen.

§ 12. Der Impfschein ist sorgfältig aufzubewahren.

B. Für Wiederimpflinge.

§ 1. Aus einem Hause, in welchem ansteckende Krankheiten, wie Scharlach, Masern, Diphtherie, Croup, Keuchhusten, Flecktyphus, rosenartige Entzündungen oder die natürlichen Pocken herrschen, dürfen die Impflinge zum allgemeinen Termine nicht kommen.

§ 2. Die Kinder sollen im Impftermine mit reiner Haut, reiner Wäsche und in sauberen Kleidern erscheinen.

§ 3. Auch nach dem Impfen ist möglichst große Reinhaltung des Impflings die wichtigste Pflicht.

§ 4. Die Entwicklung der Impfpusteln tritt am dritten oder vierten Tage ein und ist für gewöhnlich mit so geringen Beschwerden im Allgemeinbefinden verbunden, daß eine Versäumnis des Schulunterrichtes deshalb nicht notwendig ist. Nur wenn ausnahmsweise Fieber eintritt, soll das Kind zu Hause bleiben.

Stellen sich vorübergehend größere Röte und Anschwellungen der Impfstellen ein, so sind kalte, häufig zu wechselnde Umschläge mit abgekochtem Wasser anzuwenden.

Die Kinder können das gewohnte Baden fortsetzen.

Das Turnen ist vom dritten bis zwölften Tage von allen, bei denen sich Impfblattern bilden, auszusetzen.

Die Impfstellen sind, solange sie nicht vernarbt sind, sorgfältig vor Beschmutzung, Kratzen und Stoß, sowie vor Reibungen durch enge Kleidung und vor Druck von außen zu hüten.

Insbesondere ist der Verkehr mit solchen Personen, welche an eiternden Geschwüren, Hautausschlägen oder Wundrose (Rotlauf) leiden, und die Benutzung der von ihnen gebrauchten Gegenstände zu vermeiden.

§ 5. Bei jeder erheblichen, nach der Impfung entstehenden Erkrankung ist ein Arzt zuzuziehen; der Impfarzt ist von jeder solchen Erkrankung, welche vor der Nachschau oder innerhalb 14 Tagen nach derselben eintritt, in Kenntnis zu setzen.

§ 6. An dem im Impftermine bekanntzugebenden Tage erscheinen die Impflinge zur Nachschau. Kann ein Kind am Tage der Nachschau wegen erheblicher Erkrankung oder weil in dem Hause eine ansteckende Krankheit herrscht (§ 1), nicht in das Impflokal kommen, so haben die Eltern oder deren Vertreter dieses spätestens am Termintage dem Impfarzte anzuzeigen.

§ 7. Der Impfschein ist sorgfältig aufzubewahren.

V. Vorschriften, welche von den Ortspolizeibehörden bei der Ausführung des Impfgeschäftes zu befolgen sind.

§ 1. Bereits bei der Bekanntmachung des Impftermins hat die Ortspolizeibehörde dafür Sorge zu tragen, daß die Angehörigen der Impflinge

gedruckte Verhaltungsvorschriften für die öffentlichen Impfungen und über
die Behandlung der Impflinge während der Entwicklung der Impfblattern
erhalten.

In den Städten mit mehr als 10.000 Einwohnern ist es zulässig, die
gedruckten Verhaltungsvorschriften für die Angehörigen der Erstimpflinge
erst im Impftermin an die Angehörigen zu verteilen, unter der Voraussetzung, daß die §§ 2 und 3 der fraglichen Vorschriften in der öffentlichen Bekanntmachung des Impftermins zum Abdruck gelangt sind.

§ 2. Treten an einem Orte ansteckende Krankheiten, wie Scharlach,
Masern, Diphtheritis, Croup, Keuchhusten, Flecktyphus, rosenartige Entzündungen in größerer Verbreitung auf, so wird die Impfung ausgesetzt.

Aus einem Hause, in welchem Fälle der genannten Krankheiten zur
Impfzeit vorgekommen sind, dürfen Kinder zum öffentlichen Termin nicht
gebracht werden; auch haben sich Erwachsene aus solchen Häusern vom
Impftermin fernzuhalten.

Impfung und Nachschau an Kindern aus solchen Häusern müssen
getrennt von den übrigen Impflingen vorgenommen werden. Ebenso ist zu
verfahren, wenn in einem Hause die natürlichen Pocken aufgetreten sind.

§ 3. Für die öffentliche Impfung sind helle, heizbare, genügend
große, gehörig gereinigte und gelüftete Räume bereitzustellen, welche
womöglich auch eine Trennung des Warteraums vom Operationszimmer
gestatten. Bei kühler Witterung sind die Räume zu heizen.

§ 4. Ein Beauftragter der Ortspolizeibehörde sei im Impftermin zur
Stelle, um im Einvernehmen mit dem Impfarzt für Aufrechterhaltung der
Ordnung zu sorgen. Entsprechende Schreibhilfe ist bereitzustellen. Bei
der Wiederimpfung und der darauffolgenden Nachschau sei ein Lehrer
anwesend.

§ 5. Eine Überfüllung der Impfräume, namentlich des Operations-
zimmers, werde vermieden. Die Zahl der vorzuladenden Impflinge richte
sich nach der Größe der Impfräume.

§ 6. Man verhüte tunlichst, daß die Impfung mit der Nachschau
bereits früher Geimpfter zusammenfällt. Jedenfalls sind Erstimpflinge und
Wiederimpflinge (Revaccinanden, Schulkinder) möglichst voneinander zu
trennen.

§ 7. Es ist darauf hinzuwirken, daß die Impflinge mit rein
gewaschenem Körper und reinen Kleidern zum Impftermin kommen.
Kinder mit unreinem Körper und schmutzigen Kleidern können vom
Termin zurückgewiesen werden.

§ 8. Ist ein Impfpflichtiger auf Grund ärztlichen Zeugnisses von
der Impfung zweimal befreit worden, so kann die fernere Befreiung nur
durch den zuständigen Impfarzt erfolgen.

Kinder, denen eine Impfung als erfolgreich unrechtmäßig bescheinigt ist, sind nach Lage des Falles als ungeimpfte oder als erfolglos geimpfte Kinder zu behandeln.

Bei ungewöhnlichem Verlauf der Schutzpocken oder bei Erkrankung geimpfter Kinder ist ärztliche Behandlung, soweit tunlich, herbeizuführen; in Fällen von angeblichen Impfschädigungen sind Ermittelungen einzuleiten, und ist über deren Ergebnisse der oberen Verwaltungsbehörde Bericht zu erstatten; in geeigneten Fällen ist eine amtliche öffentliche Richtigstellung unrichtiger, in die Öffentlichkeit gelangter Angaben zu veranlassen. Dem Kaiserlichen Gesundheitsamt ist über solche Vorkommnisse mit tunlichster Beschleunigung Mitteilung zu machen.

Den Standesbeamten oder den Leichenbeschauern ist aufzugeben, jeden Todesfall, welcher als Folge der Impfung gemeldet wird, der Ortspolizeibehörde sofort anzuzeigen.

Literatur über Variola und Vaccination.

Abel, R., Über Impfpflicht und Pockenschutz. Dermatologische Studien, Bd. 12 (Unna-Festschrift Bd. II), Hamburg 1910. Voß. Vierteljahrsschr. f. gerichtl. Med. und öffentl. Sanitätswesen, dritte Folge, Bd. XLI, 1. Supplementheft.

Africanus Coustantinus, De morbis cognosceudis et curandis, L. VII, c. 8. Basil 1536.

Amako, Studien über die Variolaepidemie in Kobe, Archiv für Schiff's- und Tropeuhygiene Bd. XIII, Hft. 13, 1909.

Anti-Vaccinator, Illustriertes Jahrbuch des internationalen Impfgeguerbundes. Herausgeber Prof. Dr. H. Molenaar, Bd. I, 1911, Leipzig, B. Winkler.

Arndt, Studien zur Immunität und Morphologie bei Vaccine. Zentralbl. f. Bakt. Orig. Bd. 47, pag. 237.

Anspitz und **Basch**, Uutersuchungen zur Anatomie des Blatternprozesses. Virchows Archiv Bd. 28, pag. 337.

Baer, J., Bebaudlung der Pocken mit rotem Licht. Münchener mediz. Wochenschrift 1903.

Baginsky, Eccema vaccinatum. Berl. klin. Wochenschr. 1908, Seite 1289.

Bäumler, Ch., Die Pocken. Deutsche Klinik am Eingange des XX. Jahrhunderts. Bd. II, 1903.

Béclère, **Chambon** et **Ménard**, Études sur l'immunité vaccinale et le pouvoir immunisant. Annal. de l'Inst. Pasteur 1896, pag. 1.

— Etudes sur l'immunité vaccinale. Troisième mémoire. Le pouvoir antivirulent du sérum de l'homme et des animaux immunisés contre l'infection vaccinale ou variolique. Annal. de l'Inst. Pasteur T. 13, 1899, pag. 81.

Béclère, **Chambon**, **Ménard** et **Coulomb**, Transmissiou intrautérine de l'immunité vaccinale ot du pouvoir antiviruleux du sérum. C. rend. de l'acad. des sciences 1899, T. 129, pag. 235.

Behm, Über intrauterine Vaccination; über Schutzpockenimpfung Schwangerer und Neugeborener. Berl. klin. Wochenschr. 1882, pag. 453.

Beiträge zur Beurteilung des Nutzens der Schutzpockenimpfuug und Mitteilungen über Maßregeln zur Beschaffung vou uutadeliger Tierlympbe. Bearbeitct im Kaiserlichen Gesundheitsamte. Berlin 1888.

Bernoulli, W., Korrespondenzblatt für schweizerische Ärzte. 1880, Nr. 11.

Bidenkamp und **Klaumann**, Norsk Magaz. Bd. III, 1881.

Bierwirt, Archiv der Heilkunde. Bd. XIII, S. 226 ff.

Bilfinger, Eine ernste Volksgefahr. Berlin 1909. Lebensform, G. m. b. H.

Blattern und **Schutzpockenimpfung**, Deukschrift zur Beurteilung des Nutzens des Impfgesetzes vom 8. April 1874 und zur Würdigung der dagegen gerichteten Angriffe. Bearbeitet im Kaiserlicheu Gesundheitsamte. 3. Aufl., Berlin 1900.

Blochmann, Ist die Schutzpockenimpfung mit allen notwendigen Kautelen umgebeu? Tübingen 1904, Pietzger.

Boerhave, Opera omnia medica. Venedig 1735.

Bohn, Heinrich, Handbuch der Vaccination. Leipzig, F. C. W. Vogel, 1875.

Böing, H., Tatsachen zur Pocken- und Impffrage. Eine statistisch-ätiologisch-kritische Studie. Leipzig 1882, Breitkopf & Härtel.

— Neue Untersuchungen zur Pocken- und Impffrage. Berlin 1898.

— Kritisches zur Impffrage. Allgem. med. Zentralzeitung 1909, Nr. 25 u. 26.

Bollinger, Über Menschen- und Tierpocken, über den Ursprung der Kuhpocken und über intrauterine Vaccination. Volkmanns Vorträge 116.

Bonhoff, Über Lapine. Münchener med. Wochenschr. 1907, pag. 391.

Bornträger, J., Das Buch vom Impfen. Leipzig, H. Hartung u. Sohn 1901.

Bousquet, Traité de la vaccine et des éruptions varioleuses ou varioloformes. Paris 1833.

Breger und Rimpau, Die Pocken in Metz und Umgegend im Jahre 1906/07. Med.-stat. Mitteilungen aus dem Kaiserlichen Gesundheitsamte Bd. 11.

Bremer, Die Kuhpocken. Kurzgefaßte Übersicht dessen, was wir von der Geschichte, von dem Verlauf und der Wirkung der Kuhpocken wissen, und was in Berlin angestellte Erfahrungen und Versuche darüber gelehrt haben. Für Eltern und Nichtärzte. Nebst einer vollständigen Beschreibung der Impfungsmethode. 3. Aufl. Berlin 1810.

British Medical Journal, Jenner centenary number 1896. Nr. 1874.

Brouardel, Gaz. méd. de Paris 1874.

Brunner, Die Pocken im Kanton Zürich. Statistische und klinische Bearbeitung der Epidemie von 1870 bis 1872. Inauguraldissertation, vorgelegt der hohen medizinischen Fakultät der Universität Zürich. Zürich 1873.

Buri, Th., Die Anatomie der Variola- und Vaccinepustel. Monatshefte für praktische Dermatologie Bd. 14, pag. 20.

Calmette et Guérin, Recherches sur la Vaccine expérimentale. Anual. de l'Iust. Pasteur 1901, pag. 161.

Careno, Über die Kuhpocken. Eine Volksschrift, Wien 1801.

Carini, A., Vergleichende Untersuchungen über den Einfluß hoher Temperaturen auf die Virulenz trockener und glyzerinierter Kuhpockenlymphe. Zentralbl. f. Bakt. Bd. 41, pag. 32.

de Carro, Observations et expériences sur la vaccination. Wien 1802.

Casagrandi, O., Studi sol Vaccino Unioue Tipografico-ed. Torinese 1906.

— Sulla presenza del virus vaccinico etc. Società t. i cult. d. scienze mediche e naturali in Cagliari, 18. Februar 1909.

Ceely, Beobachtungen über die Kuhpocken usw. (übersetzt von Heim). 1841.

Chauveau, Vaccine et variole, 1865.

Chauveau, Viennois, Meynet, P., Vaccine et Variola, étude faite au nom de la Société des Sciences médicales de Lyon. Rapport etc. Paris 1865.

Chiari, Zeitschrift für Heilkunde, Bd. VII, S. 385 ff. (1886) und Bd. X, S. 340 ff. (1889).

— Beiträge zur pathol. Anatomie und allgemeinen Pathologie, herausg. von E. Ziegler, Bd. XIII, S. 13 (1893).

Courmont et Montagard, Journ. de Physiol. et de Pathol. gén. 1900, II.

Creighton, A history of epidemics in Britain. Cambridge 1894.

— The natural history of cow-pox and vaccinal syphilis. London, Paris, New York und Melbourne 1887.

Curschmann, Die Pocken. Handbuch der spez. Pathologie und Therapie, herausg. von v. Ziemssen. Bd. II, 2. (2. und 3. Aufl.)

Danziger, Über Vaccina generalisata. Müuchener med. Wochenschr. 1907, Nr. 32.

Dimsdale, Th., Neue Methode für Einpfropfen der Blattern (aus dem Englischen), Zürich 1768; ferner Unterricht von der gegenwärtigen Methode, die Kinderblattern einzupfropfen (aus dem Englischen), Leipzig 1768; feruor: Thoughts of general and partial inoculation, Loudou 1776.

Dehio, Die Pocken und die Schutzimpfung im Handbuch für praktische Medizin von Ebstein-Schwalbe.

Dreyer, Beitrag zur Behandluug der Variola. Müucboncr med. Wochenschr. Nr. 31, 1910.

Eichhoff, Vaccineübertragung. Mod. Kliuik 1907, Nr. 49.

Eichhorst, Handbuch der spez. Pathologie uud Therapie.

Eimer, Chr. H., Die Blatternkrankheit in pathologischer und sanitätspolizeilicher Hinsicht usw. Leipzig 1853.

Englisches Blaubuch (papers relatings etc.) 1857.

Eternod et Haccins, Noto sur des recherches concornant la variolo-vaccine. La Semaine médicale 1890, Nr. 58.

Faust, Bernhard Christoph, Versuch über die Pflicht der Menschen, jeden Blattern-kranken vou der Gemeinschaft der Gesunden abzusoudern. Bückeburg 1794.

Fernclii Jo. Ambiani. Universa Medicina. Editio sexta, Fraucofurti 1607.

Fiusen, **Niels**, Über die Bedoutung der chemisch wirksamen Strahleu des Lichtes für Medizin und Biologio, Leipzig 1899. Brit. med. Journ. 1903, 6. Juni.

Fischer, Über Variola und Vaccine und Züchtung der Variola-Vacciuelymphe. Karlsruhe 1892.

Flachs, Ein Beitrag zur Impftechnik. Archiv für Kinderhoilkunde Bd. XL, Nr. 1.

Fliuzer, Die Blatteruepidemie iu Chemnitz und Umgegeud in den Jahren 1870 uud 1871. Mitteiluugen des Statistischou Bureaus der Stadt Chemnitz, 1. Hoft, Chemuitz 1873.

Foa, A. I., Cytorrhyctes Vacciuae. Archives de Parasitologie, VII, 1903.

Förster, P., Pockeu- und Schutzimpfung. Berlin 1900, W. Möller.

Forestus, Petr. Alemaniannus, Observationum et curationum medicinalium. Libri sept. Lugduni Batavorum 1593.

Fouruior, Essai historique et pratique sur l'inoculation de la vaccine. Bruxelles. An. IX.

Froyor, Die Übertragung vou Variola auf Kälber behufs Erzeugung von Vaccine. Zeitschrift für Hygiene nnd Infoktiouskrankheiteu 21. Bd. 1895, S. 277. — Über den heutigen Stand der Variola-Vaccinefrage. Eiue kritische Belouchtung der dualistischen Auffassuug über die Art boider Virus. Ebeudort, 23. Bd., 1896, S. 322.

Froyer, M., Das Immunserum der Kuhpockenlymphe. Zentralbl. für Bakt. Bd. 36, pag. 272.

Frosch, P., Bericht über die Tätigkeit der vou dem Herrn Ministor der geistlichen usw. Augelogenheiteu eiugosetzton Kommission zur Prüfung dor Impfstofffrage. Berlin, J. Springer, 1896.

Fürst, L., Die Pathologie dor Schutzpockcuimpfung. Berlin, Oskar Coblentz, 1896.

— Sammlung klinischer Vorträge vou Erb, Winckel und Bergmann, neue Folge, Nr. 30, 1891.

Fürstonberg, Die Schafpockeu. Annalen der Landwirtschaft, Bd. I, 1868; feruer: Dio Milchdrüsen der Kuh. Loipzig 1868.

Gassnor, Salzburger med.-cbir. Zeitung 1807, Nr. 67 (zitiert nach Bohn: Haudbuch, S. 217).

Gatti, A., Réflexions sur les préjugés, qui s'opposent aux progrès et à la perfection de l'inoculation. Bruxelles et Paris 1764; ferner: Nouvelles réflexions sur la pratique de l'inoculation. Paris 1766.

Gelhausen, Über Vaccineerkrankungen des Auges. Inaug.-Diss., Leipzig 1904.

Germann, Historisch-kritische Studien über den jetzigen Stand der Impffrage. Leipzig 1875.

Géronne, Über schwere Vaccineerkrankung und ihre Prophylaxe. Berliner klin. Wochenschr. 1910, Nr. 4.

Gregorii Turonensis opera. Monumenta Germaniae.

Gruner, De variolis et morbillis fragmenta medicorum Arabistarum. Jena 1790.

Guttstadt, Die Pockenepidemie in Preußen, insbesondere in Berlin 1870/72, nebst Beiträgen zur Beurteilung der Impffrage. Zeitschr. des Königl. Preuß. Statist. Bureaus, 13. Jahrg. 1873, S. 119.

Haccius, Variolo-Vaccine. Contribution à l'étude des rapports qui existent entre la variole et la vaccine. Réponse à Chanveau. Genéve et Paris 1892.

de Haen, A., Super methodum variol. inoculationis. Vindobonae 1757, Quaestio; ferner: Responsio ad epistol. B. L. Tralles de variol. inoculat., Viennae 1764; ferner Epistola apologetic. in B. L. Trallem de variolis. Viennae 1764.

von Haen, Anton, Abhandlung von der sichersten Heilungsart der natürlichen Pocken, welche auf die glückliche Heilungsart der Eingeimpften sich gründet. In das Deutsche übersetzt von Franz Xaver von Wessenberg, Wien 1775.

Haeser, Die Vaccination und ihre neuesten Gegner. Mit besonderer Rücksicht auf Carnots „Essai de mortalité comparée avant et depuis l'introduction de la vaccine en France". Berlin 1854.

— Historisch-pathologische Untersuchungen. Dresden und Jena 1839; ferner: Lehrbuch der Geschichte der Medizin und der epidemischen Krankheiten. Jena 1865.

— Lehrbuch der Geschichte der Medizin. 2. Aufl., Jena 1853.

Halberstaedter und Prowazek, Zur Ätiologie des Trachoms. Deutsche med. Wochenschr. 1907, pag. 1285.

Harder, Vermischte Abhandlungen von einer Gesellschaft praktischer Arzte in St. Petersburg, zweite Sammlung, 1823, ferner: Henkes Zeitschrift, 11. Ergänzungsheft.

Hebra, Virchows Handbuch der Pathologie und Therapie, Bd. III, 1, 2, Erlangen 1860.

— l. c. pag. 640 ss.

Hecker, Geschichte der neueren Heilkunde. Berlin 1839.

— Die großen Volkskrankheiten des Mittelalters (herausgegeben von A. Hirsch), Berlin 1860.

— Die Pocken sind ausgerottet! An Deutschlands Fürsten und Regierungen, an Volkslehrer, Ärzte, Erzieher und an alle, die in der gegenwärtigen und künftigen Welt das Wohl der Völker und einzelnen Familien durch die Impfung der Schutzblattern wahrhaft befördern wollen. Erfurt 1802.

Heim, Historisch-kritische Darstellung der Pockenseuchen, des gesamten Impf- und Revaccinationswesens im Königreiche Württemberg innerhalb der 5 Jahre 1831 bis 1836. Nach den beim Königlichen Medizinalkollegium vorliegenden Berichten bearbeitet. Stuttgart 1838.

Heimann, G., Die Pockensterblichkeit in Preußen während der Jahre 1872—1894. Zeitschr. des Königl. Preuß. Statist. Bureaus. Jahrg. 1896.

Heller und Tomarkin, Ist die Methode der Komplementbindung beim Nachweis spezifischer Stoffe für Hundswut und Vaccine brauchbar? Deutsche med. Wochenschrift 1907, pag. 795.

van Helmont, Joannis Baptistae, Opera omnia. Frankfurt 1682.

Hermaun, Wiener med. Wochenschr. 1886 und vorher: Wiener allg. med. Zeitung 1870.

Hirsch, A., Handbuch der histor. geograph. Pathologie. Erlangen 1860.

Hoche, Die Schutzpockenimpfung. München 1908, R. Oldenbourg.

Holwell, Account of the manner of inoculating the small-pox in East-India. London 1767.

Hückel, A., Die Vaccinekörperchen. Jena, G. Fischer, 1898.

Hufeland, Bemerkungen über die natürlichen Pocken. Berlin 1798.

— Über die wesentlichen Vorzüge der Inokulation. Berlin 1792.

— Die Pockenepidemie der Jahre 1823 und 1824 nebst ihren Resultaten, besonders in Beziehung auf modifizierte Pocken. Berlin 1824.

— C. W., Bemerkungen über die natürlichen und geimpften Blattern zu Weimar im Jahre 1788. Leipzig 1793.

Huguenin, G., „Pocken" in Lubarsch-Ostertag. Ergebnisse der allgemeinen Pathologie. IV, Wiesbaden, I. F. Bergmann, 1899.

Immermann, H., Variola. Spez. Patbologie uud Therapie. Herausgegeben von II. Nothnagel, Wien 1896, Hölder.

Impfberichte im Archiv für Kinderheilkunde.

Impfspiegel, Der, 500 Gutachten, Urteile und vernichtende Aussprüche ärztlicher und sonstiger Autoritäten über die Impffrage und verwandte gelehrte Irrlehren. 14. sehr vermehrte Auflage. Leipzig 1911, B. Winkler.

Jeanneret, Revue de la Suisse Romaine 1500.

Jenner, E., Fortgesetzte Beobachtungen über die Kubpocken. Deutsch von Ballhorn. Hannover 1800.

— Continuatio disquisitionis et observationum in variolas vaccinas. Ex Anglico in Latinum conversa ab Aloysio Careno. Wieu 1801.

— An inquiry iuto the causes and effects of the Variolae vaccinae, known by the name of the Cow-pox, London 1798; ferner: Further observations on the Variolae vaccinae or Cow-pox, London 1799; ferner: As continuation of facts and observations relative to the variolae vaccinae or Cow-pox. London 1800.

Jenner und Woodville, Observationes et facta variolarum vaccinarum inter se comparata. Latine ab Careno. Wien 1801.

Jochmaun, G., Zur Bedeutung des proteolytischen Leukocytenfermentes für die pathologische Physiologie. Virchows Archiv 1908.

Juncker, Archiv der Ärzte und Seelsorger usw., l. c. viertes Stück, S. 33 bis 68, 1799.

Jürgens, Die diagnostische Bedeutung der Variolakörperchen. Berlin. klin. Wochenschr. 1905, pag. 308.

Kämmerer, Über das Leukozytenbild bei Variola. Deutsches Archiv für klinische Medizin, 99. Bd., 1910.

Keler, Ergebnisse der Blatternepidemie in den Jahren 1872, 1873 und 1874 bei deu Bediensteten der k. k. priv. österr. Staatseisenbahn-Gesellschaft. Wiener med. Wochenschrift 1876, Nr. 33 bis 35.

Kelsch, Teissier et Camus, De la Variola-Vaccine, recherches experim. Bull. de l'académ. de Médecine. Séance du 6. juillet 1909.

Keysselitz, G., und Mayer, M., Über Empfindlichkeitsprüfungen bei Variola usw. Archiv für Schiffs- und Troponhygione Bd. XII, 1908.

— Über Zellveränderungen in inneren Organen bei Variola. Beihefte zum Archiv für Schiffs- und Tropenhygiene, 1909.

Kirchner, M., Über den Keimgehalt animaler Lymphe. Zeitschrift für Hygiene und Infektionskrankheiten 1897, 24. Bd.

Kirchner, M., Die preußischen Impfanstalten. Festschrift zum 14. Internat. Kongr. für Hygiene, Jena 1907, G. Fischer.

— Über Schutzpockenimpfung und Impfgesetz. Berlin 1911. Richard Schwetz.

Kirkpatrick, J., Erläuterung der Einpfropfung, welche die Geschichte, Theorie und Ausübung derselben nebst bei Gelegenheit gemachten Beobachtungen von den merkwürdigsten Erscheinungen der Kinderblattern in sich begreift. Aus dem Englischen von Heineken. Zelle und Leipzig 1756.

Kissling, Zwei Fälle von generalisierter Vaccine nach Übertragung auf ein chronisches Ekzem. Jahrbücher der Hamburger Staatskrankenanstalten Bd. VIII. 1501/02.

Knecht, Über Variola. Archiv für Dermat. und Syph. IV. Jahrgang, S. 159 ff.

Knöpfelmacher, W., Versuche über subkutane Injektion von Vaccine. Berliner klin. Wochenschr. 1906, pag. 1440.

— Subkutane Injektionen von Kuhpockenvaccine. Zeitschrift für experimentelle Pathologie und Therapie Bd. 4, 1907.

Köbner, Die Übertragung der Syphilis durch Vaccination. Archiv für Dermat. und Syphilis Jahrg. 3, 1871.

Körösi, Kritik der Vaccinationsstatistik und neue Beiträge zur Frage des Impfschutzes. Berlin 1890.

— Die Pockenstatistik der Österreichischen Staatsbahngesellschaft. Ein Beitrag zur Vaccinationsstatistik. Vortrag, gehalten auf der Wiener Versammlung des Deutschen Naturforschertages, Oktober 1894. Deutsche Vierteljahrsschrift für öffentliche Gesundheitspflege 28. Band, 3. Heft, Braunschweig 1896.

Kraus, R., und Volk, R., Studien über Immunität gegen Variola-Vaccine. Experimentelle Begründung einer subkutanen Schutzimpfung mittels verdünnter Vaccine. Sitzungsbericht der Kaiserlichen Akademie der Wissenschaften in Wien. Mathem.-naturwiss. Klasse, Bd. 117, Abt. III, Mai 1907.

Kraus u. Volk, Weitere Studien über Immunität usw. Wiener klin. Wochenschr. XIX, 1906.

Kübler, Über die Dauer der durch die Schutzpockenimpfung bewirkten Immunität gegen Blattern. Arbeiten aus dem Kaiserlichen Gesundheitsamte, Bd. XIV.

— Statistisches zur Wirkung des Impfgesetzes. Deutsche med. Wochenschr. 1896, Nr. 6.

— Impfgegnerische Beweismittel. Deutsche med. Wochenschr. 1896, Nr. 20.

— Bemerkungen zu dem Aufsatz von Böing: „Zur Frage des Impfzwanges." Allg. med. Zentralzeitung 1898, Nr. 90.

— Geschichte der Pocken und der Impfung. Berlin, August Hirschwald, 1901.

Kussmaul, A., Zwanzig Briefe über Menschenpocken- und Kuhpockenimpfung. Freiburg im Breisgau, Fr. Wagnersche Buchhandlung, 1870.

Lammert, Geschichte der Seuchen, Hungers- und Kriegsnöte zur Zeit des Dreißigjährigen Krieges. Wiesbaden 1890.

Landmann, Hygienische Rundschau. IV, Nr. 10, 1894.

Lassar, O., Generalisierte Vaccine. Berliner klin. Wochenschr. 1906, pag. 1022.

Lesser, Übertragung der Vaccine von Kind auf Mutter. Berliner klin. Wochenschr. 1905, pag. 131.

Leube, Spezielle Diagnose der inneren Krankheiten. Leipzig 1898.

Leven, L., Fall von Vaccineübertragung auf die Vulva. Deutsche med. Wochenschr. 1908, Nr. 43.

Leyden v. E., Zur 100jährigen Gedenkfeier der Schutzpockenimpfung durch Edward Jenner. Gedächtnisrede. Wiesbaden 1896.

van der Loeff, Weekblad van het Nederl. Tijdschr. vor Geneeskunde, Nr. 46 (1886), und Monatsschrift für praktische Dermatologie, Nr. 10 und 13 (1887).

Löwenbach, G., und Brandweiner, A., Die Vaccineerkrankung des weiblichen
Genitales. Monatshefte für praktische Dermatologie Bd. 36, 1903, Hamburg und
Leipzig, Leopold Voß.

Loriuser, Wiener med. Wochenschrift 1872, 1873, 1876, 1880, 1884, 1886; ferner:
Wiener med. Zeitung 1873.

Lotz, Th., Korrespondenzblatt für schweizerische Ärzte 1894, 11, etc.

— Pocken und Vaccination. Basel, Benno Schwabe, 1880.

Mackenzie, J. M., Der Einfluß der Impfung auf die Sterblichkeit im Kindesalter
und auf den Ablauf der mit der Impfung zusammenfallenden Krankheiten. Brit.
med. journ. 1903, II., Seite 349. (Ref. i. Hyg. Rundschau 1904, pag. 80.)

Maitland, Account of inoculating the small-pox vindicated. London 1722.

Martini, H., Der Impfzwang in seiner moralischen und wissenschaftlichen, insbesondere juristischen Unhaltbarkeit. Leipzig 1879.

Martini, J., Kommentar zu dem Reichsimpfgesetze vom 8. April 1874. Leipzig 1894,
Rossberg.

Medizinalstatistische Mitteilungen aus dem Kaiserlichen Gesundheitsamte.
Berlin, J. Springer.

Merk, Zur Frage der Vaccina generalisata. Wiener klin. Wochenschrift 1902. 26.

Meyer, L., Berichte aus dem städtischen Pockenlazarett. Deutsche Klinik 1870.
Nr. 6, 10.

Meyer, L. F., Die Vaccineübertragung und ihre Verhütung. Therapeutische Monatshefte 1909, Heft 3.

Mirus, P. A. L., Die Impffrage und der Verband deutscher Impfgegnervereine.
Dortmund 1910, R. Kessler.

Möhl, Über die Varioloiden und Varizellen. Aus dem Lateinischen übersetzt und
mit Anmerkungen und Zusätzen herausgegeben von Krause, Hannover 1828.

Monti, Zentralblatt für Bakteriologie 16. Bd., 1894.

Moore, The history of the small-pox. London 1815.

Mühlens, P., und Hartmann, M., Zur Kenntnis des Vaccineerregers. Zentralbl.
für Bakt. 41, 203, 338, 435.

Müller, Über Pockenimpfung und über die Bedeutung der Glyzerinlymphe für die
öffentliche Gesundheitspflege. Vierteljahrsschrift für gerichtliche und öffentliche
Medizin 1869, Bd. XI.

— Vierteljahrsschrift für gerichtliche Medizin und öffentliches Sanitätswesen Bd. 17,
1872.

Newiadomski, Bedeutung der pyogenen Kokken im Pustelinhalt der Blattern.
Russky Wratsch. Nr. 27, 1905.

Nittinger, Über die 50jährige Impfvergiftung des Württembergischen Volkes.
Stuttgart 1850.

Nobl, G., Beiträge zur Vaccineimmunität. Wiener klin. Wochenschr. 1906, Nr. 22.

Oidtmann, J., Ein Warnungsruf gegen das Impfgesetz der Menschenimpfung.
Linnich 1874.

— Die Pockenstatistik der Soldaten, verglichen zwischen sonst und jetzt, verglichen
nach Armeen und nach Ländern unter sich und verglichen mit der Pockensterblichkeit der Zivilbevölkerung. Leipzig 1883.

— Der Impfgegner. Organ der deutschen Impfzwangsgegner (1882—1892).

Pagel, Edward Jenner, Zur 100jährigen Gedenkfeier. Deutsche med. Wochenschr.
1896, Nr. 20, S. 305.

Paschen, E., Über das Auftreten der Vaccinekörperchen bei Revaccination. Hygienische Rundschau 1905.

— Was wissen wir über den Vaccineerreger? Münchener med. Wochenschr. 1906.

— Der Träger des Kontagiums der Variola und der Vaccine. Archiv für Kinderheilkunde Bd. XLVII, Heft 1 bis 3.

— Über die Ewingsche Klatschmethode usw. Münchener med. Wochenschr. S. 2004, 1909.

— Zur Pockendiagnose. Münchener med. Wochenschr. 1911, S. 1301.

— Über den Erreger der Variola-Vaccine. Immunitätsverhältnisse bei Variola-Vaccine in Kraus-Levaditi, Handbuch der Technik und Methodik der Immunitätsforschung.

Paul, Gustav, Studie über die Ätiologie und Pathogenese der sogenannten generalisierten Vaccine bei Individuen mit vorher gesunder oder kranker Haut. Archiv für Dermatologie und Syphilis Bd. 52, Heft 1.

— Technik und Methodik der Vaccination; „Handbuch der Technik und Methodik der Immunitätsforschung." Herausgegeben von R. Kraus und C. Levaditi, Jena, G. Fischer, 1908.

Paul, G., Die Tätigkeit der k. k. Impfstoffgewinnungsanstalt während der Blatternerkrankungen in Wien. Das österr. Sanitätswesen 1908, Nr. 3 bis 7.

Pearsons, G., Untersuchung über die Geschichte der Kuhpocken in besonderer Hinsicht auf die Ausrottung der Kinderpocken. Aus dem Englischen übersetzt von J. Fr. Küttlinger, Nürnberg 1800.

Peiper, Erich, Die Schutzpockenimpfung und ihre Ausführung. 2. Aufl., Wien und Leipzig, Urban & Schwarzenberg, 1892.

— Die Schutzpockenimpfung und ihre Ausführungsbestimmungen in Deutschland und Österreich-Ungarn. 3. Aufl. Berlin und Wien, 1901, Urban und Schwarzenberg.

Pfeiffer, E., Verhandlungen der Gesellschaft für Kinderheilkunde (Naturforscherversammlung zu Halle S. 1891), S. 148 ff., Wiesbaden 1892.

— Ein neuer Parasit des Pockenprozesses aus der Gattung Sporozoa. Korrespondenzblatt des Allgemeinen ärztlichen Vereines für Thüringen 1887 Februar und 1888, Nr. 11; ferner: Monatsschrift für praktische Dermatologie 1887, Nr. 10 und 13; ferner: Die Protozoen als Krankheitserreger, Jena 1891; endlich: Handbuch der speziellen Therapie, herausgegeben von Penzoldt und Stintzing, Bd. I, S. 227 ff. 1894.

— L., Handbuch der speziellen Therapie, l. c., pag. 148 ff. (Vgl. ebenda auch sonstige Literatur.)

— Die Vaccination, ihre experimentellen und erfahrungsgemäßen Grundlagen und ihre Technik. Tübingen, H. Lauppsche Buchhandlung 1884.

— Behandlung und Prophylaxe der Blattern. Handbuch der spez. Therapie innerer Krankheiten; herausgegeben von Penzoldt und Stintzing. Jena, G. Fischer, 1902.

— Die Vaccination in Frankreich im Jahre 1906. Korrespondenzblätter des Allgemeinen ärztlichen Vereines in Thüringen, 1908, Nr. 7.

Pick, R., Archiv für Dermatologie und Syphilis. 1898.

v. Pirquet, C., Ist die vaccinale Frühreaktion spezifisch? Wiener klin. Wochenschr. 1906, pag. 2408.

— Klinische Studien über Vaccination und vaccinale Allergie. Leipzig und Wien, Franz Deuticke, 1907.

— Allergie. Ergebnisse der inneren Medizin und Kinderheilkunde, Bd. I., Berlin Julius Springer.

Pissin. Die beste Methode der Schutzpockenimpfung, Berlin, August Hirschwald, 1874.

— Reform der Schutzpockenimpfung durch die Vaccination direkt von den Kühen. Berlin 1868; ferner: Berliner klin. Wochenschr. 1881, Nr. 44.

Plehn, A., Die akuten Exantheme. Handbuch für Tropenkrankheiten von C. Mense. II. Bd., Leipzig 1905.

— Beobachtungen über Pocken und eine blatternähnliche Souche in Kamerun. Archiv für Schiffs- und Tropenhygiene Bd. VI, 1902.

— Die Dauer der Immunität nach Variola und Vacciuation bei Negern der afrikanischen Westküste. Archiv für Schiffs- und Tropenhygiene Bd. III, 1899.

Pohl-Pincus, Untersuchungen über die Wirkungsweise der Vaccine. Berlin 1882.

Ponfick, Berliner klinische Wochenschrift 1875, Nr. 42.

v. Prowazck, S., Untersuchungen über die Vaccine. I.: Arbeiten aus dem Kaiserlichen Gesundheitsamt, Bd. 22 1905, pag. 534; II.: Bd. 23 1906, pag. 525; III.: Bd. 26 1907, pag. 54.

— Vaccine und Variola im Handbuch der pathogenen Protozoen. Zweite Lieferung, Leipzig 1911.

— Bemerkungou zur Kenntnis der pathogenen Mikroorgan smeu „Chlamydozoa". Münchener med. Wochenschr. 1908, pag. 1016.

v. Prowazek, S., und de Beaurepaire, Aragao. Weitere Untersuchungen über Chlamydozoen. Münchener med. Wochenschr. Nr. 13, 1909.

— Estudos sobre a Variola. Memorias de Instituto Oswaldo Cruz. 1909. Tomo I, Taciculo II.

v. Prowazek und Yamamoto. Experimentale und morphologische Studien über das Vaccinevirus. Münchener med. Wochenschr. Nr. 51, 1909.

Quincke, Annalen der Charité 1855.

Rapports du comité central de vaccine sur les vaccinations pratiquées en France pendant les années 1806—1822, Paris.

Raßmund, Die gesetzlichen Vorschriften über die Schutzpockenimpfung. Leipzig 1900.

Reiter, Beiträge zur richtigen Beurteilung und erfolgreichen Impfung der Kuhpocken. München 1846.

Report from the select committee on the vaccination act (1867). London 1871.

Rhazes, De variolis et morbillis, Arabice et Latine; cum aliis uonnullis eiusdem argumentis. Cura et impensis Johannis Chanuiug. London 1766.

Ribas, Rev. med. de G. Paulo 1910, Nr. 17.

Rudolpf, Weiße Pocken. Münchener med. Wochenschr. 1911.

Risel, Zum hundertsten Jahrestage der ersten Schutzpockenimpfung. Vortrag, Halle a. S. 1896.

Sacco, L., Trattato di vaccinazione con osservazioni sul giavardo e vajuolo pecorino. Milano 1809. Andere Abhandlungen desselben Verfassers in deutscher Übersetzung in den Annalen der Kuhpockenimpfung. Herausgogebeu von einer Gesellschaft. Erstes Heft, Wien 1802.

— Trattato di Vaccinatione. Milano 1809; ferner: Osservazioni pra sull' uso del Vajuolo vaccino etc. Anno IX, rei publicae; ferner: Neue Entdeckungeu über die Kuhpocke, die Mauke und die Schafpocke (deutsch von Sprengel), 1812.

— Neue Entdeckungen über die Kuhpocken usw., übersetzt von Spreugel. Leipzig 1812.

Sanitätsbericht über die Deutschen Heere im Kriege gegen Frankreich 1870/71. Herausgegeben von der Militär-Medizinalabteilung des Königl. Preußischen Kriegsministeriums unter Mitwirkung der Militär-Medizinalabteilung des Königl. Bayerischen Kriegsministeriums, der Königl. Sächsischen Sanitätsdirektion und der Militär-Medizinalabteilung des Königl. Württembergischen Kriegsministeriums. Bd. VI, IV. Medizinischer Teil, A. Seuchen, Berlin 1886.

Sarcone, Von den Kinderpocken und der Notwendigkeit, die Ausrottung derselben zu versuchen. Übersetzt von Lentin, Göttingen 1782.

Scheby-Buch, Bericht über das Material des Hamburger Pockenhauses. Archiv für Dermatologie und Syphilis, V. Jahrgang.

Schiller, Vaccineübertragung. Monatsschrift für Kinderheilkunde 1906, Bd. 5, Nr. 2.

Schirmer, Die Impferkrankungen des Auges. Sammlung zwangloser Abhandlungen auf dem Gebiete der Augenheilkunde. Herausgegeben von Vossius 1900.

Schouten, Weekblad Nederl. Tijdschr. v. Genoeskunde 1908, Nr. 19.

Schultz-Sehultzenstein, Über die Einschleppung der Pocken von Rußland aus in den Reg.-Bez. Oppeln im Winter 1907/08. Klin. Jahrb. 1908, 19. Bd.

Siegel, Die Pockenepidemie des Jahres 1871 im Umkreise von Leipzig. Wagners Archiv der Heilkunde. 14. Jahrgang, Leipzig 1873, S. 125.

— Untersuchungen über die Ätiologie der Pocken usw. Medizinische Klinik 1905.

Simon, John, Papers relating to the history and practice of the Vaccination, London 1857. (Blaubuch über die Vaccination, dem englischen Parlamente vorgelegt durch den Referenten des General board of health, enthält 542 Gutachtsn ärztlicher Autoritäten und Korporationen der gesamten Welt über die Vaccinationsfrage.)

Sobotka, J., Zur Kenntnis des Vaccineprozesses. Zeitschrift für Heilkunde 1893.

Stadelmann, Ein Fall von Pockenrezidiv. Deutsche mediz. Wochenschr. 1896.

Sticker, G., Zum Impfstreit. Berliner klin. Wochenschr. 1910, Nr. 3.

Strauß, Chambon et Ménard. Recherches expérimentales sur la vaccine chez le veau. La Semaine méd. 1890, Nr. 57.

Stricker, Wilhelm, Studien über Menschenblattern, Vaccination und Revaccination. Frankfurt a. M. Fr. B. Auffarth 1861.

Stumpf, Über Impfschädigungen. Hyg. Rundschau 1905, pag. 99.

Süpfle, K., Beiträge zur Kenntnis der Vaccinekörperchen. Heidelberg, C. Winter 1905.

— Die Vaccineimmunität. Archiv für Hygiene Bd. 68, pag. 237.

— Die Vererbung der Vaccineimmunität. Zentralblatt für Bakteriologie 1911.

— Leitfaden der Vaccinationslehre. Wiesbaden 1910.

Sydenham, Thomas, Opera universa. Editio novissima. Lugduni Batavorum 1741.

Terni, Zentralblatt für Bakteriologie, Bd. 50.

Tertsch, R., Einige Fälle von Impferkrankungen des Auges. Wiener klin. Wochenschr. 1908, Nr. 2.

Thiele, B., Henkes Zeitschrift für die Staatsarzneikunde 1839, Bd. XXXVII.

— Die Menschen- und Kuhpocken in ihrer Identität und Rückbildung ersterer zur Vaccine, Henkes Zeitschrift für Staatsarzneikunde 1839, Bd. 39, zit. nach: Beumer, O., Der derzeitige Standpunkt der Schutzimpfungen. Wiesbaden, J. F. Bergmann 1887, pag. 7.

Thomas, Beiträge zur Pockenstatistik, insbesondere der Leipziger Epidemie von 1871. Wagners Archiv der Heilkunde 13. Jahrgang, Leipzig 1872, S. 167.

Thomson, An account of the varioloid epidemic, which has lately prevailed in Edinburg and other parts of Scotland, with observations on the identity of chicken-pox with modified small-pox. London 1820.

Trousseau, Mémoire de l'Académie Imp. de Médecine. Paris 1859.

Unna, P. G., Über den Sitz der Pocke in der Epidermis und die ersten Stadien des Pockenprozesses. Virchows Archiv Bd. 69, pag. 409.

— Die Histopathologie der Hautkrankheiten; in: Orth, Lehrbuch der spez. pathol. Anatomie, Berlin, August. Hirschwald 1894.

— Ballonierende Degeneration der Stachelzellen. Münchener med. Wochenschr. 1897, pag. 21.

Vorgé de l'Isle. De la petite vérole, considérée comme agent thérapeutique des affections scrophuleuses et tuberculeuses etc. Paris 1839; ferner: Dégénération physique et morale de l'espèce humaine, déterminée par la vaccination. Paris 1855.

Veröffentlichungen des Kaiserlichen Gesundheitsamtes. Berlin, J. Springer.

Verstraeten, Bull. de l'académ. royal de Belg. 1875.

Violante, De variolis et morbillis tractatus physico-mechanicus. Dresden 1750.

Vogt, A., Die Pocken- und Impffrage im Kampfe mit der Statistik. Bern 1877, J. Dalp.

— Für und wider die Kuhpockenimpfung und den Impfzwang. Berlin 1879, J. Dalp.

— Der alte und der neue Impfglaube. Bern 1881.

Voigt, L., Der Erfolg mit der animalen Vaccine in der Hamburger Impfanstalt. Leipzig 1879; ferner: Vierteljahrsschrift für öffentl. Gesundheitspflege Bd. VIII, S. 512 ff.; ferner: Vierteljahrsschrift für öffentl. Gesundheitspflege Bd. IV.

— Über Impfschäden. Deutsche med. Wochenschr. 1888, Nr. 43 bis 45.

— Der Impfschutz der Hamburger Variola-Vaccine des Jahres 1881. Deutsche Vierteljahrsschrift für öffentl. Gesundheitspflege 1896, S. 355.

— Das erste Jahrhundert der Schutzimpfung und die Blattern in Hamburg. Leipzig 1896.

— Die Technik der Impfung. Reichs-Medizinalkalender 1904. Erstes Beiheft, pag. 59, Leipzig, Georg Thieme, 1903.

— Über die Nachbehandlung der Impfpocken. Hyg. Rundschau 1903, pag. 1209.

— Beobachtungen über Impfschäden und vaccinale Mischerkrankungen. Sammlung klinischer Vorträge, begründet von Richard v. Volkmann. Nr. 355, Leipzig, Breitkopf und Härtel, 1903.

— Über die Verwendbarkeit der Kaninchen zur Gewinnung des Kuhpockenimpfstoffes. Verhandl. d. 22. Versammlung d. Gesellsch. f. Kinderheilk. Meran 1905.

— Über Impfschädigungen. Nachbehandlung der Pocken usw. Hyg. Rundschau 1905, pag. 92.

— Über Variola-Vaccine. Deutsche med. Wochenschr. 1909, Nr. 37.

— Was ist als generalisierte Vaccine zu bezeichnen? Münchener med. Wochenschr. 1907, Nr. 38.

Volpino, G., Der Kuhpockeninfektion eigentümliche bewegliche Körperchen Epithel der Kaninchenkornea. Zentralbl. f. Bakt. Orig.-Bd. 46, pag. 322.

— Weitere Untersuchungen über die beweglichen Körperchen der Vaccine. Zentralbl. f. Bakt., Orig.-Bd. 49, pag. 197.

Wasielewski, Beiträge zur Kenntnis des Vaccineerregers. Zeitschr. für Hygiene und Infektionskrankheiten 1901, Bd. XXXVIII.

Weigert, C., Anatomische Beiträge zur Lehre von den Pocken. Breslau, Max Cohn und Weigert, 1874.

— Über pockenähnliche Gebilde in parenchymatösen Organen und deren Beziehung zu Bakterienkolonien. Breslau 1875.

Wendt, Beiträge zur Geschichte der Menschenpocken, Kuhpocken und modifizierten Menschenpocken im Dänischen Staate. Mit Zusätzen des Verfassers aus dem Dänischen übersetzt. Kopenhagen 1824.

Werlhof, Disquisitio medica et philosophica de variolis et anthracibus ubi de utriusque affectus antiquitatibus signis differentiis medelis disserit. Paul Gottlieb Werljof, Hannover 1735.

Werner, Die Schutzpockenimpfung in der preußischen Armee. Deutsche med. Wochenschr. 1896, pag. 311.

Wernher, Das erste Auftreten und die Verbreitung der Blattern in Europa bis zur Einführung der Vaccination. Giessen 1882.

Wernher, Zur Impffrage. Resultate der Vaccination und Revaccination von Beginn der Impfung bis heute nach den Quellen bearbeitet. Mainz 1883.

— A., Zur Impffrage. Mainz, Viktor v. Zabern, 1883.

Wolfberg, Über den Einfluß des Lebensalters auf die Prognose der Blattern und die Andauer des Impfschutzes. Bonn 1883; ferner: Untersuchungen über die Theorie des Impfschutzes usw. Bonn 1885.

Wolfer, Archiv für Kinderheilkunde 1910, pag. 124.

Wolff, H., Bemerkungen über die Blattern. Altona 1795.

Wolffberg, Über die Schutzwirkung der Impfung sowie über die Erfolge des deutschen Impfgesetzes vom 8. April 1874. Bonn 1896, E. Strauß.

Woodville, The history of the inoculation of the small-pox in Great-Britain. London 1796.

— Beschreibung einer Reihe von Kuhpockenimpfungen nebst Bemerkungen und Beobachtungen über diese Krankheit, als Substitut der Kinderpocken betrachtet. Aus dem Englischen übersetzt und mit einigen Anmerkungen und einem Anhang begleitet von J. G. Frieso. Breslau 1800.

Wunderlich, Mitteilungen über die gegenwärtige Pockenepidemie in Leipzig. Der Verlauf der Epidemie im Städtischen Krankenhaus. Wagners Archiv der Heilkunde 13. Jahrgang, Leipzig 1872, S. 97.

— Handbuch der Pathologie und Therapie Bd. IV, 1854.

Xylander, Die Komplementbindungsreaktion usw. Zentralblatt für Bakt. Abt. I, Orig.-Bd. 51, pag. 290.

Zuelzer, Berliner klinische Wochenschrift 1872, Nr. 13.

— Zentralblatt für die medizinische Wissenschaft 1874, S. 82 ff.

— Variola in Eulenburgs Realenzyklopädie 1890.

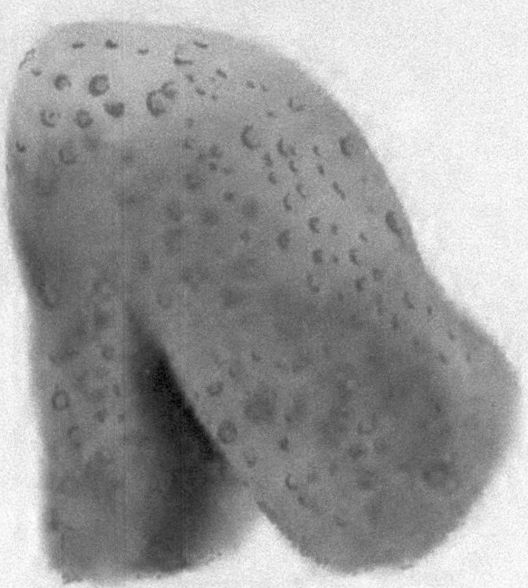

Fig. 1. Variola vera. Eruptionsperiode.

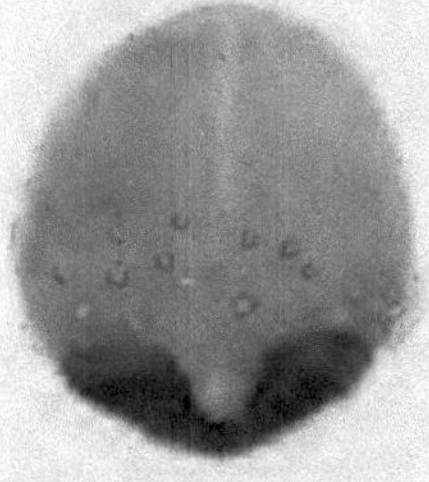

Fig. 2. Echte Pocken auf der Schleimhaut des weichen Gaumens.

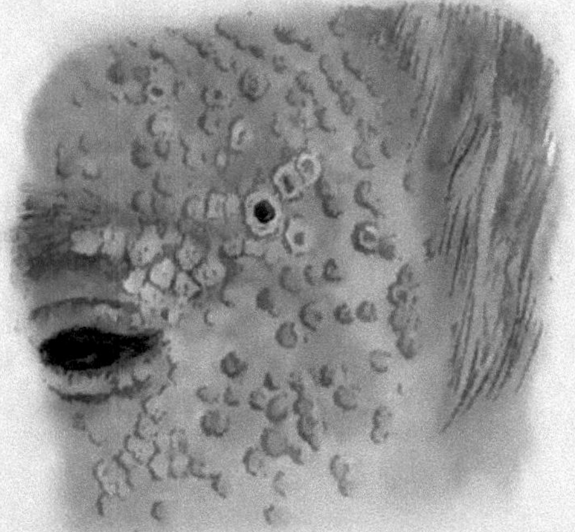

Fig. 3. Variola vera Suppurationsperiode.

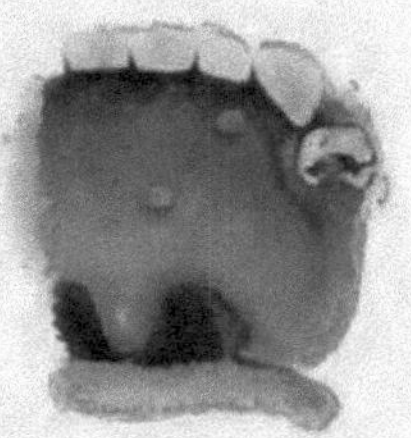

Fig. 4. Varizellen auf der Schleimhaut des weichen Gaumens.

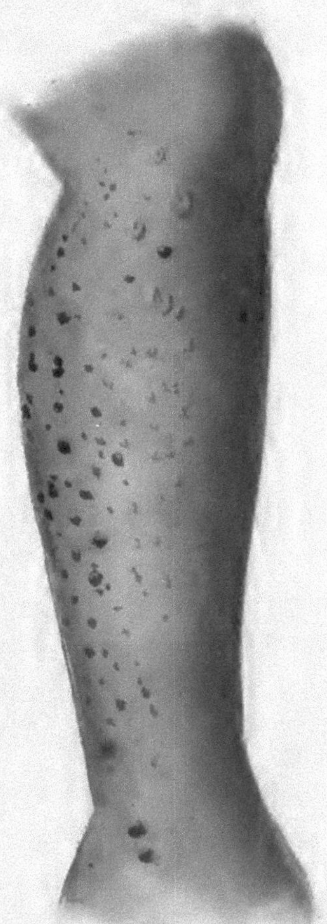

Fig. 5. Hämorrhagische Varizellen.

Verlag von Alfred Hölder,
k. u. k. Hof- und Universitäts-Buchhändler, Buchhändler der Kaiserl. Akademie der Wissenschaften in Wien.

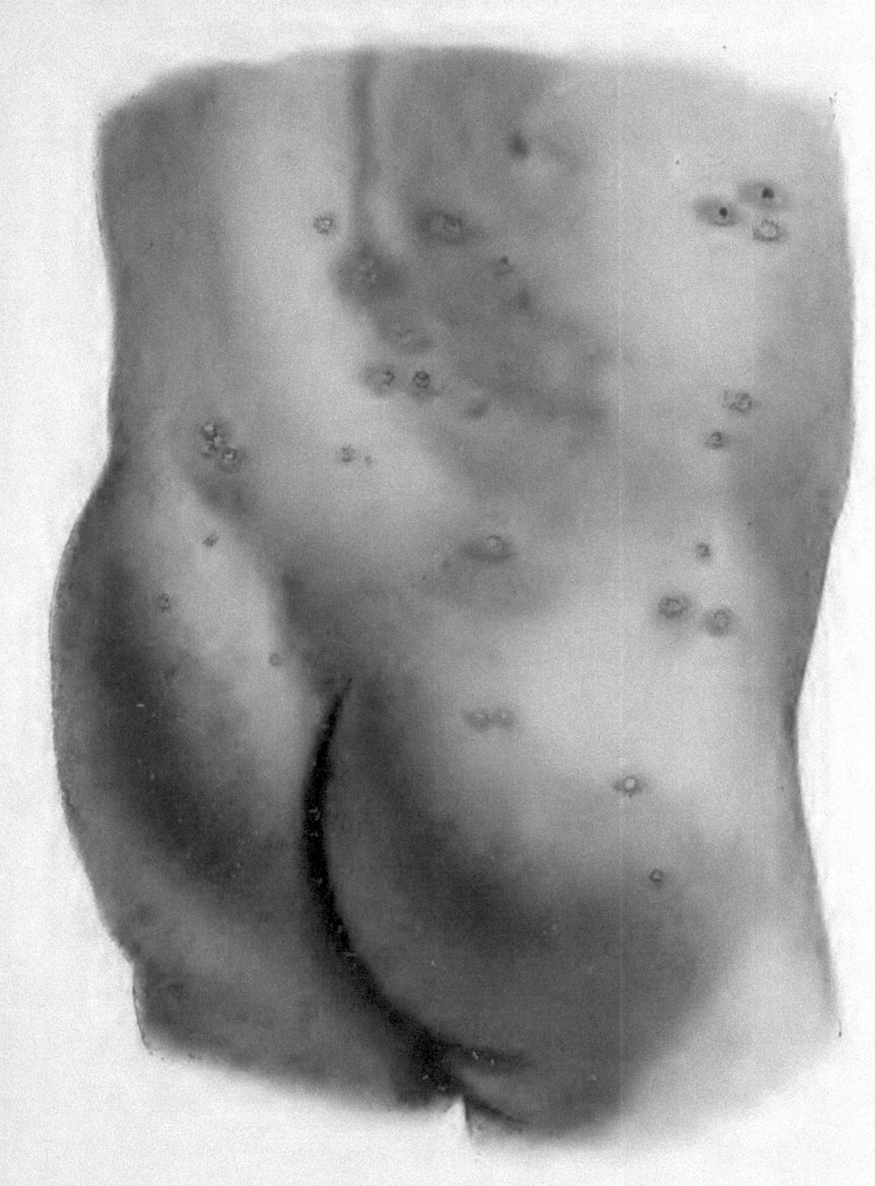

Fig. 6. Varizellen-Exanthem

Verlag von **Alfred Hölder**,
k. u. k. Hof- und Universitäts-Buchhändler, Buchhändler der Kaiserl. Akademie der Wissenschaften in Wien.

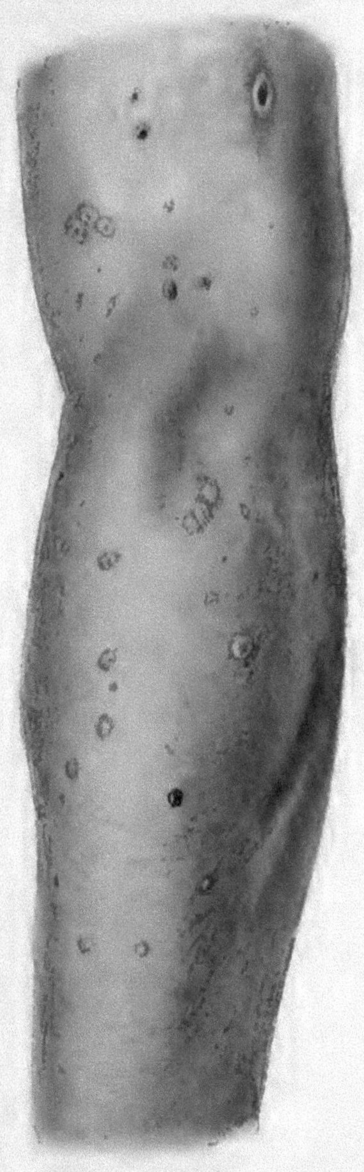

Fig. 7. Variolaähnliche Varizelle beim Erwachsenen

Verlag von **Alfred Hölder**,
k. u. k. Hof- und Universitäts-Buchhändler, Buchhändler der Kaiserl. Akademie der Wissenschaften in Wien.

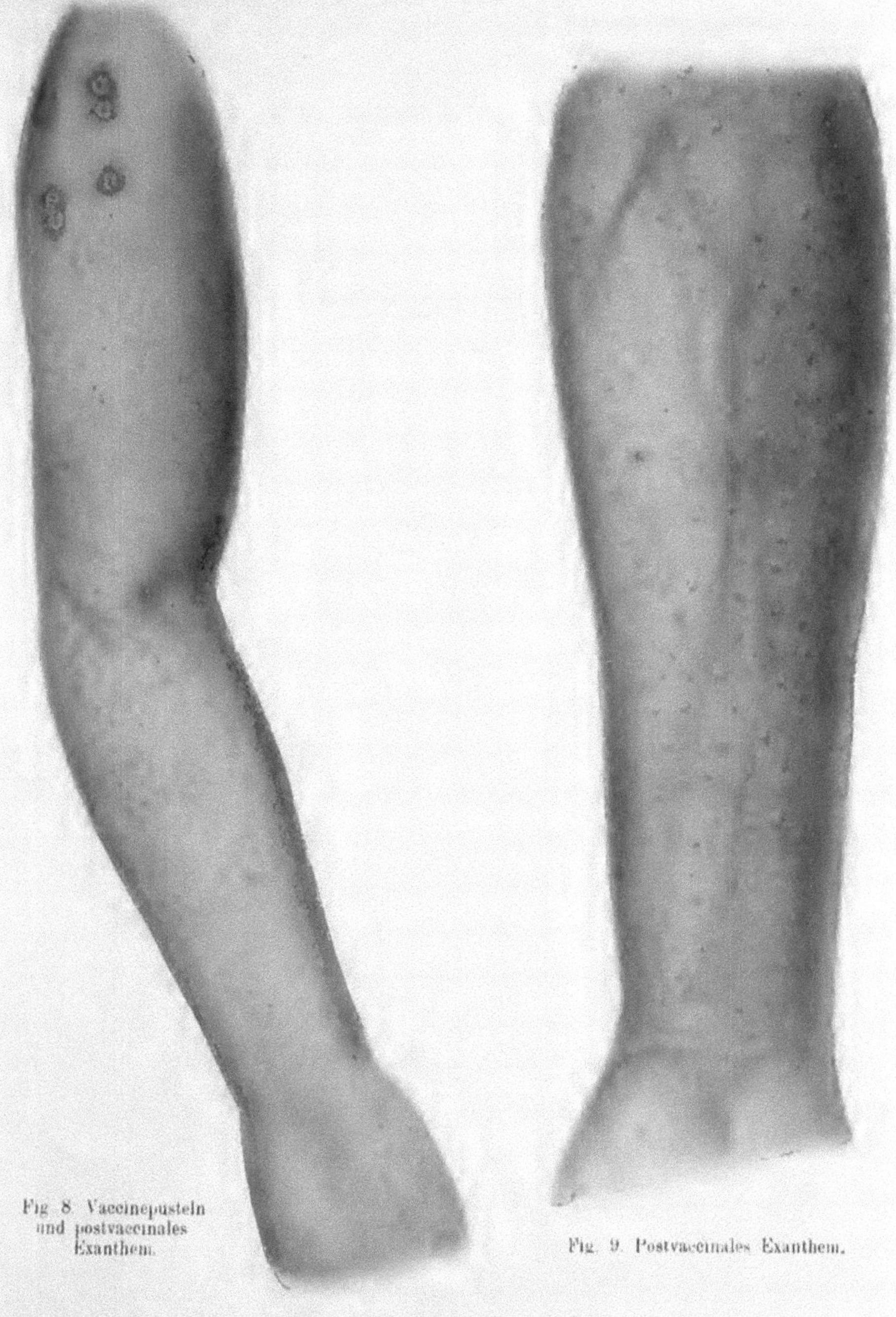

Fig. 8. Vaccinepusteln und postvaccinales Exanthem.

Fig. 9. Postvaccinales Exanthem.

Verlag von **Alfred Hölder**.
k. u. k. Hof- und Universitäts-Buchhändler, Buchhändler der Kaiserl. Akademie der Wissenschaften in Wien.

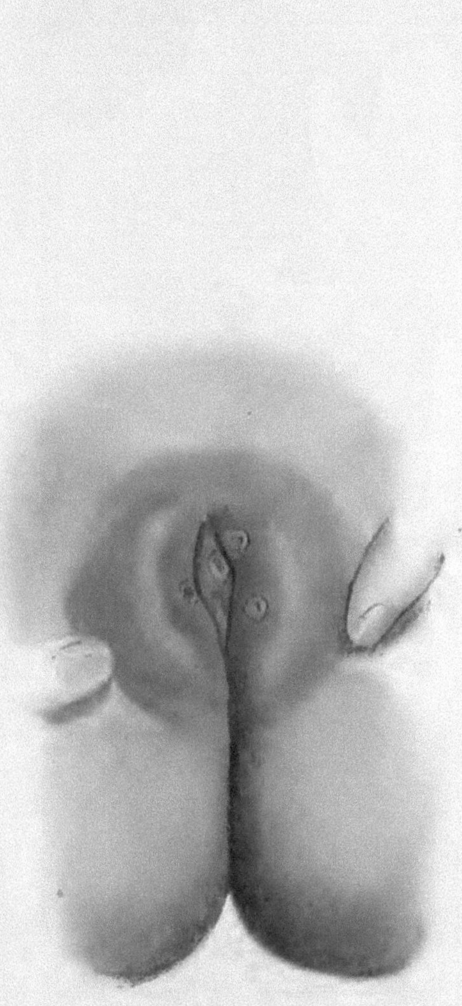

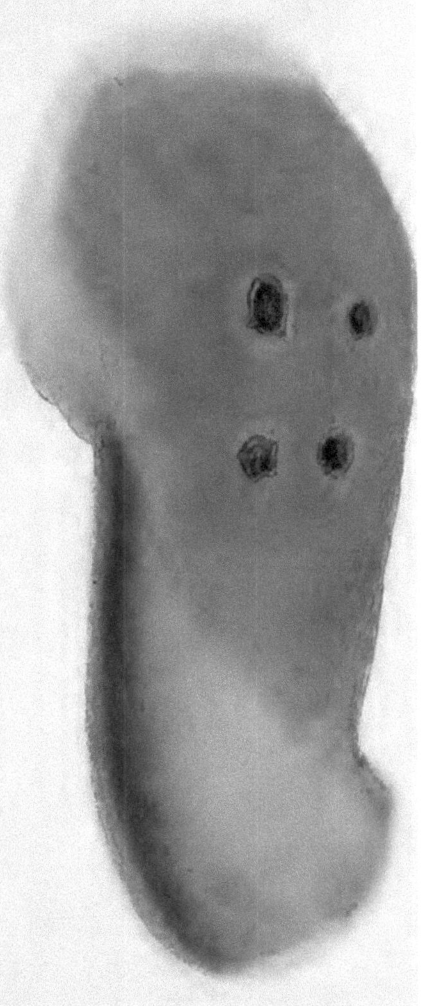

Fig. 10. Sekundäre Vaccinepusteln an der Vulva.

Fig. 11. Starke erysipelähnliche Areabildung bei Vaccination.

Verlag von **Alfred Hölder**,
k. u. k. Hof- und Universitäts-Buchhändler, Buchhändler der Kaiserl. Akademie der Wissenschaften in Wien

Fig. 1. Kuhpockenexanthem. 15. Tag nach Erstimpfung.
Der Ausschlag begann papulös am 9. Tage; später Blasenbildung.

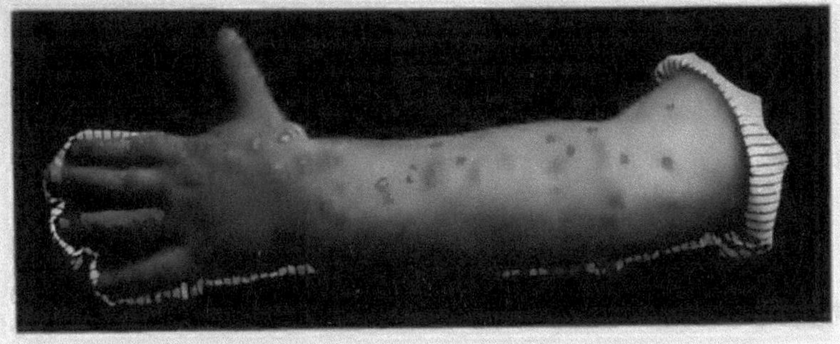

Fig. 2. Ablauf der Frühreaktion.
Sukzessivimpfungen an der Innenseite des Unterarmes.

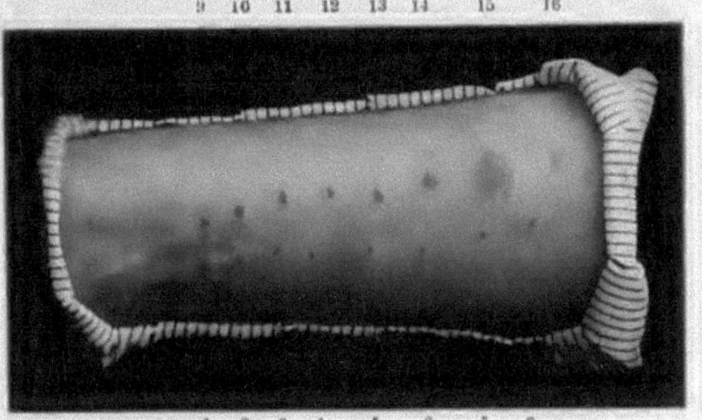

Die Insertion fand statt

bei	1	vor	$5^3/_4$	Tagen
»	2	»	$5^1/_2$	»
»	3	»	$5^1/_4$	»
»	4	»	5	»
»	5	»	$4^3/_4$	»
»	6	»	$4^1/_2$	»
»	7	»	$4^1/_4$	»
»	8	»	4	»
»	9	»	50	Stunden
»	10	»	43	»
»	11	»	37	»
»	12	»	30	»
»	13	»	27	»
»	14	»	19	»
»	15	»	12	»
»	16	»	3	»

Fig. 4 Hyperergische Frühreaktion.
Dieselbe Stelle wie Fig. 3 am 2. Tage.

Fig. 3. Hyperergische Frühreaktion.
Maximale Entwicklung 24 Stunden nach der Injektion von frischer immunisierter Lymphe.

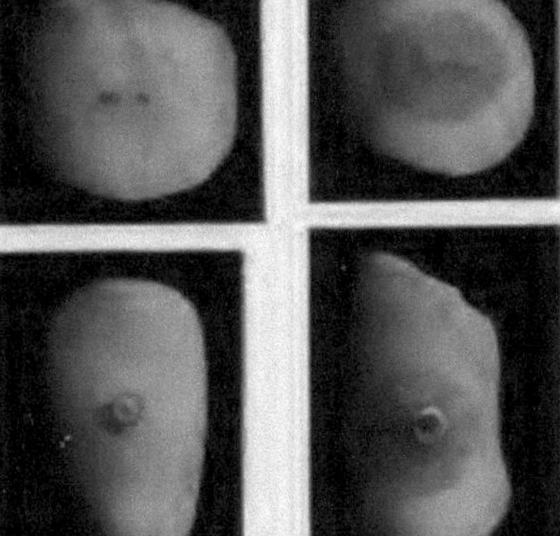

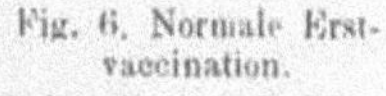

Fig. 5. Normale Erstvaccination.
Stadium der Aula:
Gedellte Papille von einem schmalen roten Saum umgeben. Kurz vor Eintritt der Area.

Fig. 6. Normale Erstvaccination.
Stadium der Area. Papille im Zentrum vertrocknet.

Verlag von Alfred Hölder,
k. u. k. Hof- und Universitäts-Buchhändler, Buchhändler der Kaiserl. Akademie der Wissenschaften in Wien.
Tafel aus v. Pirquets »Klinische Studien über Vaccination«.